James R. Doty

# Das Alphabet des Herzens

## Die wahre Geschichte über einen, der sein Herz verlor und sich selbst fand

Aus dem Amerikanischen
von Matthias D. Borgmann



KNAUR.LEBEN

Die amerikanische Originalausgabe erschien 2016 unter dem Titel »Into the Magic Shop« bei Avery, Penguin Publishing Group, einem Imprint von Penguin Random House LLC.

**Besuchen Sie uns im Internet:**
**www.knaur-leben.de**

FSC
www.fsc.org
MIX
Papier aus verantwortungsvollen Quellen
FSC® C083411

Vollständige Taschenbuchausgabe 2019
Knaur Taschenbuch

Ein Imprint der Verlagsgruppe
Droemer Knaur GmbH & Co. KG, München

Covergestaltung: Alexandra Dohse, www.grafikkiosk.de
Coverabbildung: Shutterstock.com/jannoon028
Satz: Adobe InDesign im Verlag
Druck und Bindung: CPI books GmbH, Leck
ISBN 978-3-426-87844-6

2 4 5 3 1

*Für Ruth und all jene, die ihre Einsichten und ihre Weisheit selbstlos weitergeben.*

*Für Seine Heiligkeit, den Dalai-Lama, der mich weiterhin die Bedeutung des Mitgefühls lehrt.*

*Für meine Frau Masha*
*und meine Kinder*
*Jennifer, Sebastian und Alexander,*
*die mich jeden Tag aufs Neue inspirieren.*

# Inhalt

## TEIL 3
## Die Geheimnisse des Herzens

# Einleitung: Die schönen Dinge

Die Kopfhaut macht ein charakteristisches Geräusch, wenn man sie vom Schädel abzieht – ähnlich einem langen Klettverschluss. Das Geräusch ist laut und wütend und auch ein wenig traurig. Im Medizinstudium gibt es kein Fach, in dem man etwas über die Geräusche und Gerüche der Hirnchirurgie erfährt. Man sollte es einführen. Das Brummen des schweren Bohrers beim Durchbohren des Schädels. Der Duft nach sommerlichem Sägemehl, der den Operationssaal erfüllt, sobald die Knochensäge eine Linie vom einen Bohrloch zum anderen schneidet. Das zögerliche Knacken der Hirnschale, wenn sie von der Dura mater entfernt wird, jener dicken Schicht, die unser Gehirn umgibt und seine letzte Schutzbastion gegenüber der Außenwelt bildet. Das sanfte Aufschneiden der Dura mater mit der Schere. Liegt das Gehirn frei, sieht man es im Rhythmus mit jedem Herzschlag pulsieren, und manchmal glaubt man, es aus Protest gegen seine eigene Nacktheit und Verletzbarkeit aufseufzen zu hören – sind doch seine Geheimnisse vor den Augen aller zur Schau gestellt im grellen Scheinwerferlicht des Operationssaals.

Der Junge wirkt winzig in seinem OP-Hemd. Er wird fast verschluckt von seinem Bett, während er darauf wartet, dass man ihn in den Operationssaal schiebt.

»Meine Oma hat für mich gebetet. Und für dich hat sie auch gebetet.«

Als er das sagt, höre ich, wie seine Mutter laut ein- und ausatmet, und ich weiß, sie versucht, tapfer zu bleiben. Ihrem Sohn zuliebe. Sich zuliebe. Womöglich sogar mir zuliebe. Ich lasse meine Hand durch sein Haar gleiten. Er hat braunes, langes, feines Haar; mehr wie ein Baby als ein Kleinkind. Er erzählt mir, dass er gerade Geburtstag gehabt habe.

»Möchtest du, dass ich dir noch einmal erkläre, was wir heute machen, Champion? Oder bist du startklar?« Er mag es, wenn ich ihn Champion oder Kumpel nenne.

»Ich schlafe ein. Du nimmst das eklige Ding aus meinem Kopf, damit es mir nicht mehr wehtut. Dann sehe ich meine Mama und meine Oma wieder.«

Das »eklige Ding« ist ein Medulloblastom, der häufigste bösartige Hirntumor bei Kindern. Es sitzt in der hinteren Schädelgrube (einem Teil der inneren Schädelbasis). »Medulloblastom« ist selbst für einen Erwachsenen ein schwer auszusprechendes Wort, erst recht für einen Vierjährigen, wie frühreif er auch sein mag. Hirntumore bei Kleinkindern sind in der Tat eklige Dinger, also bin ich mit seiner Bezeichnung einverstanden. Medulloblastome sind unförmige und oft grotesk wirkende Eindringlinge in die fein gestaltete Symmetrie des Gehirns. Sie entwickeln sich zwischen den beiden Kleinhirnlappen und wachsen weiter, bis sie nicht nur auf das Kleinhirn, sondern auch auf den Hirnstamm drücken und schließlich die Bahnen blockieren, in denen die Hirnflüssigkeit zirkuliert. Das Gehirn ist eines der schönsten Dinge, die ich je in meinem Leben gesehen habe; seine Geheimnisse zu erforschen und Wege zu seiner Heilung zu finden ist ein Privileg, das ich nie als selbstverständlich erachtet habe.

»Wie ich sehe, bist du startklar. Ich werde mir jetzt meine Superhelden-Maske aufsetzen, und wir treffen uns im Raum mit den Scheinwerfern, okay?«

Er lächelt mich an. OP-Masken und Operationssäle können Furcht einflößend sein. Heute nenne ich sie »Superhelden-Maske« und »Raum mit den Scheinwerfern«, damit der Junge nicht so große Angst hat. Der menschliche Geist ist ein kurioses Ding, aber einem Vierjährigen werde ich darüber jetzt keinen Vortrag halten. Manche der weisesten Patienten, ja überhaupt Menschen, die ich in meinem Leben getroffen habe, waren Kinder. Ein Kinderherz ist ganz offen. Kinder erzählen einem, wovor sie Angst haben, was sie glücklich macht, was sie an einem mögen und was nicht. Sie sind wie ein offenes Buch, und man muss nicht erst mühsam herausfinden, was sie *wirklich* denken.

Ich wende mich seiner Mutter und seiner Großmutter zu: »Jemand aus meinem Team wird Sie über den Verlauf der Operation informieren. Ich erwarte eine vollständige Resektion. Ich rechne nicht mit Komplikationen.« Was ich sage, ist nicht bloß das Fachsimpeln eines Chirurgen, der den beiden erzählt, was sie hören wollen – meine Absicht ist es, einen sauberen und effizienten chirurgischen Eingriff vorzunehmen, den Tumor vollständig zu entfernen und eine Gewebeprobe ins Labor zu schicken, um zu sehen, wie eklig das »eklige Ding« tatsächlich ist.

Ich weiß, die Mutter und die Großmutter des Jungen fürchten sich. Nacheinander halte ich beiden die Hände, versuche, sie zu beruhigen und zu trösten. Es ist niemals leicht. Die morgendlichen Kopfschmerzen eines kleinen Jungen haben sich für seine Eltern zum schlimmsten Albtraum entwickelt. Die Mutter vertraut mir. Die Großmutter vertraut auf Gott. Ich vertraue meinem Team.

Zusammen werden wir alle versuchen, das Leben dieses Jungen zu retten.

Nachdem der Anästhesist den Jungen in Narkose versetzt hat, fixiere ich seinen Kopf in einem Kopfrahmen und bringe seinen Körper in Bauchlage. Ich greife zum Haarschneider. Obwohl diese Dinge normalerweise die OP-Schwester erledigt, ziehe ich es vor, die Haare des Jungen selbst zu rasieren. Das ist für mich ein Ritual. Und während ich langsam seine Haare abrasiere, denke ich über diesen wunderbaren kleinen Jungen nach, gehe im Geist noch einmal jedes Detail der Operation durch. Ich schneide die erste Strähne ab und reiche sie dem operationstechnischen Assistenten, damit er sie in einem kleinen Plastikbeutel für die Mutter aufbewahrt. Es ist sein erster Haarschnitt, und obwohl seine Mutter in diesem Moment andere Sorgen hat, weiß ich, dass es später eine Bedeutung für sie haben wird. Ein besonderes Ereignis im Leben, an das man sich erinnern möchte. Der erste Haarschnitt. Der erste ausgefallene Zahn. Der erste Schultag. Zum ersten Mal Fahrrad fahren. Die erste Gehirnoperation steht niemals auf dieser Liste.

Behutsam schneide ich seine dünnen hellbraunen Strähnen ab und hoffe, dass mein junger Patient all diese ersten Male erleben wird. Ich stelle mir vor, wie er lacht, und an der Stelle, wo vorher seine Vorderzähne waren, klafft eine große Lücke. Ich sehe ihn auf dem Weg in den Kindergarten, mit seinem Rucksack über der Schulter, der fast so groß ist wie er selbst. Ich sehe, wie er zum ersten Mal Fahrrad fährt – dieses erste aufregende Gefühl von Freiheit, er tritt fieberhaft in die Pedale, der Wind bläst ihm durchs Haar. Mir kommen meine eigenen Kinder in den Sinn, während ich ihm die Haare abrasiere. All diese Bilder und Szenen seiner ersten Male sehe ich so deutlich vor mir, dass ich mir gar keinen anderen Ausgang für die Operation vorstellen kann. Ich will nicht, dass ihn eine Zukunft mit Krankenhausbesuchen, Nachbehandlungen und zusätzlichen Operationen erwartet. Als Überlebender eines Hirntumors im Kindesalter wird er sich sowieso immer Kontrollchecks unterziehen müssen. Aber ich weigere mich ganz einfach, eine Zukunft in Betracht zu ziehen, die wie seine Vergangenheit ist. Die Übelkeit und das Erbrechen. Das ständige Hinfallen. Das Aufwachen in den frühen Morgenstunden und sein Rufen nach der Mutter, weil das eklige Ding auf sein Hirn drückt und ihm Schmerzen bereitet. Im Leben gibt es schon genug Leid, da braucht man das nicht noch zusätzlich.

Sacht rasiere ich sein Haar weiter ab, gerade so viel, dass ich meine Arbeit verrichten kann. Ich markiere zwei Punkte auf seiner Schädelbasis, wo wir den Schnitt machen werden, und verbinde die Punkte mit einer geraden Linie.

Hirnchirurgie ist eine diffizile Angelegenheit. Aber ein chirurgischer Eingriff in der hinteren Schädelgrube ist es umso mehr, und bei einem Kleinkind wird er vollends zur Qual. Der Tumor ist ausgedehnt, die Operation erfolgt extrem langsam und gewissenhaft. Das Auge blickt stundenlang konzentriert durchs Mikroskop. Als Chirurgen haben wir gelernt, unsere körperlichen Bedürfnisse während der Operation auf null herunterzufahren. Wir gehen nicht auf die Toilette. Wir essen nichts. Wir haben gelernt, Rückenschmerzen und Muskelkrämpfe zu ignorieren. Ich erinnere mich daran, wie ich zum ersten Mal im OP-Saal stand. Ich assistierte einem berühmten Chirurgen, der nicht nur als Koryphäe galt, sondern auch dafür bekannt war, dass er beim Operieren gern stritt und sich wie eine überkandidelte Primadonna aufführte. Ich fühlte mich eingeschüchtert und nervös, und als ich neben ihm im Operationssaal stand, begann mir der Schweiß übers Gesicht zu laufen. Ich atmete schwer in meine Maske, meine Brille beschlug. Ich konnte kaum mehr das Besteck erkennen, geschweige denn das Operationsfeld. Da hatte ich mich so angestrengt, so viele Schwierigkeiten überwunden, jetzt stand ich hier und operierte, wie ich es mir immer gewünscht hatte, und konnte absolut nichts erkennen. Dann geschah das Undenkbare. Ein dicker Schweißtropfen lief mir am Gesicht herab und fiel direkt in den sterilen Bereich.

Der Chirurg schäumte vor Wut. Dies sollte nun einer der bedeutendsten Augenblicke meines Lebens werden: zum ersten Mal in einem OP. Stattdessen hatte ich den sterilen Bereich verunreinigt. Ich wurde ohne weitere Erklärungen aus dem OP-Saal geschmissen. Diese Erfahrung habe ich nie vergessen.

Heute ist meine Stirn kühl, mein Blick ist klar. Mein Puls schlägt langsam und stetig. Erfahrung macht den Unterschied. In meinem Operationssaal bin ich nicht der Diktator und auch keine streitsüchtige Primadonna. In meinem Team kommt es auf jeden Einzelnen an, und jeder von uns ist konzentriert bei der Sache. Der Anästhesist überwacht den Blutdruck und den Blutsauerstoffgehalt des Jungen, seine Hirnfunktion und seinen Herzrhythmus. Die OP-Schwester hat das Operationsbesteck im Blick und achtet darauf, dass alles griffbereit liegt, was ich für den Eingriff brauche. In einem großen Plastikbeutel unterhalb des Kinderkopfes sammelt, sich Blut und Spülflüssigkeit. Der Beutel ist über einen Schlauch mit einer Absaugpumpe verbunden, die ständig die Flüssigkeiten misst, sodass wir jederzeit wissen, wie hoch der Blutverlust ist.

Der Assistenzarzt an meiner Seite ist neu im Team, er ist noch in der fachärztlichen Ausbildung, aber er blickt genauso konzentriert wie ich auf die Blutgefäße, das Gehirngewebe und jede Kleinigkeit, die mit der Entfernung des Tumors zu tun hat. Wir können nicht über unsere Pläne für den nächsten Tag nachdenken oder über Krankenhaus-Interna oder über unsere Kinder oder unsere Beziehungsprobleme zu Hause. Es ist ein Zustand erhöhter Wachsamkeit, eine ganz auf die Sache gerichtete Konzentration, fast wie Meditation. Wir trainieren den Geist, und der Geist trainiert den Körper. In einem guten Team kann sich ein erstaunlicher Rhythmus entwickeln, die Dinge kommen in Fluss – alle Beteiligten arbeiten in völliger Übereinstimmung. Geist und Körper jedes Einzelnen wirken zusammen als eine größere Einheit.

Ich entferne den letzten Teil des Tumors, der an einer der größeren Drainage-Venen der tieferen Hirnregion haftet. Das Venensystem der hinteren Schädelgrube ist hochkomplex. Mein Assistenzarzt saugt gerade Flüssigkeit ab, als ich mit äußerster Vorsicht das restliche Stück des Tumors entferne. Für eine Sekunde schweifen seine Gedanken ab, und genau in dieser Sekunde verletzt er mit dem Absauggerät die Vene. Für einen ganz kurzen Moment steht die Zeit still.

Und dann bricht die Hölle los.

Das Blut der verletzten Vene füllt den Hohlraum, wo vorher der Tumor saß, und Blut beginnt aus der offenen Wunde im Kopf dieses wunderbaren kleinen Jungen zu strömen. Der Anästhesist ruft mir zu, der Blutdruck des Kindes sinke rapide ab, der Blutverlust sei enorm. Ich muss die Vene abklemmen und die Blutung stoppen, aber sie ist in einer Blutlache verschwunden, ich kann sie nicht sehen. Mit meinem Absauggerät allein bekomme ich die Blutung nicht unter Kontrolle, und die Hand meines Assistenten zittert zu sehr, um mir eine Hilfe zu sein.

»Herz-Kreislauf-Stillstand!«, schreit der Anästhesist. Er muss unter den Tisch kriechen, denn der Kopf des Jungen steckt ja in einem Kopfrahmen, er liegt mit geöffnetem Hinterkopf auf dem Bauch. Der Anästhesist beginnt die Brust des Jungen zu massieren, stützt zur gleichen Zeit mit der anderen Hand dessen Rücken und bemüht sich fieberhaft, sein Herz wieder zum Schlagen zu bringen. Flüssigkeit strömt in die langen Infusionsschläuche. Die erste und wichtigste Aufgabe unseres Herzens besteht darin, Blut durch den Körper zu pumpen. Und jene magische Pumpe, die alles im Körper möglich macht, steht jetzt still. Dieser vierjährige Junge verblutet vor mir auf dem Operationstisch. Als der Anästhesist die Brust massiert, füllt sich die Wunde erneut mit Blut. Wir müssen die Blutung stoppen, oder der Junge wird sterben.

Das Gehirn verbraucht rund fünfzehn Prozent der Blutversorgung aus dem Herzen und kann nach einem Herzstillstand nur noch wenige Minuten überleben. Es ist auf die Blutversorgung angewiesen, vor allem auf den im Blut enthaltenen Sauerstoff. Uns bleibt kaum noch Zeit, bis der Hirntod eintritt. Sie brauchen einander – das Hirn und das Herz!

Verzweifelt versuche ich, die Vene abzuklemmen, aber ich kann das Gefäß in der Blutlache nicht sehen. Obwohl der Kopf des Jungen fixiert ist, bewegt er sich durch die Reanimationsversuche ganz leicht auf und ab. Mein Team und ich wissen, dass uns kaum noch Zeit bleibt. Der Anästhesist sieht mich an, in seinen Augen sehe ich Angst … Wir könnten den Jungen verlieren. Eine Herz-Lungen-Wiederbelebung wäre wie ein Autostart im zweiten Gang – eine äußerst unsichere Methode, zumal der Junge ständig weiter Blut verliert. Ich arbeite blind, also erlaube ich meinem Herzen eine Möglichkeit fern aller Logik, fern aller medizinischen Kunst, und beginne zu tun, was ich vor Jahrzehnten gelernt habe – nicht in meiner Ausbildung zum Facharzt oder im Studium, sondern im Hinterzimmer eines kleinen Zauberladens in der kalifornischen Wüste.

Ich beruhige meinen Geist.

Ich entspanne meinen Körper.

Ich stelle mir vor, wo das Blutgefäß sitzt. Ich sehe es vor meinem geistigen Auge als Teil jenes Systems von Gefäßnerven im Gehirn dieses kleinen Jungen. Ich arbeite blind, aber im Bewusstsein, dass es in diesem Leben mehr gibt als das, was wir mit bloßem Auge erkennen können. Jeder von uns ist in der Lage, erstaunliche Dinge zu leisten, die weit über das hinausgehen, was wir normalerweise für möglich halten. Wir können unser Schicksal beeinflussen, und ich werde nicht hinnehmen, dass dieser Vierjährige vom Schicksal dazu bestimmt sein soll, heute auf dem OP-Tisch zu sterben.

Ich greife mit der geöffneten Klammer in die Blutlache, schließe die Klammer und ziehe meine Hand langsam zurück.

Die Blutung stoppt, und dann, wie aus weiter Ferne, höre ich das leise Fiepen des Herzüberwachungsmonitors. Zuerst noch ganz schwach und unregelmäßig. Aber schon bald wird es stärker und regelmäßiger, wie Herzen es tun, wenn sie wieder zu schlagen beginnen.

Ich spüre, wie mein eigenes Herz im Rhythmus des Monitors zu schlagen beginnt.

Später, nach der Operation, werde ich der Mutter die Strähne seines ersten Haarschnitts überreichen, und mein kleiner Kumpel wird aus der Narkose erwachen – als ein Überlebender. Er wird wieder ein ganz normales Leben führen können. In achtundvierzig Stunden wird er sprechen und sogar wieder lachen können. Und ich werde ihm dann sagen, dass das »eklige Ding« aus seinem Leben verschwunden ist.

# TEIL 1

# Im Zauberladen

# 1
# Wahre Magie

*Lancaster, Kalifornien, 1968*

Der Tag, an dem ich merkte, dass mein Daumen fehlte, begann wie jeder Tag in jenem Sommer, bevor ich in die achte Klasse kam. Ich verbrachte die Zeit damit, auf meinem Fahrrad durch die Stadt zu fahren, auch wenn es manchmal so heiß wurde, dass sich das Metall meiner Lenkstange in eine glühende Herdplatte zu verwandeln schien. Ich konnte ständig Staub im Mund schmecken – körnig und krautig wie der gelbe Hasenpinsel und der Kaktus, die in der Wüstensonne und der Hitze ums Überleben kämpften. Meine Familie hatte wenig Geld, und ich war oft hungrig. Ich hasste es, hungrig zu sein. Und ich hasste es, arm zu sein.

Lancaster kannten die meisten Menschen nur deshalb, weil Chuck Yeager nahe der Edwards Air Force Base zwanzig Jahre zuvor die Schallmauer durchbrochen hatte. Den ganzen Tag flogen Flugzeuge über uns hinweg, Piloten wurden trainiert und neue Maschinen getestet. Ich fragte mich, wie sich Chuck Yeager wohl gefühlt haben mochte, als er seine Bell X-1 mit Überschallgeschwindigkeit flog, was keinem Menschen zuvor gelungen war. Wie klein und verlassen muss ihm Lancaster aus 45 000 Fuß Höhe erschienen sein, als er mit Geschwindigkeiten dahinschoss, die niemand für möglich gehalten hatte. Selbst mir erschien die Stadt klein und verlassen, und meine Füße waren gerade mal einen Fuß vom Boden entfernt, als ich auf meinem Fahrrad durch die Gegend radelte.

Am Morgen hatte ich gemerkt, dass mein Daumen fehlte. Ich hielt unter meinem Bett eine Holzkiste versteckt, in der ich meine wertvollsten Schätze aufbewahrte: ein kleines Notizbuch, in das ich meine geheimen Gedichte gekritzelt hatte, und kuriose Dinge, die ich irgendwo aufgeschnappt hatte – darunter »Täglich werden auf der Welt zwanzig Banken ausgeraubt«, »Schnecken können bis zu drei Jahre lang schlafen« oder »Wer einem Affen in Indiana eine Zigarette gibt, macht sich strafbar«. In der Kiste lag auch ein zerlesenes Exemplar von Dale Carnegies Buch *Wie man Freunde gewinnt. Die Kunst, beliebt und einflussreich zu werden.* Die Seiten, auf denen die sechs Prinzipien standen, mit denen man andere dazu bringen konnte, einen zu mögen, hatten Eselsohren. Ich konnte die sechs Punkte auswendig.

1. Interessieren Sie sich aufrichtig für andere.
2. Lächeln Sie.
3. Denken Sie daran: Für alle Menschen klingt der eigene Name am süßesten – in allen Sprachen.
4. Seien Sie ein guter Zuhörer. Ermuntern Sie andere, über sich selbst zu sprechen.
5. Sprechen Sie von Dingen, die den anderen interessieren.
6. Sorgen Sie dafür, dass der andere sich wichtig fühlt – und zwar ganz ernsthaft.

Ich versuchte, all diese Punkte zu beherzigen, wenn ich mit jemandem sprach, aber ich lächelte immer mit geschlossenem Mund, weil ich als Kleinkind hingefallen war, mir die Oberlippe am Couchtisch aufgeschlagen und dabei einen vorderen Milchzahn verloren hatte. Deshalb wuchs später mein Zahn schief nach und war dunkelbraun verfärbt. Meine Eltern hatten nicht genügend Geld, um diesen Makel zu beheben. Ich fand es peinlich, zu lächeln und dabei meinen schiefen und verfärbten Zahn zu zeigen, also hielt ich den Mund die meiste Zeit über geschlossen.

Neben dem Buch bewahrte ich in meiner Holzkiste auch all meine Zaubertricks auf – einen Stapel mit gezinkten Spielkarten, Trickmünzen, die ich von Fünf- in Zehncentstücke verwandeln konnte, und meinen wertvollsten Besitz: einen Plastikdaumen, in dessen Innerem ich ein Seidentuch oder eine Zigarette verstecken konnte. Das Buch und meine Zaubertricks hatten für mich große Bedeutung: Es waren Geschenke meines Vaters. Mit dem Plastikdaumen hatte ich unzählige Stunden geübt. Ich hatte gelernt, wie ich meine Hände halten musste, damit der Schwindel nicht aufflog, und wie ich ein Seidentuch oder eine Zigarette so sanft hineinstopfte, dass es aussah, als wären sie auf magische Weise verschwunden. Ich konnte meine Freunde und unsere Nachbarn im Wohnblock inzwischen geschickt täuschen. Aber heute fehlte mein Plastikdaumen. War verschwunden. Wie vom Erdboden verschluckt. Und ich nicht besonders davon begeistert.

Mein Bruder war wie meistens nicht zu Hause, aber ich vermutete, dass er es war, der meinen Plastikdaumen an sich genommen hatte, oder dass er zumindest wusste, wo ich ihn finden konnte. Ich hatte keine Ahnung, wohin er sich jeden Tag verzog, aber ich beschloss, mich auf mein Fahrrad zu setzen und ihn zu suchen. Der Plastikdaumen war mein wertvollster Besitz. Ohne ihn war ich nichts. Ich musste meinen Daumen unbedingt wiederhaben.

Ich fuhr durch ein verlassen wirkendes Einkaufszentrum an der Avenue I – eine Gegend, die normalerweise nicht zu meiner Strecke gehörte, denn außer dem Einkaufszentrum gab es dort im Umkreis von anderthalb Kilometern nichts als kahle Flächen,

Gestrüpp und Maschendrahtzäune. Vor dem kleinen Supermarkt entdeckte ich eine Gruppe älterer Jungen, aber mein Bruder war nicht darunter. Ich war erleichtert, denn immer wenn ich meinen Bruder in einer Gruppe Halbstarker fand, bedeutete es, dass sie ihn provoziert hatten und ich mich in einen Streit verwickeln würde, um ihn zu verteidigen. Er war zwar anderthalb Jahre älter als ich, aber von kleinerer Statur, und Schlägertypen lieben es nun mal, sich auf diejenigen zu stürzen, die nicht in der Lage sind, sich zu verteidigen.

Neben dem Supermarkt befand sich der Laden eines Optikers, und neben diesem lag ein Geschäft, das mir vorher noch nie aufgefallen war: »Cactus Rabbit Magic Shop«. Ich hielt auf dem Gehsteig vor dem Einkaufszentrum und ließ meinen Blick neugierig über den Parkplatz wandern. Die gesamte Fassade des Ladens bestand aus fünf senkrecht angeordneten Schaufenstern und einer gläsernen Eingangstür auf der linken Seite. Die Sonne spiegelte sich in den staubbedeckten Fensterscheiben, sodass ich nicht erkennen konnte, ob sich jemand im Laden aufhielt. Trotzdem schob ich mein Fahrrad zum Eingang, in der Hoffnung, dass der Laden geöffnet hatte. Ich wollte wissen, ob sie im Laden Plastikdaumen verkauften und wie teuer sie waren. Ich hatte zwar kein Geld, aber fragen kostete ja nichts. Ich lehnte mein Fahrrad an einen Pfosten vor dem Geschäft und schielte kurz zu der Gruppe der Jungen vor dem Supermarkt. Sie schienen weder mich noch mein Fahrrad bemerkt zu haben, also ließ ich es, wo es war, und drückte gegen die Ladentür. Sie schien sich zuerst nicht bewegen zu wollen, aber dann, als wäre sie von einem Zauberstab berührt worden, gab sie mir den Weg frei und öffnete sich sanft. Ein Glöckchen klingelte über meinem Kopf, als ich den Laden betrat.

Das Erste, was ich sah, war die lang gestreckte Glastheke voller Kartenspiele, Zauberstäbe, Plastikkelche und Goldmünzen. An der Wand lehnten einige große schwarze Koffer, von denen ich wusste, dass sie für Zaubervorführungen benutzt wurden, und daneben standen hohe Regale voller Bücher über Magie und Illusionskunst. In einer Ecke gab es sogar eine Mini-Guillotine und zwei grüne Boxen, mit deren Hilfe man einen Menschen in der Mitte durchsägen konnte. Eine ältere Frau mit braunen Locken las in einem Taschenbuch, die Brille vorne auf der Nase. Sie lächelte, ihren Blick immer noch auf das Buch gerichtet, dann nahm sie die Lesebrille ab, schaute auf und sah mir geradewegs in die Augen, wie mich noch nie zuvor ein Erwachsener angesehen hatte.

»Ich bin Ruth«, sagte sie. »Und wie heißt du?«

Ihr Lächeln war so ansteckend und ihre Augen waren so braun und gütig, dass ich einfach zurücklächeln musste und darüber völlig meinen schiefen Zahn vergaß.

»Ich heiße Jim.« Bis dahin hatten mich alle Bob genannt. Mein zweiter Vorname war Robert. Allerdings kann ich mich nicht mehr daran erinnern, warum alle Bob zu mir sagten. Ich weiß nicht, aus welchem Grund, aber als sie mich fragte, sagte ich ihr, mein Name sei »Jim«. Und es war der Name, den ich für den Rest meines Lebens tragen sollte.

»Also, Jim. Ich freue mich sehr, dass du reingekommen bist.«

Ich wusste nicht, was ich darauf antworten sollte, und sie starrte mir weiterhin in die Augen. Dann stieß sie einen Seufzer aus, aber er war eher fröhlich als traurig.

»Was kann ich für dich tun?«

Für ein paar Sekunden hatte ich einen totalen Blackout. Ich konnte mich nicht mehr an den Grund erinnern, weshalb ich den Laden überhaupt betreten hatte, und plötzlich überkam mich dasselbe Gefühl, wie wenn man sich zu weit in einem Stuhl zurücklehnt und an den Punkt gelangt, wo der Stuhl ins Kippen gerät. Sie wartete geduldig und lächelte mich immer noch an, bis ich meine Sprache wiederfand.

»Mein Daumen«, antwortete ich.

»Dein *Daumen?*«

»Ich habe meinen Plastikdaumen verloren. Haben Sie welche?«

Sie sah mich an und zuckte fragend mit den Schultern, als hätte sie keine Ahnung, wovon ich eigentlich sprach.

»Für meine Zaubervorführungen. Es ist einer von meinen Tricks. Ein Daumenaufsatz aus Plastik.«

»Ich will dir ein Geheimnis verraten«, erwiderte Ruth. »Ich habe überhaupt keine Ahnung von Zaubertricks.« Ich sah auf die unendlich vielen Zauberartikel aller Art, die im Laden ausgestellt waren, und danach blickte ich wieder zu ihr, zweifellos mit Verwunderung.

»Der Laden gehört meinem Sohn, aber der ist gerade nicht da. Ich sitze nur hier und lese und warte darauf, dass er von seinen Besorgungen zurückkommt. Ich verstehe nichts von Zauberkunst oder Tricks mit falschen Daumen, es tut mir wirklich leid.«

»Danke. Ich wollte mich sowieso nur ein bisschen im Laden umsehen.«

»Klar, mach nur. Wenn du findest, wonach du suchst, sagst du mir einfach Bescheid.« Sie lachte, und obwohl ich nicht sicher war, weshalb sie lachte, war es ein angenehmes Lachen, das mich fröhlich stimmte, ohne dass es dafür einen bestimmten Grund gab.

Ich ging durch den Laden und betrachtete die endlosen Reihen mit Kartenspielen, Zauberrequisiten und Büchern. Es gab sogar eine ganze Vitrine mit Plastikdaumen. Ich spürte, wie mich ihre Blicke verfolgten, während ich herumstöberte, und obwohl ich wusste, dass sie mich anstarrte, tat sie es nicht auf dieselbe Weise wie der Typ, der den Supermarkt neben unserer Wohnung besaß. Ich bin ziemlich sicher, er dachte, ich würde etwas stehlen, und jedes Mal, wenn ich in seinen Laden ging, fühlte ich, wie seine argwöhnischen Blicke mich auf Schritt und Tritt verfolgten.

»Wohnst du in Lancaster?«, fragte Ruth.

»Ja«, erwiderte ich. »Aber am anderen Ende der Stadt. Ich bin gerade mit dem Rad vorbeigekommen, weil ich meinen Bruder suche, da habe ich den Laden entdeckt.«

»Magst du Zaubern?«

»Ja, sehr.«

»Was genau magst du denn so sehr daran?«

Ich wollte eigentlich bloß sagen, dass ich Zaubern irgendwie toll und witzig fand, aber dann rutschte mir etwas ganz anderes heraus. »Ich mag Dinge, die ich so lange üben kann, bis ich sie wirklich gut beherrsche. Ich mag Dinge, die ich unter meine Kontrolle bringen kann. Ob ein Trick funktioniert oder nicht, soll nur von mir selbst abhängen. Egal, was andere darüber sagen, tun oder denken.«

Ruth schwieg einen Moment, und ich schämte mich sofort für meine Worte.

»Ich weiß, was du meinst«, sagte sie. »Erklär mir deinen Trick mit dem Plastikdaumen.«

»Na ja, man steckt sich den Plastikdaumen auf den Daumen, und das Publikum denkt, es wäre der echte. Am besten hält man eine Hand davor, denn wenn man genauer hinsieht, fällt schon auf, dass es ein künstlicher Daumen ist. Innen ist er hohl, und man kann ihn vom Daumen weg in die Handfläche der anderen Hand bewegen, ungefähr so …« Ich machte eine typische Magierbewegung, griff mit der einen Hand in die andere und verschränkte die Finger ineinander.

»Man bringt den Plastikdaumen unauffällig in die andere Hand, man kann ein dünnes Seidentuch oder eine Zigarette in den Daumen stopfen, dann macht man noch mal dieselbe Handbewegung und setzt sich den Daumen wieder auf. Aber jetzt steckt in seinem Innern, was man verbergen will, und es sieht so aus, als hätte man etwas auf magische Weise verschwinden lassen, oder, wenn man es umgekehrt macht, als würde man etwas aus der Luft zaubern.«

»Verstehe«, sagte Ruth. »Und wie lange übst du diesen Trick schon?«

»Seit ein paar Monaten. Ich übe jeden Tag, manchmal ein paar Minuten, manchmal eine Stunde. Aber jeden Tag. Zuerst fand ich es sogar mit dem Anleitungsheft richtig schwer. Aber mit der Zeit wird es immer leichter. Jeder kann den Trick lernen!«

»Das klingt nach einem guten Trick, und es ist super, dass du ihn übst. Aber weißt du, weshalb er funktioniert?«

»Was meinst du damit?«, fragte ich.

»Warum denkst du, fallen die Leute auf den Trick rein? Du hast ja selbst gesagt, dass der Daumen ziemlich künstlich aussieht. Also, wieso fallen die Leute trotzdem darauf herein?«

Sie wirkte plötzlich sehr ernst, so, als erwarte sie wirklich, dass ich ihr etwas erklärte. Ich war es nicht gewohnt, dass mich irgendjemand, und erst recht kein Erwachsener, darum bat, ihm etwas zu erklären. Ich dachte einen Augenblick nach.

»Ich glaube, er funktioniert, weil der Magier so gut ist, dass er die Leute an der Nase herumführen kann. Sie bemerken seine Technik nicht, und man muss das Publikum während der Vorführung ablenken.«

Ruth lachte auf. »Das Publikum ablenken. Das ist genial! Du bist wirklich klug. Willst du wissen, warum ich denke, dass der Zaubertrick funktioniert?« Sie wartete darauf, dass ich ihr antwortete, und wieder fand ich es sonderbar, dass mich ein Erwachsener um Erlaubnis bat, mir etwas erklären zu dürfen.

»Ja, klar.«

»Ich glaube, der Trick funktioniert deshalb, weil die Menschen lediglich das sehen, was sie sehen wollen, anstatt zu sehen, was sie in Wirklichkeit vor sich haben. Der Trick mit dem Plastikdaumen funktioniert, weil der menschliche Geist eine verrückte Sache ist. Er sieht, was er sehen will. Er möchte einen echten Daumen sehen, also sieht er ihn auch. Das menschliche Gehirn ist, so geschäftig es zu sein scheint, in Wirklichkeit ein ziemlich träges Organ. Und ja, der Trick funktioniert, wie du schon gesagt hast, auch deshalb, weil die Menschen sich so leicht ablenken lassen. Aber nicht die Fingerfertigkeit des Zauberers lenkt sie ab. Die meisten Zuschauer einer Zaubershow sind gar nicht in der Show. Sie sind in Gedanken bei dem, was sie gestern getan haben und jetzt bereuen, oder sie sorgen sich schon darüber, was ihnen am nächsten Tag widerfahren könnte. Mit anderen Worten: Sie sind eigentlich gar nicht anwesend. Wie sollten sie da einen künstlichen Daumen erkennen?«

Ich verstand nicht genau, wovon sie sprach, aber ich nickte sicherheitshalber. Ich würde später noch mal darüber nachdenken, mir ihre Worte ins Gedächtnis zurückrufen und herauszufinden versuchen, was sie mit alldem gemeint hatte.

»Versteh mich nicht falsch. Ich glaube an Magie. Aber nicht an die von Kunstgriffen, Kniffen und Taschenspielertricks. Kannst du dir vorstellen, welche Art von Magie ich meine?«

»Nein. Aber es hört sich spannend an«, erwiderte ich. Ich wollte unbedingt, dass sie weiterredete. Es gefiel mir, dass wir ein echtes Gespräch miteinander führten. Ich fühlte mich wichtig.

»Hast du schon einmal einen Trick mit Feuer probiert?«

»Na ja, man kann den Trick mit dem Plastikdaumen auch mit einer brennenden Zigarette machen, aber ich habe es noch nicht ausprobiert. Zum Anzünden der Zigarette braucht man Feuer.«

»Stell dir ein kleines, flackerndes Flämmchen vor, und du besitzt die Macht, es in eine gigantische Flamme zu verwandeln, groß wie ein Feuerball.«

»Das hört sich wirklich toll an. Wie macht man so was?«

»Das ist die Magie. Du kannst dieses winzige Flämmchen mit einer einzigen Sache in einen riesigen Feuerball verwandeln – deinem Geist!«

Ich verstand nicht, was sie damit meinte. Aber die Vorstellung faszinierte mich. Mich begeisterten Magier, die Menschen hypnotisieren konnten. Kraft ihres Geistes Gabeln verbogen. Imstande waren, über dem Boden zu schweben.

Ruth klatschte in die Hände.

»Ich mag dich, Jim. Du bist mir wirklich sympathisch.«

»Danke, Ruth.« Ihre Worte gingen mir runter wie Öl.

»Ich bin nur sechs Wochen in der Stadt, aber wenn du einverstanden bist, mich in den kommenden sechs Wochen hier jeden Tag zu besuchen, kann ich dir etwas Magie beibringen. Jene Art von Magie, die man nicht im Laden kaufen kann und die dir dabei hilft, all das tatsächlich in dein Leben zu holen, was du dir wünschst. Wahre Magie! Keine Kunstgriffe. Keine Plastikdaumen. Keine Taschenspielertricks. Was meinst du?«

»Warum würdest du das tun?«, fragte ich.

»Weil ich weiß, wie man ein Flämmchen in eine Flamme verwandelt. Jemand hat es mir beigebracht, und jetzt glaube ich, ist es an der Zeit, dass ich es dir beibringe. Ich sehe etwas Besonderes in dir, und wenn du jeden Tag hierherkommst und nicht ein einziges Mal fehlst, wirst du es ebenfalls lernen. Das verspreche ich dir. Aber du wirst dich anstrengen müssen, und du wirst die Tricks, die du von mir lernst, noch fleißiger üben müssen als deinen Trick mit dem Plastikdaumen. Aber ich verspreche dir: Was ich dir beibringe, wird dein Leben verändern.«

Ich war sprachlos. Noch nie hatte jemand etwas Besonderes in mir gesehen. Und ich ahnte, wenn Ruth die Wahrheit über mich und meine Familie erfuhr, würde sie mich nicht mehr für so besonders halten. Ich war mir nicht sicher, ob sie mir wirklich beibringen könnte, wie man Dinge aus dem Nichts hervorzaubert, aber eigentlich hatte ich nur Lust darauf, mit ihr weitere Gespräche zu führen, so wie das von heute. Wenn ich mit ihr zusammen war, fühlte ich mich einfach gut. Ich war viel fröhlicher. Ich fühlte mich fast geliebt, wobei ich wusste, dass es absurd war, zu glauben, dass einen ein völlig Fremder lieben könnte. Ihrer äußeren Erscheinung nach wirkte Ruth wie jede x-beliebige Oma, aber ihre Augen versprachen Rätsel, Geheimnis und Abenteuer. Ich hatte diesen Sommer nichts Besonderes vor, und hier war nun plötzlich diese Frau mit ihrem Angebot, mir etwas beizubringen, was mein Leben verändern würde. Es war verrückt. Ich wusste nicht, ob das, was sie mir erzählte, auch stimmte. Aber eins war mir klar: Ich hatte absolut nichts zu verlieren. Und seit Langem fühlte ich endlich wieder so etwas wie Hoffnung in mir aufsteigen.

»Also was nun, Jim? Bist du bereit, ein Stück wahre Magie zu lernen?«

Und mit dieser schlichten Frage veränderte sich der Verlauf meines weiteren Lebens und alles, was das Schicksal ursprünglich einmal für mich vorgesehen hatte.

# 2
# Der entspannte Körper

Seit Beginn der Zivilisation ist der Ursprung der menschlichen Intelligenz und des menschlichen Bewusstseins ein tiefes Mysterium. Im 17. Jahrhundert vor Christus glaubten die Ägypter, die Intelligenz sei im Herzen beheimatet. Nach dem Tod eines Menschen bewahrte man dessen Herz und andere innere Organe auf und verehrte sie. Das Gehirn hingegen besaß einen so geringen Wert für die alten Ägypter, dass sie es vor der Mumifizierung ihrer Toten routinemäßig mittels eines Hakens aus der Nasenhöhle zogen und als Abfall entsorgten. Im 4. Jahrhundert vor Christus glaubte Aristoteles, dass das Gehirn in erster Linie ein Kühlungsmechanismus für das Blut sei, weshalb er die Menschen (mit ihren größeren Gehirnen) im Vergleich zu den »heißblütigen« Tieren für die rationaleren Wesen hielt. Erst zweitausend Jahre später konnte diese Sichtweise auf das Gehirn revidiert werden. Die zentrale Bedeutung des Gehirns für unsere Identität begann man erst zu verstehen, als bei Patienten, die durch einen Unfall oder eine Kriegsverletzung ein Schädel-Hirn-Trauma erlitten hatten, Einschränkungen in deren Denkvermögen oder Gehirnfunktionen festgestellt wurden. Obwohl das Wissen über die Anatomie und die

Funktionen des Gehirns ständig zunahm, blieb den Forschern ein wirkliches Verständnis des Organs auch weiterhin verschlossen. Tatsächlich glaubte man fast das ganze 20. Jahrhundert über, das menschliche Gehirn sei ein von vornherein festgelegtes, unveränderliches und statisches Organ. Heute wissen wir, dass es ein hohes Maß an Plastizität besitzt und in der Lage ist, sich zu verändern, anzupassen und umzugestalten. Erfahrung, Wiederholung und Absicht formen es. Dank der außergewöhnlichen Fortschritte in der Medizintechnik der vergangenen Jahrzehnte können wir heute die Fähigkeit des Gehirns beobachten, sich auf der Ebene der Zellen, der Gene, ja bis in den molekularen Bereich hinein zu verändern. Wie ich gelernt habe, besitzt jeder von uns die Fähigkeit, die Nervenzellen in seinem Gehirn neu zu verschalten.

Meine erste Begegnung mit Neuroplastizität würde ich mit Ruth erleben – im Hinterzimmer jenes Zauberladens. Mit zwölf Jahren war ich mir dessen natürlich noch nicht bewusst, aber in diesen sechs Wochen gelang es Ruth, mein Gehirn – im wahrsten Sinne des Wortes – »neu zu verdrahten«. Sie schaffte, was zum damaligen Zeitpunkt viele für unmöglich gehalten hätten.

Ich verriet niemandem etwas von meinem Vorhaben, jeden Tag in den Zauberladen zu fahren, aber mich fragte auch niemand, wohin ich ging. Der Sommer in Lancaster war wie der Aufenthalt in einem glühenden, vom Wind gepeitschten, schier endlosen Fegefeuer – ich hatte ständig das unruhige Gefühl, dass ich etwas Sinnvolles mit meiner Zeit anfangen sollte, aber was konnte ich in Lancaster schon groß tun? Um unseren Wohnblock herum gab es nichts als vertrocknete Erde und Steppenroller. Hin und wieder lag ein Autogerippe in der Landschaft herum oder ein weggeworfenes Maschinenteil. Gegenstände, die keiner mehr brauchte oder wollte – entsorgt an einem Ort, wo sie niemanden störten.

Kinder genau wie Erwachsene können sich am besten entfalten, wenn sie in einer Umgebung leben, die ihnen Stetigkeit und Verlässlichkeit bietet. Das menschliche Gehirn sehnt sich nach beidem. Bei mir zu Hause gab es weder das eine noch das andere. Es gab keine festen Essenszeiten, niemand stellte mir den Wecker, damit ich pünktlich in die Schule kam, oder kümmerte sich darum, dass ich rechtzeitig im Bett war. Ließen die Depressionen meiner Mutter so weit nach, dass sie das Bett verlassen konnte, kochte sie gelegentlich etwas für uns. Das geschah natürlich nur dann, wenn wir etwas zum Essen im Haus hatten. War das nicht der Fall, musste ich mit knurrendem Magen ins Bett, oder ich stattete einem Freund einen Besuch ab in der Hoffnung, dass er mich zum Abendessen einlud. Ich hielt mich für einen Glückspilz, weil ich, anders als die meisten meiner Freunde, nie zu einer festen Zeit zu Hause sein musste. Ich wollte auch immer erst ganz spät nach Hause gehen, denn kam ich zu früh, konnte es passieren, dass ich in einen Streit meiner Eltern oder sonstige Schwierigkeiten hineinplatzte. In solchen Momenten wünschte ich nur noch, woanders zu leben oder jemand anderes zu sein.

Manchmal braucht man nur jemanden, der mit einem redet, über irgendetwas, nur um das Gefühl zu haben, dass man ihm wichtig ist. Und manchmal liegt es nicht daran, dass man den anderen nicht wichtig ist, sondern sie sehen einen nur deshalb nicht, weil sie selbst so tief in ihrem eigenen Schmerz stecken. Ich redete mir ein, ein glücklicher Mensch zu sein, weil mich niemand behelligte – niemand sagte mir, ich solle meine Hausaufgaben machen, niemand weckte mich, damit ich zur Schule ging, oder schrieb mir vor, was ich anziehen sollte. Aber in Wahrheit war ich alles andere als glücklich. Jugendliche sehnen sich zwar nach Freiheit, aber nur, wenn sie in stabilen und sicheren Verhältnissen aufwachsen.

⁂

Ruth hatte mich gebeten, um zehn Uhr morgens in den Laden zu kommen. Ich war an jenem Tag früh aufgewacht und hatte ein Gefühl im Bauch, als würden Geburtstag und Weihnachten zusammenfallen. Nachts hatte ich vor Aufregung kein Auge zugekriegt. Ich hatte keine Ahnung, was Ruth mir beibringen wollte, und eigentlich war es mir auch egal. Ich wollte einfach nur wieder mit ihr reden. Außerdem war es ein gutes Gefühl, tagsüber etwas vorzuhaben. Ich fühlte mich dadurch wichtig.

Ich konnte Ruth schon von Weitem durch die Fensterscheiben des Zauberladens erkennen, als ich am ersten Tag auf meinem orangefarbenen Bonanzarad mit dem weißen Bananensattel angeradelt kam. An das Fahrrad erinnere ich mich deshalb so genau, weil es mein wertvollster Besitz war und ich es mir von meinem eigenen Geld gekauft hatte. Geld, das ich während langer heißer Sommertage mit dem Mähen unzähliger Rasenflächen verdient hatte.

Als ich den Laden betrat, sah ich, dass Ruth ein breites blaues Stirnband trug, mit dem sie ihr schulterlanges braunes Haar zurückgenommen hatte, ihre Brille baumelte an einem Kettchen um den Hals. Das Kleid hatte eine gewisse Ähnlichkeit mit jenen langen Kitteln, die wir in der Schule während des Malunterrichts über der Kleidung tragen mussten. Es hatte genau die gleiche Farbe wie der morgendliche Himmel über Lancaster – ein klares Hellblau mit horizontalen weißen Streifen. Jeden Morgen, wenn ich aufstand, sah ich als Allerersten aus dem Fenster. Aus irgendeinem Grund erfüllte mich der Anblick dieses blauen Himmels stets mit Hoffnung.

Ruth begrüßte mich mit ihrem allerschönsten Lächeln. Ich lächelte zurück, aber ich konnte spüren, wie mein Herz in der Brust hämmerte. Das kam zum Teil wohl daher, dass ich so schnell zum Laden geradelt war, aber auch, weil ich nicht wusste, was Ruth eigentlich mit mir vorhatte. Und ich verstand auch nicht, weshalb ich überhaupt in den Zauberladen gekommen war. Am Tag zuvor hatte ich die Idee einfach gut gefunden, am Morgen hatte ich mir gedacht, dass es allemal besser sei, in den Laden zu gehen, als einen weiteren Tag auf meinem Bonanzarad durch endlose Felder von Strauchkugeln zu kurven, immer ohne ein bestimmtes Ziel vor Augen, aber stets in der Hoffnung, irgendwo anzukommen. Aber jetzt überfielen mich wieder Zweifel.

Auf was hatte ich mich da eingelassen? Was, falls ich nicht schlau genug für Ruths Magie war? Was, falls sie die Wahrheit über meine Familie herausfand? Was, wenn sie eine Geisteskranke war, die mich kidnappen und in die kalifornische Wüste verschleppen wollte, um an meinem Leichnam schwarze Magie auszuprobieren? Vor einiger Zeit hatte ich den Film »Voodoo Woman« gesehen, und jetzt fragte ich mich, ob Ruth womöglich eine verrückte Zauberin sei, die mich in ein Monster verwandeln würde, das sie mit ihrem Geist kontrollieren konnte, um anschließend die Weltherrschaft an sich zu reißen.

Plötzlich wurden meine Arme weich wie Pudding. Ich hatte die Ladentür bis zur Hälfte geöffnet, aber jetzt fühlte sie sich zentnerschwer an. Sie schien mir Widerstand zu leisten. Ich sah zu meinem Rad, das auf dem Boden des fast leeren Parkplatzes lag. Was tat ich eigentlich hier? Warum hatte ich dem Ganzen überhaupt zugestimmt? Ich hätte auf mein Fahrrad springen, davonradeln und nie wieder an diesen Ort zurückkehren können.

Ruth lachte und rief meinen Namen. »Schön, dich zu sehen, Jim. Für einen Moment dachte ich schon, du würdest nicht kommen.« Sie nickte mir zu wie eine gütige Oma und bedeutete mir durch einen Wink, einzutreten. Ein Gefühl der Wärme erfüllte mich. Sie wirkte doch nicht wie eine verrückt gewordene Zauberin, die es auf mich abgesehen hatte.

Ich machte die Tür ganz auf, die sich jetzt wie von selbst öffnete.

Als ich über die Ladenschwelle trat, sagte Ruth: »Also so, wie du auf deinem Fahrrad hier angerast kamst, hätte man glauben können, der Teufel höchstpersönlich sei hinter dir her.« In der Tat hatte ich oft das Gefühl, dass mich jemand verfolgte, aber ich wusste nicht, wer es war.

Dann wurde ich puterrot im Gesicht. Vielleicht hatte sie meine Angst oder meine Zweifel bemerkt. Vielleicht besaß sie eine Art Röntgenblick. Ich sah auf meine alten Tennisschuhe hinunter. Mein rechter Schuh hatte vorn ein kleines Loch. Ich schämte mich dafür. Also zog ich meine Zehen ein, damit sie sie nicht sehen konnte.

»Das ist mein Sohn Neil. Er ist der Zauberer«, erklärte Ruth. Hatte sie das Loch in meinem Schuh bemerkt, überspielte sie es jetzt auf geschickte Weise.

Neil sah nicht so aus, wie ich mir einen Zauberer vorstellte. Er trug eine große schwarze Brille und hatte die gleichen braunen Haare wie seine Mutter. Er sah sogar ziemlich normal aus. Kein Zauberhut. Kein Umhang. Kein gezwirbelter Schnauzbart.

»Du magst also Zauberei?« Neil hatte eine tiefe Stimme und sprach langsam. Vor ihm auf der Glastheke stapelten sich etwa fünfzig Kartenspiele.

»Ja, ich finde Zaubern super!«

»Kennst du dich mit Kartentricks aus?« Er nahm einen Kartenstoß und begann ihn zu mischen. Die Karten schienen zu fliegen – von seiner rechten in seine linke Hand, hin und her, vor und zurück, quer durch die Luft. Ich wollte unbedingt lernen, wie man so etwas macht. Er hielt inne und breitete die Karten vor mir wie einen Fächer aus.

»Zieh eine!«

Ich betrachtete die Karten. Eine ragte leicht aus dem Fächer heraus, und ich vermutete, dass Neil sie absichtlich so platziert hatte, damit ich mich für sie entschied, also zog ich eine von der rechten Seite.

»Du darfst mir deine Karte nicht zeigen, aber halte sie vor dich und sieh sie dir an.«

Ich warf einen Blick auf die Karte, hielt sie ganz dicht vor meine Brust für den Fall, dass Neil im Hintergrund irgendwelche Spiegel versteckt hatte. Es war die Pikdame.

»Leg sie mit der Vorderseite nach unten an einer beliebigen Stelle in den Stoß, und jetzt mischst du die Karten, so gut du kannst. Los geht's!«

Neil drückte mir die Karten in die Hand, und ich versuchte, sie zu mischen – natürlich war ich dabei nicht so geschickt wie er, aber es gelang mir ganz gut.

»Misch sie noch mal.«

Ich mischte sie wieder, und diesmal machte ich es ein bisschen besser. Der Stapel wurde sauberer und präziser.

»Und jetzt ein drittes Mal, Jim.«

Dieses Mal erinnerte ich mich daran, meine Knöchel fest in die Karten zu drücken, damit sie sich kunstvoll verbogen, und als ich die beiden Stapel zusammenbrachte, griffen sie wie zwei Zahnräder ineinander.

»Gut gemacht«, sagte Neil. Ich gab ihm die Karten zurück. Er deckte eine nach der anderen auf. Von Zeit zu Zeit hielt er eine Karte hoch und sagte: »Das ist nicht deine Karte!« Schließlich drehte er die Pikdame um. »Das ist sie. Deine Karte.« Er schwang sie elegant durch die Luft und legte sie mit dem Bild nach oben vor mir auf die Ladentheke.

»Wow!«, sagte ich mit erstauntem Lächeln. Ich fragte mich, wie er herausgefunden hatte, dass es meine Karte gewesen war. Ich nahm sie, wendete sie und prüfte, ob an einer der vier Ecken vielleicht ein Knick oder etwas Ähnliches zu erkennen war. Aber da war nichts.

»Weißt du, wer das ist? Hast du eine Ahnung, für wen die Pikdame steht?«

Ich versuchte, mich an eine vornehme Dame oder Königin aus dem Geschichtsunterricht zu erinnern. Ich konnte mich nur an eine entsinnen. »Queen Elizabeth?«

Neil lächelte. »Na ja, wenn das ein englisches Blatt wäre, hättest du recht. Aber in dem Fall ist es ein französisches Blatt, und im französischen Kartenspiel stellt jede Dame eine bestimmte Gestalt aus der Geschichte oder der Mythologie dar. Die Herzdame und die Karodame stehen für zwei einflussreiche Frauen aus der Bibel: Judit und Rahel. Die Kreuzdame steht für Argine, einen Namen, den niemand kennt, weil er in Wirklichkeit ein Anagramm von Regina ist, dem lateinischen Wort für Königin. Deine Karte, die Pikdame, ist die griechische Göttin Pallas Athene. Sie ist die Göttin der Weisheit und die Begleiterin aller Helden. Wenn du dich auf eine Heldenfahrt begibst, brauchst du Pallas Athene unbedingt an deiner Seite.«

»Und woher wusstest du, dass ich die Pikdame gezogen hatte?«

»Du weißt, Zauberer verraten niemals ihre Tricks. Aber weil du hier bist, um etwas zu lernen, werde ich heute mal eine Ausnahme machen.« Neil drehte die Karte auf die Rückseite. »Es ist ein gezinktes Kartenspiel. Auf den ersten Blick wirkt es wie ein ganz normales Kartendeck, aber wenn du am unteren Ende hier das Symbol in Form einer Blume näher betrachtest, siehst du acht winzige Blütenblätter, die um ein Zentrum herum angeordnet sind. Jedes Blütenblatt steht für eine Spielkarte von zwei bis neun, das Zentrum der Blume steht für die Zehn. Hier, die vier Spiralen am Rand verweisen auf die jeweilige Kartenfarbe.« Dabei deutete er auf ein weiteres Symbol neben der Blume. »Wenn Zauberer Kartenspiele zinken, färben sie entweder nur ein Blütenblatt oder sie färben ein Blütenblatt und das Zentrum, um damit den Buben, die Dame oder den König zu kennzeichnen. Ist das Zentrum farblos, ist es ein Ass. Dann kennzeichnen wir die Karte noch an dieser Stelle hier oben, um die jeweilige Farbe anzuzeigen. Wenn du deine Karte anschaust, erkennst du die Verschlüsselung: Das Zentrum und das dritte Blütenblatt sind gefärbt – also ist es eine Dame. Und die Markierung hier steht für die Farbe Pik!«

Ich sah mir die Karte an. Die Färbung war eher unauffällig. Und wenn man nicht von vornherein wusste, wonach man suchte, fiel es einem gar nicht auf.

»Es verlangt ein bisschen Erfahrung, aber hast du es erst einmal im Kopf, kannst du die Karten im Handumdrehen lesen.«

Mein Blick fiel auf die anderen Kartenspiele, die über die Theke verstreut lagen.

»Sind das alles gezinkte Spiele?«

»Nein, das sind verschiedene Typen von Trickkarten. Sie heißen Stripper, Svengali, Gaffed, Forcing. Ich besitze sogar ein Brainwave-Kartenspiel. Ich stelle sie her. Trickkarten sind meine Spezialität.«

Ich hatte schon einmal von Gaffed-Karten gehört: die Karo-Dreizehn, der tote Pikkönig oder die Karte mit dem Joker, der genau diejenige Karte in der Hand hält, die jemand im Publikum gezogen hat. Aber mehr wusste ich nicht. All die anderen Namen klangen ziemlich geheimnisvoll. Stripper und Brainwave? Ich hatte nicht die geringste Ahnung, was das für Karten waren, aber ich wollte mein Unwissen Neil gegenüber nicht eingestehen.

»Wusstest du, dass es im Zweiten Weltkrieg speziell präparierte Spielkarten gab, die an Kriegsgefangene in Deutschland verschickt wurden? Die oberste Schicht jeder Karte ließ sich abziehen, und in ihrem Inneren erschien der Teil einer Landkarte. Setzte man alle Karten zusammen, ergab sich eine geheime Fluchtroute für die Gefangenen. Das war ein erstaunlicher Zaubertrick.«

Neil steckte meine Pikdame wieder zurück in den gezinkten Kartenstapel und überreichte ihn mir. »Den kannst du behalten. Ist ein Geschenk für dich.«

Ich nahm das Kartenspiel entgegen. Bisher hatte mir noch nie jemand etwas geschenkt, einfach so, ohne Gegenleistung.

»Danke, Neil«, sagte ich. »Vielen Dank!« In diesem Moment schwor ich mir, dass ich jede gezinkte Karte auswendig lernen würde.

»Meine Mutter möchte dir also eine ganz besondere Magie beibringen, was?«

Ich lächelte ein wenig verlegen, weil ich nicht wusste, was ich darauf antworten sollte.

»Ihre Magie ist viel mehr als das, was du hier siehst.« Er wies mit seiner Hand in den Laden. »Mit ihrer Magie kannst du lernen, all das zu bekommen, was du dir wünschst. Ähnlich wie Aladin und der Flaschengeist, nur dass sie dir den Geist in deinem Kopf zeigen wird. Aber überleg dir genau, was du dir wünschst!«

»Hab ich auch drei Wünsche frei?«, fragte ich neugierig.

»So viele Wünsche du willst. Aber du wirst dich anstrengen müssen, es erfordert viel Übung. Es ist viel komplizierter als die Kartentricks, die ich dir gezeigt habe. Außerdem wirst du die Wirkung der Magie am Anfang noch kaum spüren. Ich selbst habe lange dafür gebraucht. Achte genau auf jedes Wort meiner Mutter. Du darfst nichts überstürzen. Du musst jeden Schritt genauso ausführen, wie sie ihn dir erklärt.«

Ich nickte Neil zu und verstaute die Spielkarten in meiner Hosentasche.

»Meine Mutter wird jetzt mit dir nach hinten gehen. Wir haben dort einen kleinen Büroraum. Und denk daran, mach alles genau so, wie sie es dir erklärt.« Er sah Ruth an und lächelte.

Sie versetzte ihrem Sohn einen leichten Knuff gegen den Unterarm und sah dann zu mir. »Los geht's, Jim. Fangen wir an!«

Sie ging zu einer Tür am Ende des Ladens, und ich folgte ihr, ohne auch nur die geringste Ahnung zu haben, was mich erwartete.

Der Büroraum war düster und roch ein wenig muffig. Er hatte keine Fenster, es gab nur einen alten braunen Schreibtisch und zwei Metallstühle. Der braune Fransenteppich sah in der Mitte ein wenig verfilzt aus und stand an den Wänden über wie kurzes braunes Wiesengras. Von Zaubertricks war weit und breit nichts zu sehen. Weder Zauberstäbe noch Plastikkelche, weder Trickkarten noch Zauberhüte.

»Setz dich, Jim.«

Ruth nahm auf dem einen Stuhl Platz, ich auf dem anderen. Wir saßen uns so dicht gegenüber, dass sich unsere Knie beinahe berührten. Wie immer, wenn ich nervös war, begann mein rechtes Bein zu zittern. Ich saß mit dem Rücken zur Tür, aber zumindest wusste ich, wo sie war, für den Fall, dass ich ganz schnell von hier verschwinden musste. Ich rechnete mir im Geiste aus, wie viel Zeit ich benötigen würde, um aus dem Raum zu rennen und zu meinem Fahrrad zu gelangen.

»Ich freue mich, dass du wiedergekommen bist, Jim.« Ruth lächelte mich an, und das Zittern meines Beins ließ ein wenig nach.

»Wie fühlst du dich?«

»Ganz gut.«

»Und wie fühlst du dich jetzt gerade, in diesem Augenblick?«

»Ich weiß nicht.«

»Bist du nervös?«

»Nein«, log ich.

Ruth legte ihre Hand auf mein rechtes Knie und hielt es fest. Mein Knie hörte schlagartig zu zittern auf. Ich bereitete mich sicherheitshalber schon mal auf Flucht vor für den Fall, dass die Situation noch unheimlicher wurde. Dann zog sie ihre Hand wieder von meinem Knie zurück.

»Dein Bein hat ja gezittert, als seist du nervös.«

»Ich glaube, ich frage mich einfach, was du mir beibringen wirst.«

»Die Magie, die ich dir zeigen werde, kannst du nicht in einem Laden kaufen. Sie existiert seit Hunderten, wenn nicht Tausenden von Jahren, und man kann sie nur lernen, wenn sie einem von einer anderen Person beigebracht wird.«

Ich nickte zustimmend.

»Aber zuerst musst du mir etwas geben.«

Ich war bereit, Ruth alles zu geben, was ich hatte, um ihr Geheimnis kennenzulernen, allerdings besaß ich nicht viel mehr als mein Fahrrad.

»Was soll ich dir geben?«

»Du musst mir versprechen, dass du das, was ich dir in diesem Sommer beibringen werde, jemand anderem beibringen wirst. Und dieser Mensch muss dir versprechen, dass auch er es jemand anderem beibringen wird. Und so weiter. Gibst du mir dein Ehrenwort darauf?«

Ich hatte nicht die Spur einer Ahnung, wem ich die Magie beibringen könnte, und ich wusste auch nicht, ob ich überhaupt in der Lage war, sie irgendjemandem beizubringen. Aber Ruth sah mich eindringlich an und erwartete eine Antwort von mir, und mir war klar, dass es nur eine einzige Antwort gab.

»Ich verspreche es dir.«

Eine Sekunde lang erwog ich die Möglichkeit, mit gekreuzten Fingern hinter dem Rücken abzuschwören für den Fall, dass ich niemanden finden würde, dem ich Ruths Wissen beibringen konnte. Stattdessen streckte ich drei Finger in die Luft, wie ich es bei den Pfadfindern gesehen hatte. Ich ging davon aus, dass mein Versprechen damit offiziell besiegelt war.

»Schließ die Augen. Ich möchte, dass du dir vorstellst, du seist ein Blatt, das durch die Luft gewirbelt wird.«

Als ich die Augen wieder öffnete, grinste ich. Ich war ziemlich groß für mein Alter, aber ich wog lediglich vierundfünfzig Kilo. Ich sah mich eher wie einen dürren Zweig, der im Boden steckt, denn als ein Blatt, das durch die Luft gewirbelt wird.

»Schließ die Augen«, sagte Ruth mit freundlicher Stimme und nickte mir zu.

Also schloss ich wieder die Augen und versuchte, mir ein Blatt vorzustellen, das durch die Luft gewirbelt wird. Vielleicht hatte Ruth vor, mich zu hypnotisieren, damit ich glaubte, ich sei ein Blatt. Ich hatte einmal auf der Bühne einen Hypnotiseur gesehen, der die Leute im Publikum glauben machte, sie seien verschiedene Tiere eines Bauernhofs. Und später hatte er sie noch dazu gebracht, gegeneinander zu kämpfen. Ich musste lachen und öffnete wieder die Augen.

Ruth saß mir gegenüber aufrecht auf dem Stuhl, ihre Handflächen lagen auf ihren Schenkeln. Sie gab einen leichten Seufzer von sich.

»Jim, beim ersten Trick lernst du, wie du jeden Muskel deines Körpers entspannst. Aber es ist nicht so leicht, wie es klingt.«

Ich war mir nicht sicher, ob ich mich jemals in meinem Leben entspannt gefühlt hatte. Ich fühlte mich eher, als sei ich ständig auf der Flucht oder in Kampfbereitschaft. Ich öffnete die Augen wieder, Ruth neigte den Kopf nach rechts und sah mir direkt ins Gesicht.

»Ich werde nichts Schlimmes mit dir anstellen. Ich will dir nur helfen. Vertraust du mir?«

Ich dachte darüber nach, was sie mich gerade gefragt hatte. Ich hatte keine Ahnung, ob ich in meinem Leben überhaupt schon jemals einem Menschen vertraut hatte. Jedenfalls keinem Erwachsenen. Aber noch niemals hatte mich jemand darum gebeten, ihm zu vertrauen. Es war ein gutes Gefühl. Ich wollte Ruth vertrauen. Und ich wollte lernen, was sie mir zu zeigen hatte. Aber die ganze Situation erschien mir irgendwie bizarr.

»Warum?«, fragte ich. »Warum willst du mir helfen?«

»Weil ich von dem Augenblick an, als ich dich sah, wusste, dass du ein großes Potenzial besitzt. Ich sehe es. Und ich will dir beibringen, dass du es ebenfalls siehst.«

Weder wusste ich, was das Wort »Potenzial« bedeutete, noch verstand ich, woraus sie schloss, dass ich welches besaß. Und damals konnte ich noch nicht wissen, dass sie wahrscheinlich in jedem, der an jenem Sommertag 1968 in den Zauberladen gekommen wäre, dieses Potenzial gesehen hätte.

»Okay«, entgegnete ich. »Ich vertraue dir.«

»Wunderbar. Beginnen wir mit Folgendem. Du konzentrierst dich auf deinen Körper. Was fühlst du?«

»Ich weiß es nicht.«

»Stell dir vor, du radelst auf deinem Fahrrad. Wie fühlt es sich in deinem Körper an, wenn du richtig schnell auf deinem Fahrrad fährst?«

»Es fühlt sich gut an, glaube ich.«

»Und was macht dein Herz jetzt gerade?«

»Es schlägt«, antwortete ich mit einem Lächeln.

»Langsam oder schnell?«

»Schnell.«

»Sehr gut. Und wie fühlen sich deine Hände an?«

Ich sah an mir herab und bemerkte, dass meine Hände die Stuhlkante umklammerten. Ich lockerte sie.

»Sie sind entspannt.«

»In Ordnung. Was ist mit deiner Atmung? Ist sie tief oder flach?« Ruth atmete tief ein und wieder aus. »Ist sie so oder eher so?« Dabei begann sie hastig zu atmen wie ein hechelnder Hund.

»Ich glaube, weder so noch so. Eher eine Mischung aus beidem.«

»Bist du nervös?«

»Nein«, log ich.

»Dein Bein zittert ja schon wieder.«

»Na ja, vielleicht ein bisschen.«

»Weißt du, Jim, unser Körper gibt uns ständig Zeichen, wie wir uns im Innern wirklich fühlen. Es ist erstaunlich. Da fragt dich zum Beispiel einer: ›Wie geht's?‹ Und du antwortest ihm: ›Ich weiß es nicht.‹ Vielleicht weißt du es ja wirklich nicht, oder du willst es der betreffenden Person nur nicht sagen. Dein Körper dagegen weiß immer, wie es dir geht. Wenn du ängstlich bist. Wenn du dich freust. Wenn du aufgeregt bist. Wenn du nervös bist. Wenn du sauer bist. Wenn du neidisch bist. Oder einfach nur traurig. Selbst wenn dir dein Geist vorgaukeln möchte, dass du nicht weißt, wie es dir gerade geht – von deinem Körper bekommst du prompt die Antwort. Der Körper besitzt sozusagen einen eigenen Geist. Er reagiert auf alles, und er gibt uns Antwort. Manchmal reagiert er in einer Situation genau richtig, ein anderes Mal irrt er sich. Verstehst du, was ich meine?«

Plötzlich dachte ich mir, wie sehr das stimmte, was Ruth mir erzählte. Wenn ich nach Hause kam, wusste ich, sobald ich die Türschwelle überquerte, ob meine Mutter gute oder schlechte Laune hatte. Sie musste mir gar nichts sagen. Ich spürte es in meiner Magengrube.

Ich zuckte die Achseln. Ich versuchte, Ruths Erklärungen zu folgen.

»Bist du schon einmal richtig traurig oder richtig wütend gewesen?«

»Ja, manchmal.« Ich war sogar ziemlich oft wütend, aber das wollte ich Ruth gegenüber nicht eingestehen.

»Ich möchte, dass du mir von einer Situation erzählst, in der du wütend oder ängstlich warst – und anschließend reden wir darüber, was du in deinem Körper fühlst, während du mir davon erzählst.«

Mir schossen tausend Sachen durch den Kopf. Ich wusste nicht, was ich ihr erzählen sollte. Sollte ich ihr von meiner Zeit auf der katholischen Schule erzählen, als mir eine Nonne eine Ohrfeige verpasste und ich – ohne eine Sekunde zu zögern – zurückschlug? Oder sollte ich ihr von Donnerstagabend berichten, als mein Vater wieder einmal betrunken nach Hause gekommen war? Ich könnte ihr natürlich auch erzählen, was der Doktor über meine Mutter gesagt hatte, als ich sie ins Krankenhaus brachte, und wie ich ihm dafür am liebsten eine in die Fresse gehauen oder mich verkrochen hätte oder am liebsten beides gleichzeitig.

»Jim, du denkst so laut nach, dass ich deine Gedanken fast schon hören kann, aber ich verstehe sie nicht. Also, was geht dir gerade im Moment durch den Kopf?«

»Ich denke über all die Dinge nach, die ich dir nicht erzählen will.«

Ruth lächelte. »Kein Problem. Es gibt nichts, was du mir nicht erzählen könntest. Alles ist erlaubt. Wir reden darüber, wie du dich gefühlt hast. Es gibt keine richtigen oder falschen Gefühle. Es sind schlicht und einfach Gefühle, sonst nichts!«

So ganz konnte ich ihr nicht glauben. Ich schämte mich für meine Gefühle, für meinen Zorn, für meine Traurigkeit, für die ganze Art, wie meine Emotionen manchmal mit mir durchgingen. Am liebsten wäre ich aus dem Laden gerannt.

»Dein Bein schlottert ja im Rekordtempo!«, sagte Ruth zu mir. »Ich werde bis drei zählen, und dann fängst du an, mir eine Geschichte zu erzählen. Aber du darfst nicht darüber nachdenken, was du erzählen wirst, okay? Ich zähle jetzt bis drei. Bereit?«

Ich war immer noch wie wild damit beschäftigt, die in meiner Erinnerung aufsteigenden Gedanken und Gefühle wegzuwischen und etwas zu finden, was nicht ganz so peinlich war. Schließlich wollte ich Ruth nicht vergraulen.

»Eins …«

Was, falls Ruth eine strenggläubige Katholikin war und es sie schockierte, dass ich eine Nonne geohrfeigt hatte, von der Schule geflogen war und danach zu meiner älteren Schwester und ihrem Mann ziehen musste, wo ich ebenfalls wegen einer Prügelei von der Schule flog? Was, falls Ruth mich am nächsten Tag nicht wiedersehen wollte, weil ich zu gewalttätig war?

»Zwei …«

Was, wenn ich ihr erzählte, wie wütend ich auf meinen Vater war, weil er im Suff unser Auto demoliert hatte und wir jetzt mit einer vollkommen verbeulten Vorderseite herumfahren mussten und die Stoßstange mit einem Strick festgebunden war und wie ein großes Schild aussah, auf dem stand: *Seht her, was für arme Schlucker wir sind, wir haben nicht mal das Geld, um unser Auto reparieren zu lassen?* Was, wenn sie dachte, ich sei ein schlechter Sohn?

»Und drei … Los!«

»Mein Vater trinkt. Zwar nicht jeden Tag, aber doch ziemlich häufig. Er betrinkt sich, dann verschwindet er manchmal wochenlang, und wir sitzen ohne einen Penny zu Hause, und alles, was uns bleibt, sind die Essensmarken der staatlichen Fürsorge, aber viel ist das nicht. Wenn er gerade mal nicht trinkt, schleichen wir auf Zehenspitzen durchs Haus, damit er nicht einen von seinen Wutanfällen bekommt. Greift er zu Hause zur Flasche, dann brüllt und flucht er und zerschlägt Sachen, und meine Mutter fängt an zu heulen. In solchen Momenten macht sich mein Bruder meist aus dem Staub, und ich verkrieche mich in mein Zimmer, aber ich höre genau, was sie reden, für den Fall, dass etwas Furchtbares passiert und ich dazwischengehen muss. Ich mache mir Sorgen um meine Mutter. Sie ist ständig krank und liegt fast den ganzen Tag im Bett. Und wenn mein Vater sich betrinkt und die beiden miteinander streiten, geht es ihr danach oft noch schlechter. Wenn er zu Hause ist, schreit sie ihn an, und wenn er aus dem Haus geht, vergräbt sie sich in Schweigen. Sie verlässt das Bett nicht mehr, isst nichts, liegt bloß noch herum. In solchen Momenten weiß ich überhaupt nicht, was ich machen soll.«

»Erzähl weiter, Jim!« Ruth hörte mir wirklich zu. Es schien sie tatsächlich zu interessieren, was ich zu erzählen hatte. Sie wirkte auch nicht, als würde es sie schockieren. Sie blickte mich mit ihrem verständnisvollen Lächeln an. Als verstünde sie genau, wovon ich sprach, oder hielte meine Familie zumindest nicht für den letzten Abschaum, nur weil wir arm waren.

»Erzähl weiter«, ermutigte sie mich.

»Einmal, als ich von der Schule nach Hause kam, war es ganz still, irgendwie unheimlich. Ich ging ins Schlafzimmer meiner Mutter, und dort lag sie, auf ihrem Bett. Sie hatte eine Handvoll Tabletten geschluckt. Es waren ihre Beruhigungstabletten, aber sie hatte zu viele davon genommen. Ich rannte in die Wohnung nebenan und bat die Nachbarin, ob sie uns ins Krankenhaus fahren könnte. Sie war deshalb schon einmal im Krankenhaus gewesen, meine Mutter, meine ich – sie hatte es früher schon einmal getan. Später, im Krankenhaus, lag sie im Bett, und ich saß neben ihr und hörte, was auf der anderen Seite des Vorhangs gesprochen wurde. Der Mann hinter dem Vorhang klang genervt, weil er wegen meiner Mutter diesen ganzen Papierkram ausfüllen musste. Dann sagte er, sie sei schon einmal hier gewesen und er habe es langsam satt, seine Zeit mit Menschen wie meiner Mutter zu vergeuden. Die Frau neben ihm lachte und sagte etwas wie »Vielleicht ist es das letzte Mal«. Aber ich konnte ihre Worte nicht richtig verstehen. Dann lachten sie beide, und ich war so wütend, dass ich am liebsten den Vorhang heruntergerissen hätte, um den beiden ins Gesicht zu schreien. Leute, die in einem Krankenhaus arbeiten, sollten nicht so reden. Außerdem bin ich sauer auf meine Mutter, weil ich nicht verstehe, warum sie uns all das antut. Es ist nicht fair, und es ist peinlich. Und ich bin sauer auf meinen Vater, weil er meine Mutter immer so wütend und traurig macht. Ich bin wirklich sauer auf die beiden und auf all die Leute im Krankenhaus, und manchmal raste ich richtig aus.«

Ich wusste nicht genau, was ich tun sollte, als ich zu Ende geredet hatte. Ruth saß mir gegenüber auf ihrem Stuhl, und ich starrte auf das doofe Loch in meinem doofen Tennisschuh.

»Jim«, sagte Ruth mit sanfter Stimme. »Wie fühlt sich dein Körper jetzt an?«

Ich zuckte mit den Schultern. Ich fragte mich, was sie jetzt, wo sie über meine Familie Bescheid wusste, wohl über mich dachte.

»Was fühlst du in deinem Magen?«

»Mir ist schlecht.«

»Und wie fühlt sich deine Brust an?«

»Sie ist verkrampft. Sie tut ein bisschen weh.«

»Und dein Kopf?«

»In dem pocht es so komisch.«

»Und was ist mit deinen Augen?«

Ich wusste nicht, warum, aber in dem Moment, als sie nach meinen Augen fragte, hatte ich nur noch den Wunsch, sie zu schließen und loszuheulen. Nein, ich würde nicht weinen. Ich wollte nicht weinen, aber ich konnte nichts dagegen tun. Eine Träne lief mir über die Wange.

»Sie brennen, glaube ich, ein bisschen.«

»Danke, dass du mir von deinen Eltern erzählt hast, Jim. Manchmal müssen wir aufhören, darüber nachzudenken, was wir erzählen dürfen, und einfach das erzählen, was uns auf dem Herzen liegt.«

»Das sagst du so leicht.«

Ruth und ich mussten lachen, und in diesem Augenblick fühlte ich mich schon ein bisschen besser.

»Meine Brust fühlt sich nicht mehr so eng an.«

»Gut. Das ist sehr gut«, sagte Ruth. »Ich werde dir zeigen, wie du jeden einzelnen Muskel deines Körpers entspannst, und ich bitte dich, es jeden Tag eine Stunde zu üben. Alles, was wir hier morgens üben, wiederholst du zu Hause abends noch mal. Es ist eine Art Hausaufgabe, die du von mir bekommst. Den Körper zu entspannen hört sich leicht an, aber es ist in Wirklichkeit ziemlich schwer und erfordert eine Menge Übung.«

Ich war mir immer noch nicht sicher, ob ich mich an eine Zeit erinnern konnte, in der ich richtig entspannt gewesen war. Ich fühlte mich häufig müde, aber ich hatte keine Ahnung, ob ich mich jemals entspannt hatte. Im Grunde wusste ich gar nicht, was es bedeutete, entspannt zu sein.

Ruth erklärte mir, dass ich mich in möglichst bequemer Haltung auf den Stuhl setzen und die Augen schließen sollte. Dann bat sie mich, mir wieder vorzustellen, dass ich ein Blatt sei, das durch die Luft gewirbelt wird. Ich fand es irgendwie aufregend, durch Straßen gewirbelt zu werden, die nur in meinem Kopf existierten. Und ich fühlte mich ein bisschen leichter auf meinem Stuhl.

»Achte auf deine Haltung. Du sollst dich entspannen, aber deine Muskeln sollen dabei nicht erschlaffen, und du sollst auch nicht einschlafen. Atme einmal tief ein und dann wieder aus. Das machst du dreimal hintereinander. Atme durch die Nase ein und anschließend durch den Mund wieder aus.«

Ich atmete so tief ein und aus, wie ich konnte. Dreimal hintereinander.

»Und jetzt möchte ich, dass du dich ganz auf deine Zehen konzentrierst. Stell dir deine Zehen vor. Spüre sie. Wackle mit ihnen ein wenig hin und her. Spann sie im Schuh an und entspann sie dann wieder. Atme tief ein und anschließend langsam wieder aus. Konzentriere dich beim Atmen auf deine Zehen. Spüre, wie deine Zehen schwerer und schwerer werden.«

Ich atmete mehrmals tief ein und aus und versuchte, mich auf meine Zehen zu konzentrieren. Das hört sich zwar einfach an, aber so leicht war es nicht. Ich wackelte ein bisschen mit den Zehen im Schuh, aber dann fragte ich mich, ob ich wohl vor Schulbeginn noch neue Schuhe bekäme, und ich dachte darüber nach, dass wir kein Geld hatten, und zum Schluss hatte ich meine Zehen völlig vergessen.

Es schien, als würde Ruth genau bemerken, wann ich über etwas anderes als meine Zehen nachzudenken anfing, denn jedes Mal, wenn meine Gedanken abschweiften, unterbrach sie mich und sagte mir, dass ich wieder einen tiefen Atemzug machen sollte. Ich kann nur schwer sagen, wie lange ich so ein- und ausatmete und mich auf meine Zehen konzentrierte. Aber es kam mir vor wie eine kleine Ewigkeit.

»Atme jetzt tief ein und lenke deine Konzentration auf deine Füße.«

Ich wurde langsam hungrig. Ich begann mich zu langweilen. Was hatten meine Füße mit dem Erlernen von Magie zu tun? Es musste wohl schon Zeit zum Mittagessen sein. Vielleicht wollte Ruth mich ja verhungern lassen. Sie musste meine Gedanken gelesen haben, denn ich schwöre, dass sie genau wusste, an welchem Punkt sie mich zu unterbrechen hatte.

»Deine Füße, Jim! Lenke deine Aufmerksamkeit wieder zu deinen Füßen zurück!«

Ich bewegte meine Fußgelenke und dachte über meine großen, dummen, hungrigen Füße nach.

»Konzentriere dich jetzt auf deine Fußknöchel. Auf deine Knie. Entspanne deine Oberschenkel. Fühle, wie deine Beine schwer werden und in den Stuhl sinken.«

Ich stellte mir vor, ich wäre der schwerste Mann der Welt und der Stuhl unter mir bekäme ein solches Gewicht, dass er durch den Fransenteppich brach und auf der anderen Seite der Erde, in China, wieder auftauchte.

»Jetzt entspannst du deine Bauchmuskeln. Spann sie an und lockere sie anschließend wieder.« Als ich das tat, begann mein Magen so laut zu knurren, dass ich überzeugt war, Ruth konnte es hören.

»Und nun deine Brust, Jim. Atme einmal tief ein und aus und entspanne deine Brust. Spüre deinen Herzschlag und entspanne die Muskeln um dein Herz herum. Dein Herz ist ein Muskel, der ständig Blut und Sauerstoff durch deinen Körper pumpen muss. Du kannst ihn entspannen wie jeden anderen Muskel auch.« Ich fragte mich, ob mein Körper den Dienst aufgeben würde, sobald ich mein Herz entspannte. Was würde Ruth dann wohl tun?

»Konzentriere dich auf die Mitte deiner Brust. Fühle, wie sich deine Brustmuskulatur entspannt. Atme tief ein und spüre deinen Herzschlag, während du dich weiter entspannst. Jetzt atmest du aus und konzentrierst dich wieder ganz auf die Entspannung deiner Brustmuskulatur.« Ich bemerkte, dass mein Herz nicht mehr so wild in meiner Brust hämmerte, während ich die Übung machte.

Im Medizinstudium würde ich später das menschliche Herz studieren. Dort würde ich lernen, dass das Herz über ein Nervensystem mit jenem Bereich des Hirnstamms verbunden ist, den man als Medulla oblongata bezeichnet. Besondere Bedeutung hat hier der Vagusnerv. Stimuliert man den Vagusnerv mittels Entspannung des Körpers und Verlangsamung der Atmung, regt dies den Parasympathikus an. Die Folge: Herzfrequenz und Blutdruck sinken. Ich lernte auch, dass eine Verminderung des Vagusnerv-Tonus den Sympathikus stimuliert. Das geschieht immer dann, wenn wir erschrecken oder Angst haben: Unser Herzschlag beschleunigt sich. An jenem Tag im Zauberladen wusste ich das noch nicht, aber ich bemerkte, dass ich mich durch Ruths Entspannungs- und Atemübung ein bisschen besser und ruhiger fühlte. Damals wusste ich noch nichts über das vegetative Nervensystem und über die unzähligen Möglichkeiten, die Hirn und Herz haben, um miteinander zu kommunizieren. Weder mein Gehirn noch mein Herz brauchten ein Medizinstudium, um zu funktionieren. Ich sendete Signale aus meinem Gehirn in mein Herz, und mein Herz reagierte darauf.

»Jetzt will ich, dass du deine Schultern entspannst. Deinen Hals. Deinen Kiefer. Deine Zunge ruht auf dem Mundboden. Spüre, wie sich deine Augen und deine Stirn anspannen und wieder entspannen. Lass alles, jeden einzelnen Muskel in deinem Körper … einfach … locker.«

Dann verfiel Ruth eine Zeit lang in Schweigen, was mir wie eine kleine Ewigkeit vorkam. Ich saß da und versuchte, mich zu entspannen und langsam ein- und auszuatmen. Ich versuchte, nicht nervös auf dem Stuhl hin und her zu rutschen. Ich konnte hören, wie Ruth tief einatmete und ihren Atem anschließend wieder ausstieß, und verstand es als Zeichen, dasselbe zu tun. Es ist gar nicht so leicht zu atmen, wenn man die ganze Zeit darüber nachdenkt, wie man atmen soll. Ein- oder zweimal blinzelte ich mit zusammengekniffenen Augen zu Ruth hinüber und konnte sehen, dass auch sie die Augen geschlossen hatte. Ich überprüfte meine Körperhaltung. Schließlich brach Ruth ihr Schweigen.

»Okay. Die Zeit ist um. Du kannst die Augen wieder aufmachen.«

Ich öffnete die Augen und richtete mich im Stuhl auf. Mein Körper fühlte sich anders an, irgendwie merkwürdig.

»Das war's, Jim. Ich wette, du hast jetzt Hunger.« Sie öffnete eine Schublade des Schreibtischs und zog eine Tüte Schokoladenkekse von »Chips Ahoy!« heraus.

»Nimm dir davon so viele, wie du willst.« Ich nahm eine Handvoll. Es waren meine Lieblingskekse. Dann blickte mich Ruth über den Rand ihrer Brille an und sagte: »Du bist auf dem richtigen Weg!«

Ich verstand nicht, was sie mit dem »Weg« meinte. Und ich verstand auch nicht, was eine Stunde auf einem Stuhl sitzen eigentlich mit Magie zu tun hatte.

»Jim, ich möchte, dass du übst, deinen Körper zu entspannen. Besonders in den Momenten mit deiner Familie, von denen du mir erzählt hast. Du kannst dich entspannen, selbst wenn du wütend bist oder traurig. Ich weiß, dass sich das nach viel Arbeit anhört, aber bald wirst du in der Lage sein, praktisch auf Anhieb in einen Zustand der totalen Entspannung zu kommen. Das ist einer der besten Tricks, die man lernen kann. Vertrau mir.«

»Okay. Aber warum soll ich das lernen?«

»Weil es in unserem Leben viele Dinge gibt, die sich unserer Kontrolle entziehen. Vor allem als Kind ist es oft schmerzhaft, wenn man merkt, dass man Dinge nicht kontrollieren und noch viel weniger ändern kann. Aber du kannst deinen Körper und deinen Geist kontrollieren. Am Anfang wirst du das vielleicht für nicht besonders spektakulär halten, aber mit der Zeit wirst du merken, dass es dir große Macht verleiht. Es kann dein ganzes Leben verändern.«

»Ich weiß nicht.«

»Du wirst schon sehen. Komm einfach morgen wieder. Übe weiterhin alles, was ich dir diesen Sommer über beibringe, und du wirst das Resultat sehen.«

Ich nickte, aber ich wusste nicht, ob ich am nächsten Tag wiederkommen würde. Was Ruth mir beibrachte, hatte nichts mit den Zaubertricks zu tun, die ich lernen wollte.

»Weißt du, wer Isaac Newton war?«, fragte sie mich dann.

»War der nicht Wissenschaftler?«

»Ja, genau. Er war Physiker und Mathematiker und wahrscheinlich einer der größten Wissenschaftler, die es je auf Erden gegeben hat. Über Newton gibt es eine Geschichte, die dir vielleicht gefallen wird. Er hatte kein einfaches Leben. Sein Vater starb drei Monate vor seiner Geburt. Er selbst kam als Frühgeburt zur Welt, und er hatte ja keinen Vater mehr, also nicht gerade das, was man sich unter einem idealen Start ins Leben vorstellt. Als er drei Jahre alt war, heiratete seine Mutter ein zweites Mal, aber der kleine Isaac konnte seinen Stiefvater nicht besonders leiden. Später einmal drohte er damit, das Wohnhaus mitsamt seinen Eltern darin anzuzünden. Er muss in deinem Alter ziemlich jähzornig gewesen sein. Irgendwann nahm ihn seine Mutter von der Schule, weil sie wollte, dass er Landwirt wurde. Sein Vater war ebenfalls Landwirt gewesen, es war das, was jedermann von ihm erwartete. Aber Newton hasste die Landwirtschaft, er hasste einfach alles, was damit zu tun hatte. Ein Lehrer konnte seine Mutter schließlich davon überzeugen, ihn wieder auf die Schule zu schicken. Er entwickelte sich zum besten Schüler seines Jahrgangs und erhielt Spitzennoten. Damit rächte er sich an seinen Mitschülern dafür, dass sie ihn zuvor grausam gehänselt und schikaniert hatten. Später ging er auf die Universität, aber damit er seine Studiengebühren und sein Essen bezahlen konnte, musste er für andere Studenten als Diener arbeiten. Er hatte zwar nicht die gleichen günstigen Voraussetzungen, das gleiche Glück oder so viel Geld wie seine Kommilitonen, aber er veränderte die Welt.«

Ich selbst hatte bis zu diesem Moment nicht gewusst, dass berühmte Wissenschaftler ihre Eltern hassen konnten oder sich mit ihren Mitschülern stritten.

Als ich mich von Ruth und Neil verabschiedete und schon beinahe zur Tür hinaus war, hörte ich, wie Ruth noch rief: »Und vergiss deine Übungen nicht, Jim!« Sie sah mir dabei in die Augen und lächelte.

Ich radelte mit dem Gefühl einer großen Wärme im ganzen Körper zur Avenue I. Ich hatte keine Ahnung, warum mir Ruth beibrachte, meinen Körper zu entspannen, aber sobald ich zu Hause wäre, würde ich mit meinen Übungen anfangen und sehen, ob der Zauber wirklich funktionierte.

Heute weiß ich, dass ein Großteil dessen, was ich von Ruth an diesem ersten Tag lernte, mit der Reaktion unseres Gehirns und unseres Körpers auf akuten Stress zu tun hat, was man gemeinhin als Kampf-oder-Flucht-Reaktion bezeichnet. Sobald das Gehirn sich bedroht fühlt oder sein eigenes Überleben in Gefahr sieht, wird innerhalb des vegetativen Nervensystems der Sympathikus aktiviert und das Stresshormon Adrenalin ausgeschüttet. Gleichzeitig wird durch Hormone aus dem Hypothalamus die Nebenniere in Gang gesetzt und Cortisol produziert. Ich bin mir sicher, dass ich schon mit zwölf Jahren einen erhöhten Cortisolspiegel hatte. Alle körperlichen Reaktionen, die nicht unmittelbar mit dem Überlebenskampf zu tun haben, werden in solchen Momenten heruntergefahren. Der Verdauungsprozess verlangsamt sich, die Blutgefäße ziehen sich zusammen (außer denen in den langen Muskeln, die sich erweitern), die Hörfähigkeit nimmt ab, die Sehfähigkeit ist reduziert, die Herzfrequenz steigt an, und der Mund wird trocken, weil die Tätigkeit der Tränendrüse, die auch den Speichelfluss reguliert, augenblicklich ins Stocken gerät.

All diese Reaktionen sind wichtig, wenn wir tatsächlich um unser Überleben kämpfen. Aber die akute Stressreaktion ist von unserem Körper nur für einen kurzen Zeitraum vorgesehen. Leben wir in einem Zustand von permanentem Stress, kann das allerlei psychische und physische Auswirkungen haben – Wut, Depression, Angstgefühle, Schmerzen im Brustkorb oder Kopfschmerzen, Schlaflosigkeit und ein geschwächtes Immunsystem.

Bereits lange bevor die Diskussion über Stresshormone aufkam, hatte Ruth mir beigebracht, die Reaktion meines Körpers auf chronischen Stress oder eine Bedrohung selbst zu regulieren. Wenn ich heute einen Operationssaal betrete, kann ich meine Atmung verlangsamen, meinen Blutdruck regulieren und meinen Pulsschlag niedrig halten. Wenn ich durchs Mikroskop blicke und an komplizierten Bereichen des Gehirns operiere, habe ich eine ruhige Hand und einen entspannten Körper dank der Techniken, die ich von Ruth im Zauberladen gelernt habe.

Um die Wahrheit zu sagen: Ohne Ruth hätte ich es wohl kaum bis zum Neurochirurgen gebracht. Zu lernen, wie man den eigenen Körper entspannt, war und ist für mich immer wichtig gewesen. Aber das war nur der Anfang. Ruth brauchte zehn Tage, bis sie mich so weit hatte, dass ich in der Lage war, meinen kompletten Körper zu entspannen. Am elften Tag fuhr ich mit meinem Fahrrad zum Laden, setzte mich auf den Stuhl, schloss die Augen und wartete darauf, dass Ruth mich durch die Entspannungsübung führte. Aber sie hatte etwas anderes mit mir vor.

»Mach die Augen wieder auf, Jim. Es ist an der Zeit, dass wir etwas gegen die vielen Stimmen in deinem Kopf unternehmen.«

## Ruths Trick Nr. 1
## Entspanne deinen Körper

1. Wähle für diese Übung eine bestimmte Zeit und einen bestimmten Ort, wo dich niemand stört.
2. Mache die Übung nicht, wenn du bereits unter Stress stehst, wenn du durch andere Dinge abgelenkt bist, wenn du Alkohol oder Beruhigungsmittel konsumiert hast oder wenn du müde bist.
3. Bevor du mit der Übung beginnst, setze dich ein paar Minuten hin und versuche, dich einfach zu entspannen. Überlege dir, was du mit dieser Übung erreichen möchtest. Formuliere deine Absicht mit klaren Worten.
4. Dann schließe die Augen.
5. Atme nun dreimal tief durch die Nase ein und langsam durch den Mund wieder aus. Wiederhole es so oft, bis du dich an diese Art von Atmung gewöhnt hast, ohne dass dich die Atmung selbst ablenkt.
6. Sobald du dich daran gewöhnt hast, auf diese Weise zu atmen, prüfe deine Körperhaltung beim Sitzen und dann stelle dir vor, wie du dich selbst beobachtest.
7. Jetzt beginnst du, dich ganz auf deine Zehen zu konzentrieren, und entspannst diese. Anschließend richtest du deine Aufmerksamkeit auf deine Füße und entspannst deine Fußmuskulatur. Stelle dir vor, wie sich deine Füße langsam aufzulösen beginnen, während du weiter ein- und ausatmest. Konzentriere dich ausschließlich auf deine Zehen und Füße. Am Anfang wirst du noch leicht abzulenken sein, oder deine Gedanken werden abschweifen. Geschieht dies, beginnst du einfach wieder von vorn, indem du die Muskulatur deiner Zehen und deiner Füße entspannst.
8. Wenn du es geschafft hast, deine Zehen und Füße zu entspannen, erweiterst du die Übung in Aufwärtsrichtung und entspannst deine Waden und Oberschenkel.

9. Nun entspanne deine Bauch- und Brustmuskulatur.
10. Als Nächstes stellst du dir deine Wirbelsäule vor, entspannst die Muskeln entlang deiner Wirbelsäule und dann hinauf bis in die Schultern und den Nacken.
11. Schließlich entspannst du deine Gesichtsmuskeln und die Kopfhaut.
12. Während du die Muskelentspannung auf deinen gesamten Körper ausdehnst, bemerkst du, dass dich Ruhe überkommt. Dass du dich wohlfühlst. An diesem Punkt passiert es häufiger, dass man schläfrig wird oder ganz einschläft. Das macht nichts. Manchmal benötigt man mehrere Anläufe, bis man in der Lage ist, sich entspannt zu fühlen, ohne dabei einzuschlafen. Habe Geduld. Sei nicht zu ehrgeizig mit dir selbst.
13. Richte deine Aufmerksamkeit jetzt auf dein Herz und stelle dir vor, wie du den Herzmuskel entspannst, während du langsam ein- und ausatmest. Dein Herzschlag wird sich in dem Maße verlangsamen, wie du deinen Körper entspannst und deine Atmung beruhigst.
14. Stelle dir deinen Körper nun vollkommen entspannt vor. Genieße das Gefühl, einfach nur dazusitzen, während du langsam ein- und ausatmest. Fühle die Wärme in deinem Körper. Viele werden das Gefühl haben, zu treiben und von einer großen Ruhe ergriffen zu werden. Atme dabei weiterhin langsam ein und aus.
15. Rufe dir diesen Zustand der Entspannung, Ruhe und Wärme noch einmal ganz bewusst ins Gedächtnis zurück.
16. Jetzt öffnest du langsam die Augen. Bleibe noch ein paar Minuten mit geöffneten Augen sitzen, ohne eine bestimmte Absicht oder bestimmte Gedanken.

*Atmung und Entspannung sind die ersten Schritte*
*auf dem Weg zur Beherrschung des Geistes.*

# 3
# Über das Denken nachdenken

Ein guter Magier kündigt seinem Publikum an, dass er mit seinem nächsten Trick beginnt. Ein sehr guter Magier hat sein Publikum bereits in seinen Bann gezogen, bevor es überhaupt merkt, dass er seinen nächsten Trick begonnen hat.

Ruth war eine sehr gute Magierin.

Mir war nie aufgefallen, dass mein Kopf voller Stimmen war, bis Ruth mich auf sie aufmerksam machte. Und mir war auch nicht bewusst gewesen, wie laut diese Stimmen waren, bis Ruth mich aufforderte, sie zum Schweigen zu bringen. Es war schwierig gewesen, meinen Körper an das Entspannen zu gewöhnen – besonders zu Hause, in der kleinen Wohnung, wo der Fernseher rund um die Uhr dröhnte und jeder Atemzug, den ich tat, von schalem Zigarettenrauch durchsetzt war. Aber wenn es mir schon schwerfiel, meinen Körper zu entspannen, so erschien mir die Vorstellung, meine Gedanken zum Schweigen zu bringen, als ein Ding der Unmöglichkeit.

Seit zehn Tagen ging ich nun schon in den Zauberladen, und in vielerlei Hinsicht fühlte ich mich dort wohler als zu Hause. Ich genoss seinen Frieden und die Stille. Nach unseren ersten Unterrichtstagen begann Ruth, jeden Tag etwas zum Mittagessen mitzubringen. Wenn wir unsere magischen Übungen beendet hatten, gingen wir nach vorn in den Laden, wo Ruth einen großen grünen Plastikbehälter mit einem weißen Deckel hervorzauberte, in dem sich normalerweise ein paar Scheiben geschnittenes Obst, Käse, Kräcker oder Nüsse befanden. Und zum Schluss gab es immer meine Lieblingsschokokekse.

Wenn Neil nicht gerade beschäftigt war, leistete er uns Gesellschaft und gab Anekdoten zum Besten, zeigte mir einen neuen Zaubertrick oder ein Kartenspiel, an dem er gerade arbeitete. Dabei hatte er die Angewohnheit, mit vollem Mund zu sprechen. Obwohl wir ein etwas sonderbares Trio bildeten, dessen gemeinsame Zeit auf sechs Wochen begrenzt war, fühlte ich mich den beiden schnell verbunden. Sie wurden zu einer Art Familie für mich. In meiner Zauberladen-Familie musste ich mich um nichts kümmern, für zwei Stunden am Tag genoss ich die ungeteilte Aufmerksamkeit der beiden. Wir redeten und lachten, und dabei herrschte eine Leichtigkeit, wie ich sie von zu Hause nicht kannte, wo bestimmte Themen immer tabu waren und unterschwellige Wut oder Missgunst in jedem Moment an die Oberfläche kommen konnten. Neil begann jede seiner Anekdoten damit, dass er sich die Lesebrille aufsetzte und einem über diese hinweg zulächelte.

Eine seiner Geschichten handelte davon, wie er als Soldat in der demilitarisierten Zone Koreas stationiert war. Er erzählte, wie er und seine Kameraden einmal eine Zaubershow in der Kasernenkantine vorführten und der befehlshabende Offizier hereingestürmt kam und ihnen befahl, sich umgehend am 38. Breitengrad – der Demarkationslinie zwischen Nord- und Südkorea – einzufinden. Als er und seine beiden Kameraden den Kontrollpunkt erreichten, wollte die Militärpolizei sie nicht passieren lassen, weil sie, obwohl bewaffnet, immer noch ihre Zauberhüte und ihre Umhänge aus der Show trugen. Ich weiß nicht, ob diese oder irgendeine der Geschichten, die Neil erzählte, wahr waren oder ob er übertrieb, aber sie brachten uns zum Lachen. Es war jene Art von Lachen, bei der man, hatte man erst einmal damit angefangen, nicht mehr aufhören konnte. In solchen Momenten konnte ich komplett entspannen, und ich vergaß die Stimmen in meinem Kopf, von denen Ruth gesprochen hatte. Ruth erzählte mir von ihrem Leben in einer Kleinstadt in Ohio, wo die Menschen füreinander sorgten und man lange Sommertage mit Familie und Freunden verbrachte.

Manchmal stellte ich mir vor, Neil würde mich zu seinem Zauberlehrling machen und mir seine geheimsten Tricks beibringen. In schillernden Farben sah ich bereits die Reklameschilder, auf denen unsere beiden Namen in Leuchtschrift prangten.

Es ist schon verrückt, wie sehr man an solchen Erfahrungen, nach denen man sich sehnt, festhalten und sie nicht wieder loslassen möchte. Die Verbindung, die zwischen Ruth, Neil und mir existierte, war etwas Besonderes, und sie war völlig authentisch. Ich habe so eine gemeinsame Wellenlänge im Lauf meines Lebens auch mit anderen Menschen erlebt – manchmal ist es eine unbekannte Person in einem Aufzug, man blickt sich in die Augen, und aus Gründen, die man sich nicht erklären kann, entsteht plötzlich diese Verbindung. Es ist nicht nur ein simples Sich-in-die-Augen-Sehen, sondern eine Art tieferes Verständnis, ein Sich-Wiedererkennen auf der menschlichen Ebene und die Gewissheit, dass man auf demselben Weg ist. Solche Begegnungen haben, denkt man einmal genauer darüber nach, etwas absolut Magisches an sich. Mir ist es auch schon passiert, dass ich beim Blick in die Augen eines Obdachlosen oder eines Bettlers diese Verbindung gespürt habe und plötzlich glaubte, dass ich nicht den Bettler, sondern mich selbst ansah, und für diesen kurzen Moment oder manchmal auch länger erlebte ich den Schmerz meiner eigenen Geschichte und verspürte eine große Empathie, gefolgt von Dankbarkeit darüber, dass mich meine Reise dorthin geführt hat, wo ich heute bin.

Jeder von uns hat eine Geschichte, und ich habe gelernt, dass sich unsere Geschichten im Grunde mehr ähneln, als wir glauben. Begegnungen zwischen Menschen besitzen eine ungeheure Kraft, und manchmal kann schon ein kurzes Treffen das Leben für immer verändern.

Genau das erlebte ich mit Ruth. Diese erste Begegnung veränderte alles und brachte mein Leben auf eine völlig andere Flugbahn, die es andernfalls wahrscheinlich niemals genommen hätte. Ruth war kein übernatürliches Wesen, auch wenn ich mir das im Alter von zwölf gern einzureden versuchte. Sie war ein Mensch wie jeder andere auch, aber mit einer großen Begabung für Empathie und Intuition sowie der Fähigkeit, für andere zu sorgen, ohne im Gegenzug etwas dafür zu erwarten. Sie schenkte mir ihre Zeit und ihre Aufmerksamkeit. Und sie führte mich in jene Art von Magie ein, von der ich bis zum heutigen Tag Gebrauch mache.

Es gab Momente im Zauberladen, in denen ich glaubte, mein Aufenthalt dort wäre reine Zeitverschwendung und dass ich das, was Ruth mir beibringen wollte, sowieso niemals lernen würde. Es gab Momente, in denen ich Ruth für reichlich übergeschnappt hielt. Heute weiß ich, dass die Techniken, die sie mir beibrachte, in mancherlei Hinsicht uralt waren und fernöstlichen Traditionen entstammten, die Jahrtausende zurückreichten. Inzwischen ist sich die Forschung sicher, dass Neuroplastizität nicht nur tatsächlich existiert, sondern ein fester Bestandteil der Funktionsweise unseres Gehirns ist. Heute weiß ich auch, dass man das Gehirn trainieren kann, um die eigene Konzentration und Aufmerksamkeit zu verbessern und nicht dem ständigen inneren Dialog im Kopf zu folgen, der uns oft davon abhält, klare und nützliche Entscheidungen zu treffen. Heutzutage weiß man über all diese Dinge bestens Bescheid, aber zur damaligen Zeit war das, was Ruth mir beibrachte, noch völlig unbekannt. Als sie mir sagte, dass sie mir zeigen würde, wie ich die Stimmen in meinem Kopf abschalten konnte, hatte ich keine Ahnung, wovon sie sprach, aber ich beschloss, es auf jeden Fall auszuprobieren.

»Entspanne deine Schultern. Entspanne deinen Hals. Entspanne deinen Kiefer. Spüre, wie sich deine gesamte Gesichtsmuskulatur entspannt«, sagte Ruth – es waren alles Schritte, die ich inzwischen gelernt hatte.

Als sie mich wieder mal durch die Entspannungsübung führte, fühlte ich mich durch ihre ruhige Stimme plötzlich so federleicht, dass es mich nicht gewundert hätte, wenn ich auf einmal über meinem Stuhl geschwebt oder wie eine Karte aus Neils magischen Kartenspielen durch die Luft geflogen wäre.

»Jetzt will ich, dass du deinen Geist leerst.«

Das war etwas Neues. Ich spürte mit einem Schlag mein ganzes Körpergewicht auf dem Stuhl lasten. Was meinte Ruth damit? Was genau sollte ich tun, um meinen Geist zu leeren? Tausend Gedanken schossen mir durch den Kopf, und als ich die Augen öffnete, lächelte Ruth mich an.

»Ein neuer Trick«, erklärte sie.

»Okay. Und wie geht der?«

»Na ja, der Trick ist in der Tat etwas komplizierter, denn dein Geist wird dabei über das Denken nachdenken. Und in dem Moment, wo er damit anfängt, musst du aufhören, über das Denken nachzudenken, ohne dass du darüber nachdenkst.«

»Hä?«

»Jim, weißt du, was ein Erzähler ist?«

»Ja klar«, erwiderte ich. »Ein Erzähler ist so jemand wie du, wenn du mich durch den Entspannungstrick führst.«

Ruth klatschte zweimal in die Hände und schmunzelte. »Wenn du zu Hause deinen Entspannungstrick machst, was tust du da?«

Ich zögerte eine Sekunde. »Ich mache dasselbe wie hier auch.«

»Aber ich bin bei dir zu Hause nicht als Erzählerin anwesend. Also wer erzählt dir, was du machen sollst?«

»Du erzählst es mir, aber in meinem Kopf.«

»Aber das in deinem Kopf bin nicht wirklich ich, also wer erzählt es dir?«

Für mich war es ihre Stimme, die in meinem Kopf sagte, dass ich mich auf jeden Muskel in meinem Körper konzentrieren und ihn entspannen sollte. Also sagte ich: »Es ist deine Stimme!«

»Aber ich bin es nicht wirklich, also wer ist es?«

Ich konnte mir schon denken, was sie von mir hören wollte. »Du meinst, ich bin es selbst?«

»Genau. Du selbst bist die Stimme, die in deinem Kopf zu dir spricht, und es hört sich nur deshalb nach meiner Stimme an, weil du es so willst. Dein Erzähler ist ein perfekter Imitator. Er kann die Stimme von jedem von uns imitieren.«

»Aha.«

»Wir alle haben diese Stimme in unserem Kopf, die pausenlos auf uns einredet. Und zwar von der Minute an, in der wir morgens aufwachen, bis zur Minute, in der wir abends einschlafen. Sie ist immer da. Denk mal darüber nach. Sie ist wie einer von diesen Radio-DJs, die uns ständig sagen, was als Nächstes kommt, die uns in jeder Sekunde des Tages den nächsten Song auf der Hitliste ankündigen.«

Ich dachte über Ruths Worte nach. Ich hörte die Boss Radio Top 40 Hits des Senders KHJ in Los Angeles und stellte mir vor, wie »The Real Don Steele« mein eigenes Leben erzählte.

»Stell dir diesen Discjockey in deinem Kopf vor, wie er dir den ganzen Tag über jede kleinste Kleinigkeit erzählt. Wahrscheinlich hast du dich schon so daran gewöhnt, dass es dir gar nicht mehr auffällt, wie das Radio in deinem Kopf in voller Lautstärke dröhnt und dir nicht eine einzige Pause gönnt.«

War das wahr? Ich war mir nicht sicher. Zumindest war es mir noch nicht aufgefallen. Ich dachte zwar ständig über irgendetwas nach, aber ich hatte noch nie über das Denken nachgedacht.

»Diese Stimme in deinem Kopf beurteilt jede Sekunde deines Lebens entweder als gut oder schlecht. Und dein Geist reagiert auf das, was dir die Stimme sagt. Als wüsste er, wer du in *Wirklichkeit* bist.« Das sagte Ruth mit solchem Nachdruck, als müsste es mich schockieren oder beleidigen, dass ich über mich selbst nachdachte. Ich war total verwirrt. »Das Problem ist, dass deine Reaktion darauf oft nicht von Vorteil für dich ist.«

»Aber ich bin es doch, der in meinem Kopf spricht. Wie sollte ich mich da nicht kennen?«

»Nein, du bist eben nicht die Stimme in deinem Kopf. Du, dein wahres Ich, ist die Person, die der Stimme des Discjockeys folgt.«

Ich fragte mich, wie viele Personen nach Ruths Meinung wohl in mir lebten. Vielleicht hörte sie ja Stimmen in ihrem Kopf, aber ich war mir ziemlich sicher, dass in meinem Kopf nur ich selbst existierte und nicht irgendein DJ, der die Wettervorhersage machte oder den nächsten Musiktitel ankündigte.

»Das ist es, was ich dir zeigen möchte. Du kannst dieser Stimme in deinem Kopf, die ständig plappert, nicht vertrauen. Sie irrt sich viel häufiger, als sie recht hat. Du kannst diesen Trick auch als Technik begreifen, um zu lernen, die Lautstärke der Stimme herunterzudrehen oder sie irgendwann ganz abzustellen. Dann wirst du verstehen, was ich damit meine.«

»Ich könnte es ja mal versuchen«, sagte ich zu Ruth.

»Was sagt der Discjockey in deinem Kopf in dieser Sekunde?«

Ich dachte darüber nach, was mir gerade durch den Kopf ging. »Er sagt, dass ich nicht den geringsten Schimmer habe, wovon du eigentlich sprichst, und dass der Trick nicht funktionieren wird.« Außerdem hatte mir der DJ in meinem Kopf gesagt, dass sich die ganze Sache im Grunde völlig bekloppt anhörte. Aber das wollte ich Ruth nicht erzählen.

Sie lächelte mich an. »Wunderbar. Siehst du, du hast gerade über das, was du gedacht hast, nachgedacht. Das ist der erste Teil des Tricks.«

Ich nickte, als ob ich verstanden hätte, worüber sie redete.

»Wir werden jetzt üben, über das Denken nachzudenken. Schließ die Augen und nimm dir ein paar Minuten Zeit, um deinen Körper zu entspannen.«

Ich schloss die Augen und machte die Entspannungsübung, die ich inzwischen schon an die hundert Mal geübt hatte. Ich begann mit meinen Zehenspitzen und arbeitete mich dann langsam zum Kopf hinauf … Ich entspannte jeden Muskel, während ich die einzelnen Schritte im Geist durchging. Ich fühlte mich wohl dabei, so, als säße ich in einer Badewanne, die sich langsam mit warmem Wasser füllte.

»Konzentriere dich jetzt nur auf deine Atmung«, unterwies mich Ruth. »Atme ein und wieder aus. Denke dabei nur an deine Atmung. An nichts anderes als deine Atmung.«

Ich atmete durch die Nase ein und anschließend langsam wieder aus. Danach tat ich dasselbe noch einmal. Nach wenigen Atemzügen spürte ich, dass mich etwas im Gesicht juckte; ich fuhr mit der Hand über die Stelle, um mich zu kratzen, und als ich das tat, bemerkte ich eine kleine Beule. »Hoffentlich kein Pickel!«, dachte ich. In die Wohnung über uns war gerade ein Mädchen eingezogen, das mir gefiel. Sie hieß Chris. Sie hatte lange dunkle Haare, die ihr fast bis zur Taille reichten. An dem Tag, als ich sie zum ersten Mal sah, hatte ich sie angesprochen und mich anschließend gefragt, ob sie mich wohl für einen Trottel hielt. Sie war freundlich zu mir gewesen, und als wir miteinander sprachen, hatte sie mich angelächelt. Ob sie Lust habe, sich mal mit mir zu treffen? Plötzlich erinnerte ich mich an meinen schiefen Zahn, und um ihn zu kaschieren, zog ich schnell die Oberlippe herab. Natürlich nicht. Wie konnte ich nur auf eine solche Idee verfallen? Ein

Pickel und ein schiefer Zahn – schrecklich! Ich erinnere mich noch daran, wie sie mich ansah, sich dann umdrehte und verschwand. Ich war nicht gut genug für sie.

»Konzentriere dich auf deine Atmung, Jim. Wenn der DJ in deinem Kopf zu plappern anfängt, hör einfach nicht hin und versuch, dich wieder auf deine Atmung zu konzentrieren.«

Meine Gedanken waren mit mir durchgegangen, und ich hatte es nicht mal gemerkt. Ich versuchte, wieder an meine Atmung zu denken, aber dann dachte ich daran, dass ich mich mit einem Klassenkameraden treffen wollte. Er lebte im »hübschen« Viertel der Stadt. Sein Vater war Bauunternehmer, die Familie wohnte in einer prächtigen Villa, und beide Eltern fuhren Cadillacs. Im vergangenen Jahr hatte er mich einmal zum Abendessen eingeladen, und während des Essens fragte mich seine Mutter, wo ich wohnte und was mein Vater von Beruf sei. In diesem Moment wäre ich am liebsten unter den Tisch gekrochen und hätte mich in Luft aufgelöst. Mein Vater war arbeitslos und mehrmals wegen Trunkenheit und Erregung öffentlichen Ärgernisses verhaftet worden. Das konnte ich ihr natürlich nicht erzählen, und wahrscheinlich wollte sie es auch gar nicht hören.

Jetzt war es schon wieder passiert! Ich hatte über etwas anderes als meine Atmung nachgedacht. Es war verdammt schwer. Ich schaffte es einfach nicht. Nach ungefähr fünf Atemzügen ging mir schon wieder alles Mögliche durch den Kopf. Ich beschloss, meine Atemzüge zu zählen, aber dann fiel mir ein, dass es ja auch eine Art von Nachdenken war, wenn ich meine Atemzüge zählte. Es war schier unmöglich. Sollte es wirklich Menschen geben, die das hinkriegten? Beherrschte Ruth diesen Trick tatsächlich? Wie viele Atemzüge schaffte sie wohl, ohne über etwas nachzudenken? Sollte ich sie danach fragen? Hatte Ruth lange dafür üben müssen, oder hatte ich einfach kein Talent? War das Ganze überhaupt zu irgendwas gut? Und so ging es in meinem Kopf in einem fort weiter.

Ich gab mir alle Mühe, meine Gedanken zu drosseln, aber mein Geist schien wie mein restliches Ich nicht stillhalten zu wollen. *Hatte Ruth bemerkt, dass ich mein Nicht-Denken nur gespielt hatte?*

»Du kannst die Augen wieder aufmachen.«

Ich sah Ruth an. Ich hatte total versagt. »Das ist zu schwer«, sagte ich. »Ich schaffe das nicht.«

»Du kannst alles im Leben schaffen, Jim.«

»Nein, das nicht.«

»Es ist nur eine Frage der Übung. Versuch mal, eine Sekunde lang an nichts zu denken. Dann versuchst du es zwei, drei Sekunden lang. Danach noch etwas länger. Und so weiter.«

»Ich kann das einfach nicht.«

Ruth sah mich an. Dann schwieg sie ein paar Sekunden.

»Das behauptet jeder, der die Übung zum ersten Mal macht. Du kannst alles beherrschen, was du dir vornimmst. Auch diese Übung. Du weißt es nur noch nicht.«

Plötzlich überkam mich jener Schmerz, der mich immer überkam, wenn ich das Gefühl hatte, dass ich nicht gut genug war oder irgendwo nicht dazugehörte oder mir irgendetwas nicht leisten konnte. Meistens fingen meine Augen dann an zu brennen. Während der sechs Wochen, die ich mit Ruth verbrachte, überwältigten mich diese Gefühle immer wieder, und ich hätte am liebsten den Kopf hängen lassen und losgeflennt.

»Wenn dein Geist beginnt, sich von deiner Atmung zu trennen, darfst du das weder als gut noch als schlecht bewerten. Er tut nur das, was er immer tut. Nimm es einfach zur Kenntnis. Anschließend lenkst du ihn wieder zu deiner Atmung zurück. Du hilfst ihm sozusagen dabei, sich erneut zu konzentrieren. Das ist alles. Du musst ihm bloß zeigen, wer das Heft in der Hand hält. Ich will, dass du dir deines Denkens bewusst wirst. Nach einer gewissen Zeit wirst du feststellen, dass dein Geist nicht mehr wie vorher von einem Ort zum anderen springt.«

»Ich werde es üben.«

»Ausgezeichnet! Das Beste, was du machen kannst, ist üben, üben und noch mal üben.«

»Hast du es auch so gelernt?«, fragte ich.

»Genauso«, antwortete Ruth, und schon fühlte ich mich ein bisschen besser.

»Soll ich als Erstes wieder meinen Körper entspannen?«

»Ja, entspann dich zuerst, und dann beruhigst du deinen Geist, indem du deine Gedanken zügelst. Am Ende werden alle Tricks, die ich dir zeige, zu einer großen Einheit verschmelzen, und du wirst in der Lage sein, dich gleichzeitig zu entspannen und deinen Geist zu beruhigen. Aber im Augenblick machst du es besser Schritt für Schritt.«

⁂

An diesem Tag ging ich mit dem festen Entschluss nach Hause, die Kunst zu erlernen, den unausstehlichen DJ in meinem Kopf zum Schweigen zu bringen. Als ich daheim eintraf, war mein Vater noch immer verschwunden, und meine Mutter lag in ihrem Schlafzimmer auf dem Bett. Ich saß in absoluter Stille in meinem Zimmer, und indem ich langsam ein- und ausatmete, richtete ich meine ganze Konzentration darauf, den DJ in meinem Kopf abzuschalten. Aber seine Stimme schien in der Stille nur noch lauter zu werden. Ich wusste, dass mein Vater auf Zechtour war und jeden Moment stockbetrunken oder mit einem Riesenkater zur Tür hereinplatzen konnte. Es war, als hätte jemand diese Szene in meinem Leben auf Repeat-Modus gestellt – sie schien immer wieder auf dieselbe Weise abgespult zu werden. Mein Vater kam zur Tür herein, die beiden fingen lautstark an zu streiten, er gab meiner Mutter die Schuld für all seine Probleme in der Vergangenheit, und dann machte er ihr Versprechungen für die Zukunft, die er niemals einhalten konnte. Immer wieder dieselbe Szene.

Wenn mich jemand in meiner Familie mit geschlossenen Augen auf dem Stuhl sitzen sah, wurde darüber normalerweise kein Wort verloren. Niemand fragte mich, was ich machte. Niemand fragte mich, was mir durch den Kopf ging. Und natürlich fragte mich auch niemand danach, wie ich mich fühlte. Ich gab mir alle Mühe, Ruths Magie einzuüben, aber mit jedem weiteren Tag, den mein Vater auf Zechtour war, machte ich mir nur noch mehr Sorgen und fragte mich, was passieren würde, wenn er schließlich zu Hause auftauchte. *Was würde diesmal der Auslöser für ihren Streit sein? Was, wenn meine Mutter wieder eine Überdosis ihrer Beruhigungstabletten nahm?* Ich versuchte, nicht darüber nachzudenken, aber es war unmöglich. *Würde ich die Polizei oder einen Krankenwagen rufen? An wen wendete ich mich? Wie würde ich erklären, dass sich mein Bruder, wenn sie meine Mutter abholen kamen, in unserem Zimmer unter der Bettdecke verkroch? Würden sie meinen Vater abführen?*

Ich versuchte, mich ganz auf meine Atmung zu konzentrieren, aber mein Geist beschwor ein Schreckensszenario nach dem anderen herauf – und jedes begann damit, dass mein Vater zur Haustür hereinkam. Es war, als wüsste man, dass in jedem Augenblick ein Tornado vor einem aufragen würde, aber vor lauter Schreck konnte man weder fliehen noch in Deckung gehen. Manchmal hatte ich solche Träume. Es waren regelrechte Albträume, in denen ich den Mund aufriss, um jemanden zu warnen – aber es kam kein einziger Laut heraus.

Ruth musste wohl aufgefallen sein, dass ich mit der Übung Schwierigkeiten hatte, denn nach ein paar Tagen änderte sie ihre Strategie.

»Versuchen wir einen anderen Weg, um mit all den Gedanken in deinem Kopf aufzuräumen.«

Sie hatte eine Kerze mitgebracht, zündete sie an und stellte sie auf den Schreibtisch. Sie ließ mich direkt vor der Kerze Platz nehmen.

»Konzentriere dich jetzt auf die Kerze. Auf das Licht der Kerze.« Dann bat sie mich, mehrmals tief ein- und auszuatmen und dabei in die Flamme zu schauen.

»Denk nur noch ans Kerzenlicht. Immer wenn deine Gedanken abschweifen, lenkst du sie wieder zurück zum Licht.«

In der Tat war es leichter für mich, meinen Geist mit offenen Augen zu beruhigen. Denn in dem Moment, wo ich sie schloss und es um mich herum dunkel wurde, brachen die meisten Sorgen aus meinem Inneren hervor. Im Dunkeln war ich durch nichts mehr abgelenkt, dann schienen all meine Ängste herauszukommen und mich herausfordern zu wollen. *Wann würden wir das nächste Mal unser Haus räumen müssen? Warum hatte sich mein Vater wieder betrunken? Würde es meiner Mutter jemals besser gehen? Wann würden wir genügend Geld haben? Warum war ich nicht in der Lage, die Probleme meiner Familie zu lösen? War ich vielleicht an allem schuld?*

Starrte ich dagegen in die Kerzenflamme, war es, als könnte ich für einen Moment alles andere vergessen. Ich betrachtete die blaue Färbung am Flammensaum und die Orangefärbung in der Mitte der Flamme, die mich an die Candy-Corn-Bonbons erinnerte, die es zu Halloween gab. Manchmal konzentrierte ich mich auch auf das Weiß der Flammenspitze. Dann hatte ich beinahe das Gefühl, in die Flamme hineinschlüpfen zu können. Es war viel einfacher, den Discjockey in meinem Kopf abzuschalten, wenn ich beim Atmen in die sanft züngelnde Flamme starrte. Sie erinnerte mich an einen Moment, als Freunde meiner Eltern uns ein paar Jahre zuvor in ihre Hütte in den Bergen eingeladen hatten. Dort gab es einen Kamin, und ich sehe mich davorsitzen. Während dieser kurzen Zeitspanne hatte mein Vater eine feste Arbeitsstelle, und er hatte schon länger nicht mehr getrunken. Meine Eltern stritten weniger miteinander, und meiner Mutter schien es gesundheitlich besser zu gehen. Ich saß vor dem Feuer, blickte in die Flammen, und für eine Weile schien ich mich in ihnen zu verlieren. Ein Gefühl der Wärme durchströmte mich. Es ging mir gut. Ich war glücklich.

Während der Wochen mit Ruth verbrachte ich viele Stunden mit dem Betrachten dieser Kerze. Bis heute versetzt mich der Anblick einer brennenden Kerze in einen Zustand der Ruhe.

An jenem ersten Tag hatte ich gerade keine Kerzen zu Hause. Ich erinnerte mich, dass ich ein paar Wochen vorher einen Freund zur katholischen Kirche begleitet hatte. Seine Großmutter war erkrankt, und deshalb warf er ein Zehncentstück in eine Sammelbüchse, zündete eine Kerze an und sprach ein Gebet für sie. Solche Dinge waren mir ziemlich fremd. Auf dem Heimweg von Ruth machte ich einen Abstecher zur Kirche, nahm zwei Kerzen und ein paar Streichhölzer mit und warf die fünfzehn Cent, die ich gerade dabeihatte, in die Büchse. Von nun an saß ich Nacht für Nacht angestrengt vor der Kerze, starrte in die Flamme und bemühte mich, den Abstand zwischen zwei Gedanken in meinem Kopf mit jedem Tag ein bisschen weiter auszudehnen.

Als Arzt höre ich oft von meinen Patienten, dass sie ihre Schmerzen nachts stärker spüren als tagsüber – allerdings ist es nicht so, dass ihre Schmerzen in der Nacht stärker würden, sondern es gibt einfach nichts, was sie von den Schmerzen ablenkt. Die Gedanken kommen zur Ruhe, und der Schmerz, der den ganzen Tag über vorhanden war, macht sich nur stärker bemerkbar. Aus demselben Grund reißen wir um zwei Uhr morgens plötzlich die Augen auf, und sämtliche Zukunftsängste oder das Bedauern über Vergangenes brechen in der Dunkelheit der Nacht aus uns hervor.

Ruth zeigte mir, wie ich meinen Geist unter Kontrolle bringen konnte, und half mir dadurch, meine Schuldgefühle und meine

Scham über Vergangenes, aber auch die namenlose Furcht vor möglichen zukünftigen Ereignissen, die mir der Radiosender in meinem Kopf vorspielte, nicht länger mit anhören zu müssen. Oder was vielleicht noch wichtiger war: Sie brachte mir bei, emotional darauf nicht in der gleichen Weise zu reagieren wie früher. Sie zeigte mir, wie zwecklos es war, sich eine andere Vergangenheit zu wünschen, und die Nutzlosigkeit, sich vor schreckenerregenden Zukunftsvisionen zu fürchten, auf die man sowieso keinen Einfluss hatte.

Auf all das verwendeten wir fast drei Wochen, wir übten drei verschiedene Wege, mit deren Hilfe ich mir meiner Gedanken bewusst werden und meinen Geist beruhigen konnte. Es waren dies: die Konzentration auf meine eigene Atmung, das bewusste Schauen auf die Kerzenflamme und eine weitere Methode – eine Art Sprechgesang.

»Weißt du, was ein Mantra ist, Jim?«

Ich schüttelte den Kopf.

»Es ist eine Art Gesang oder Klang, den du erzeugst, der dir dabei helfen soll, dich zu konzentrieren. So, wie du dich auf deine Atmung oder die Kerze konzentriert hast, ist es eine weitere Methode, deinen Geist in Schach zu halten.«

Ich sah Ruth wieder an und bemerkte, dass sie ein Halskettchen mit einem Pfeifchen und einem Glöckchen trug. War es das, was sie meinte? Als sie sich zu mir nach vorn beugte, begann das Glöckchen leise zu bimmeln. Ich hätte beinahe angefangen zu lachen. Sie sah auf das Glöckchen und schmunzelte. »Nein, das meine ich nicht damit.«

»Aber welche Art von Klang meinst du dann?« Ich hatte das Gefühl, dass die Situation langsam ein wenig bizarr wurde.

»Na ja, das ist ganz unterschiedlich. Manche Menschen sprechen ein bestimmtes Wort, das für sie von Bedeutung ist, oder einen Satz mit magischem Inhalt. Aber im Grunde kann es alles sein. Die Wörter sind nicht das Entscheidende – wichtig ist, wie es klingt.«

»Was soll ich denn nun sagen?«, fragte ich.

»Das bleibt dir überlassen. Was auch immer es ist, du musst es ständig wiederholen.«

»Muss ich es laut sagen?«

»Nein, sprich es einfach leise vor dich hin.«

Jetzt wurde es wirklich bizarr. Ich hatte nicht die geringste Ahnung, welche wichtigen Wörter ich sagen sollte. Die einzigen Wörter, die ich je in meinem Kopf wiederholt hatte, waren Schimpfwörter gewesen, und ich war mir ziemlich sicher, das war es nicht, was Ruth meinte.

»Und? Was hast du dir ausgedacht?« Ruth wartete geduldig, bis mir ein magisches Wort eingefallen war, aber mir kam nichts in den Sinn.

»Mir fällt nichts ein.« Ich wusste, dass es in der Magie auf die richtigen Wörter ankam. »Abrakadabra« oder »Sesam, öffne dich!« – mit etwas in der Art müsste es funktionieren.

»Was ist das erste Wort, das dir in den Kopf kommt? Gibt es da gar nichts?«

»Chris«, sagte ich im Stillen für mich. Das Mädchen aus der Wohnung über uns. Ich kramte in meinem Gedächtnis nach einem passenderen Wort. Aber ich konnte an nichts anderes denken. Plötzlich kam mir das Bild eines Türknopfs in den Sinn. Ein Knopf. *Chris Knopf.* Bis heute ist mir schleierhaft, wie ich auf diese Wortkombination kam oder welche Bedeutung sie für mich in diesem Moment hatte.

Dann sah mich Ruth an und fragte: »Ist dir etwas eingefallen?«

»Ja«, sagte ich. Aber es war mir peinlich. Ich hatte die verkehrten Wörter gewählt. Sie würden sich völlig bescheuert anhören und vermutlich nicht funktionieren.

»Dann sprich dir die Wörter jetzt vor, aber ganz langsam, und ziehe jedes Wort, während du es sprichst, ein bisschen in die Länge.«

»Chriiiisss … Knoooppppfff …«, sprach ich vor mich hin.

Das tat ich ein paarmal hintereinander.

»Du sprichst es dir im Geist jetzt mehrmals vor. Und wiederholst es fünfzehn Minuten lang.«

Ruth sah mich an, und ich bin mir sicher, dass ich ihren Blick mit einem Ausdruck erwiderte, als ob ich sie für übergeschnappt hielt.

»Konzentriere dich einfach auf den Klang jedes einzelnen Wortes. Denk an nichts anderes.«

Sie hatte recht. Während ich mein selbst kreiertes Mantra sprach, konnte ich wirklich kaum an etwas anderes denken. Und obwohl ich das Wort »Chris« in Kombination mit dem Wort »Knopf« pausenlos vor mich hin sprach, kam mir weder das Mädchen aus der Wohnung über uns noch irgendein Türknopf in den Sinn. Aber es spielte jetzt auch keine Rolle, ob Chris sich an mich erinnerte, was sie über meinen schiefen Zahn dachte oder ob sie meinen Pickel bemerkt hatte. All das war jetzt zweitrangig. Das Entscheidende war, dass ich plötzlich den DJ in meinem Kopf nicht mehr hörte. Ich hatte ihn abgeschaltet.

Zu Hause übte ich mein Mantra weiter. Manchmal stundenlang am Stück. Aus Gründen, die ich heute verstehe, hatte es eine erstaunlich beruhigende Wirkung auf mich. Wiederholung und Absicht. Der sicherste Weg, das eigene Gehirn zu verändern. Durch die Verbindung von Ruths Atemtechnik mit der Betrachtung einer Kerzenflamme oder dem ruhigen Wiederholen meines Mantras begannen sich die Dinge zu verändern.

Irgendwann kam mein Vater nach Hause. Er hatte einen fürchterlichen Kater und gab sich reumütig. Dann kam meine Mutter aus ihrem Zimmer, und alles begann wieder von vorn. Die üblichen Streitereien, aber diesmal kam eben noch hinzu, dass wir einen Räumungsbescheid für unsere Wohnung erhalten hatten. Ich hatte die letzten Stunden in meinem Zimmer verbracht, mit meinen Atemübungen und meinem Mantra. Aus Gründen, die ich mir nicht erklären kann, ging ich schließlich zu den beiden ins Wohnzimmer und sagte ihnen, dass ich sie liebte. Mir fiel auf, dass ich meine Eltern plötzlich in einem anderen Licht sah. Dann ging ich wieder in mein Zimmer zurück. Ich war weder wütend noch beunruhigt. Ich nahm die Situation so an, wie sie war. Nach einer Weile bemerkte ich, dass ich keine Stimmen hörte, weder in meinem Kopf noch außerhalb. In der Wohnung herrschte absolute Stille. Ich ging noch einmal ins Wohnzimmer und sah, wie meine Eltern dort schweigend zusammensaßen.

»Alles wird gut«, sagte mein Vater.

Und meine Mutter fügte hinzu: »Wir lieben dich auch, Jim.«

Ich hatte zu diesem Zeitpunkt keine Ahnung, ob sich die Dinge für uns zum Guten wenden würden oder nicht. Aber ich wusste, dass meine Eltern mich liebten, so gut sie es eben konnten. Das war natürlich meilenweit entfernt von jener Liebe, die ich mir immer von ihnen gewünscht hatte. Aber in diesem Moment genügte es mir.

Das erste Gehirn, das ich in meinem Leben sah, schwamm in einem mit Formalin gefüllten Glasbehälter. Es war grau und runzelig – und glich eher einer riesigen Walnuss oder einem drei Pfund schweren alten Hamburger-Patty als jenem Supercomputer, der für das Funktionieren des gesamten menschlichen Organismus verantwortlich ist. Ich starrte auf die schrumpelige Masse und fragte mich, wie so ein gallertartiger Klumpen aus grauer und weißer Substanz die Quelle unseres Denkens, unserer Sprache und unseres Gedächtnisses sein konnte. Später lernte ich die Bereiche des Gehirns kennen, die für Sprache, für den Geschmack und sämtliche motorischen Aufgaben zuständig sind, aber kein Dozent konnte mir jemals zeigen – weder in einem Lehrbuch noch während einer Operation –, in welchen Teil des Gehirns ich hineinschneiden musste, damit Liebe herausfloss. Es gab keinen Querschnitt eines Gehirns, der einem erklärte, was eine Mutter antrieb, ihr Kind zu ernähren und zu beschützen. Auch nicht der kleinste Bestandteil einer Biopsie konnte mir verraten, welche geheimnisvolle Kraft einen Vater dazu brachte, zwei Jobs anzunehmen, damit seine Kinder ein besseres Leben führen konnten, als er es in seiner eigenen Kindheit gehabt hatte. Es gab kein greifbares Zentrum im Gehirn, das mir erklärte, weshalb ein Mensch einem anderen zu Hilfe eilt oder weshalb sich Fremde in Krisenzeiten zusammenschließen.

Welcher Teil des Gehirns war es genau, der Ruth dazu veranlasst hatte, mir ihre Zeit, ihre Aufmerksamkeit und ihre Liebe zu schenken?

Nichts von alldem konnte ich in dem in Formalin schwimmenden Gehirn erkennen oder beim Blick durchs Mikroskop, während ich an einem operierte. Ich verbrachte lange Nächte meines Medizinstudiums damit, mein Hirn dazu zu benutzen, über das menschliche Hirn nachzudenken und anschließend in meinem Geist über die Ironie des Ganzen zu räsonieren. Wie eigentlich lässt sich unser Geist vom Hirn trennen und unterscheiden? Man kann ein Gehirn operieren, aber nicht den Geist. Dagegen kann eine Operation am Gehirn unseren Geist für immer beeinflussen. Es ist das Dilemma der Kausalität – die Katze, die sich in den eigenen Schwanz beißt, oder die uralte Frage: »Was war zuerst da: die Henne oder das Ei?« Eines Tages stellte ich Ruth genau diese Frage.

»Jim, wenn du Hunger hast, ist es im Grunde doch völlig egal, ob zuerst die Henne da ist oder das Ei – oder?« In der Tat hatte es in meinem Leben Zeiten gegeben, in denen ich so hungrig war, dass ich genauso gut eine Henne wie ein Ei verschlungen hätte.

Ruth besaß die Gabe, Dinge auf einfache Weise darzustellen und sie ins rechte Licht zu rücken. Und mit jedem Tag, der verging, lehrte sie mich, meine Gefühle und Gedanken aus einer neuen Perspektive zu betrachten. Dieses Nachdenken über das Denken – die Fähigkeit unseres Gehirns, sich selbst zu beobachten – ist eines seiner größten Geheimnisse.

Als nur noch zwei Wochen unseres gemeinsamen Sommers übrig waren und ich mich gerade an die Vorstellung gewöhnt hatte, dass ich in der Lage wäre, mein Denken zu beobachten, und deshalb nicht identisch mit meinem Denken war, zog Ruth plötzlich einen neuen Trick aus der Tasche.

»Jim, kennst du den Trick, bei dem ein Zauberer eine Frau in der Mitte durchsägt?«

»Ja klar.« Ich nickte.

»Wir werden so einen ähnlichen Trick probieren, aber mit deinem Herzen. Wir sägen es einfach durch. Wir spalten es in der Mitte auf.«

Ich hatte keine Ahnung, wovon sie sprach, aber ich war es ja inzwischen gewohnt, dass sie mich mit immer neuen Dingen konfrontierte, und mir war klar, dass ich nur eins tun konnte: einsteigen, mich anschnallen und die Reise genießen.

## Ruths Trick Nr. 2
## Zähme deinen Geist

1. Sobald du deinen Körper entspannt hast (Ruths Trick Nr. 1), ist es an der Zeit, deinen Geist zu zähmen.
2. Fange zuerst wieder damit an, dich auf deine Atmung zu konzentrieren. Es ist ganz normal, dass dir dabei Gedanken durch den Kopf gehen und du ihnen Aufmerksamkeit schenken willst. Jedes Mal, wenn dies geschieht, lenkst du deine Aufmerksamkeit wieder zu deiner Atmung zurück. Für manche Menschen ist es eine Hilfe, wenn sie sich vorstellen, wie die Luft durch ihre Nasenlöcher ein- und wieder ausströmt.
3. Eine weitere Technik, die dir dabei helfen kann, deine Gedanken nicht abschweifen zu lassen, ist das Sprechen eines Mantras – eines Wortes oder Satzes –, das ständig wiederholt wird. Du kannst deine Aufmerksamkeit aber auch auf die Flamme einer Kerze lenken oder auf irgendeinen anderen Gegenstand. Das hilft dir dabei, dich nicht ständig in deinen Gedanken zu verlieren. In manchen Traditionen erhält der Schüler vom Lehrer ein bestimmtes Mantra, das er niemandem verraten darf, aber du kannst jedes x-beliebige Wort als dein Mantra wählen. Oder aber du konzentrierst dich einfach auf die Flamme oder auf einen anderen Gegenstand. Finde selbst heraus, welche Methode für dich am besten ist. Jeder Mensch ist anders.
4. Die Übung wird Zeit und Mühe erfordern. Lass dich davon nicht entmutigen. Es wird möglicherweise ein paar Wochen oder sogar noch länger dauern, bis du die Auswirkungen eines ruhigen Geistes bemerken wirst. Deine Neigung, dich in negativen oder verwirrenden Gedanken zu verlieren, wird abnehmen. Deine innere Ruhe wird aufgrund deines körperlichen Entspannungszustands weiter zunehmen. Sobald du

dich nicht mehr durch deinen inneren Dialog ablenken lässt, wird auch die damit zusammenhängende emotionale Reaktion ausbleiben. Diese Reaktion ist es, die sich auf den Rest deines Körpers auswirkt.

5. Praktiziere diese Übung täglich zwanzig bis dreißig Minuten.

*Der Lohn für die Zähmung des Geistes*
*ist Klarheit des Denkens.*

# 4
# Wachsen ist schmerzhaft!

Als ich mich auf den Weg zum Zauberladen machte, wurde einer der heißesten Augusttage in Lancaster seit Beginn der Wetteraufzeichnungen erwartet – weit über 40 Grad. Der Himmel war von dünnen Wolken durchzogen, die eher schwarz und rußig wirkten als weiß. Es war weder sonnig noch wolkig, und wohin man auch schaute, schien alles in braunen oder grauen Farbtönen zu versinken. Ich konnte die vom Boden aufsteigende Hitze durch die Fahrradpedale hindurch so intensiv spüren, dass ich fürchtete, sie könnte mir den Haarflaum an den Beinen versengen. Um mir nicht beide Hände gleichzeitig zu verbrennen, hielt ich mich jeweils immer nur mit einer Hand an der Lenkstange fest. Eine Weile fuhr ich sogar freihändig die Avenue K entlang, und als ich gerade einen guten Rhythmus draufhatte, hörte ich von einem Feld neben der Episkopalkirche lautes Geschrei.

Ich kannte den älteren der beiden Jungen, jenen, der die Schläge austeilte. Er war zwei Klassen über mir, und mein Bruder und ich waren von ihm und seinem getreuen Raufkumpan schon ein paarmal angepöbelt, verprügelt und sogar bespuckt worden. Sie waren eine Zweier-Gang und hatten während des Schuljahres zwischen drei und fünf Uhr nachmittags Lancaster unter ihrer Kontrolle. Ganz offenkundig hatten sie ihren Aktionszeitraum während der Sommerferien ausgedehnt. Es war noch nicht einmal zehn Uhr morgens, als ich sah, wie einer von beiden einen anderen Jungen verprügelte und auf ihn eintrat, während der andere laut kreischte und lachte. Ich konnte nicht erkennen, wer das Opfer war, denn der Junge lag zusammengekrümmt auf dem Boden, die Arme hielt er schützend über den Kopf. Einen Moment lang glaubte ich, es wäre mein Bruder, aber dann erinnerte ich mich daran, dass er noch zu Hause gewesen war, als ich fortging.

Ich weiß nicht, was mich dazu trieb, vom Fahrrad zu steigen und die beiden Jungen anzuschreien. Zwar war ich es gewohnt, meinen Bruder zu verteidigen, und würde es noch bis ins Erwachsenenalter hinein tun, aber ich war nicht auf Streit aus, schon gar nicht mit diesen beiden. Sie hatten mich nicht gehört; als ich mich ihnen näherte, war es, als spürte ich auf meinem eigenen Körper jeden Schlag und jeden Tritt, den sie dem Jungen auf dem Boden verpassten, und mein Herz begann wie wild zu schlagen. Ich nahm einen tiefen Atemzug und brüllte ihnen noch einmal zu, sie sollten den Jungen in Ruhe lassen.

»Hört auf damit!«

Der Ältere der beiden stand über den Jungen gebeugt, und als er mich hörte, richtete er sich auf, grinste mich hämisch an und versetzte dem Jungen auf dem Boden einen weiteren Tritt in die Magengrube. Ich zuckte zusammen, als hätte ich selbst den Tritt abbekommen.

»Wer will sich hier mit mir anlegen?«

Mit einem Mal war ihre ganze Aufmerksamkeit auf mich gerichtet. Ich sah, wie der Junge am Boden sich auf den Rücken wälzte und sich mühsam aufrappelte. Ich hatte ihn schon ein paarmal in der Schule gesehen. Zwar konnte ich mich nicht an seinen Namen erinnern, aber ich wusste, dass seine Familie im letzten Jahr nach Lancaster gezogen war. Sein Vater arbeitete draußen in der Edwards Air Force Base. Das Gesicht des Jungen blutete, seine Brille lag neben ihm auf der Erde. Er wirkte kaum halb so groß wie ich und die beiden anderen. Ich war genauso groß wie die älteren Jungen, aber sie waren mindestens zehn Kilo schwerer. Ich sah, wie der Junge sich langsam aufrichtete und noch halb benommen zur Kirche lief. Ich konnte es ihm nicht verdenken, dass er sich so schnell wie möglich aus dem Staub machen wollte.

»Du willst also seinen Platz einnehmen?«

Die beiden Jungen näherten sich ein paar Schritte, und mein Mund war plötzlich staubtrocken, das Blut pochte mir in den Ohren. Ich atmete ein paarmal tief ein, wie ich es von Ruth gelernt hatte, aber ich bekam die Luft kaum in die Lungen.

Es sah nicht gut für mich aus.

»Denkst wohl, du bist ein Held, was? Einer von diesen verdammten kleinen Helden?«

Ich sagte kein Wort. Ich versuchte, meine Beine und meine Hände zu entspannen, wie ich es im Zauberladen gelernt hatte. Ich hob und senkte meine Fußballen und versuchte, einen klaren Kopf zu behalten. Wenn ich mich schlagen musste, dann würde ich es tun. Davonlaufen würde ich jedenfalls nicht.

»Ich werde dir einen kräftigen Arschtritt verpassen, und danach nehmen wir dir dein Rad weg!«

Ich sagte immer noch kein Wort. Ich spürte, wie sein Kumpan sich hinter mich schob, aber ich sah dem Jungen, der mich schlagen wollte, weiterhin fest in die Augen. Er war es, der den Ton angab. Dann presste er sein Gesicht so dicht an meines, dass ich in seinem Mundwinkel eine klebrige weiße Masse erkennen konnte. Die Hitze wurde zunehmend drückender, sein Gesicht war schweißüberströmt und schmutzig.

»Es sei denn, du küsst mir die Füße.«

Ich dachte an Ruth und Neil. Um diese Zeit erwarteten sie mich bereits im Zauberladen. Glaubte Ruth, ich wollte einen Tag schwänzen, weil ich noch nicht aufgetaucht war? Würde man mich hier draußen blutüberströmt finden? War der andere Junge losgelaufen, um Hilfe zu holen? War dieser Typ da heute Morgen aufgestanden, hatte seine Cornflakes mit Milch gefuttert und war danach aus dem Haus gestürmt, um andere Kinder zu verprügeln, ohne sich vorher auch nur den Mund abgewischt zu haben?

All diese Gedanken rasten mir durch den Kopf, aber ich starrte nur auf dieses klebrige weiße Etwas in seinem Mundwinkel und stellte mir im Geist vor, es sei das Licht einer Kerze.

»Küss mir die Füße!«

Ich blickte auf, sah ihm geradewegs in die Augen und sprach mein erstes Wort, seit ich ihn aufgefordert hatte, von seinem Opfer abzulassen.

»Nein.«

Er streckte seinen Arm aus und grapschte nach der Vorderseite meines T-Shirts.

»Küss mir die Füße!«, sagte er drohend. Sein Mund verzog sich zu dem Lächeln eines Menschen, der sich seiner Macht über andere bewusst ist. Sein Gesicht rückte noch näher an mich heran, sodass ich seinen Atem riechen und spüren konnte. Dann schloss ich für eine Sekunde die Augen, und in dieser Sekunde veränderte sich etwas.

Als ich die Augen wieder öffnete, sah ich ihm direkt in die seinen. Ich starrte ganz tief hinein, wie wenn man eine Sache oder jemanden wirklich zu verstehen versucht.

»Du kannst mit mir machen, was du willst, aber ich küsse dir nicht die Füße.«

Er lachte und sah seinen Freund an. Dann zog er die Augenbrauen hoch und blickte wieder zu mir. Ich sah ihm in die Augen, ohne zu zwinkern. Dann hob er die geballte Faust bis hinters Ohr. Ich rührte mich nicht vom Fleck. Mein Blick war weiterhin auf ihn fixiert, und in diesem Moment war mir egal, ob er älter war als ich oder ob das Blut eines anderen Jungen an seiner Faust klebte. Ich würde jetzt keinen Rückzieher machen. Er würde mir keine Angst einjagen. Und ich würde weder seine noch sonst irgendjemandes Füße küssen. Niemals.

Für eine Sekunde kreuzten sich unsere Blicke, da erkannte ich etwas in ihm, und er wusste, dass ich es erkannt hatte. Ich sah seinen eigenen Schmerz und seine eigene Angst. Einen Schmerz und eine Angst, die er durch Prügeleien zu überspielen versuchte.

Er wandte seinen Blick von mir ab, sah seinen Kumpel an und blickte wieder zu mir. »Der ist reine Zeitverschwendung!«

Er ließ mein T-Shirt los und versetzte mir einen leichten Stoß in die Rippen, sodass ich einen Schritt zurückstolperte, aber nicht zu Boden fiel.

Ohne mich eines weiteren Blickes zu würdigen, drehte er sich um.

»Ist zu heiß. Lass uns abhauen!«

Ich spürte, wie der andere Junge mir in den Rücken stieß, aber es war mehr Show als irgendwas anderes. Ganz offensichtlich hatte er gar nicht mitbekommen, was sich gerade abgespielt hatte. Die beiden machten sich davon, und ich konnte sehen, wie der andere etwas zu dem Schläger sagte. Sicherlich fragte er ihn, warum er mich nicht verprügelt hatte. Der Schläger schubste ihn von sich und sagte: »Halt die Schnauze, Mann!« Keiner der beiden drehte sich noch einmal nach mir um.

Ich tat noch ein paar tiefe Atemzüge und sah hinter ihnen her, wie sie verschwanden, bevor ich zu meinem Fahrrad lief. Eigentlich wusste ich gar nicht so genau, was geschehen war oder weshalb ich all das getan hatte, aber ich fühlte mich gut. Dann fiel mir ein, dass ich bereits spät dran war und Ruth auf mich wartete. Ich hoffte, dass sie nicht dachte, ich hätte sie einfach so versetzt. Ich stieg auf mein Fahrrad und fuhr, so schnell ich konnte, zum Zauberladen.

Völlig aus der Puste stürmte ich zur Tür herein, fest entschlossen, Ruth und Neil die ganze Geschichte zu erzählen, die mir auf dem Weg zum Laden passiert war. Ich hatte mich anderen gegenüber behauptet und mich für einen Jüngeren eingesetzt, der sich nicht selbst verteidigen konnte. Wahrscheinlich zum ersten Mal in meinem Leben fühlte ich mich als Held. Ruth musste mir mein Zuspätkommen verzeihen, wenn sie erfuhr, was ich getan hatte.

»Ruth«, rief ich laut in den Laden. Aber etwas war anders als sonst, denn weder sie noch Neil waren an der Ladentheke. »Ruth … Neil! Ich bin es.«

Keine Antwort.

Ich ging nach hinten, wo der Büroraum lag, und in diesem Augenblick hörte ich ihre Stimmen. Ruth und Neil stritten miteinander. Ich hatte sie noch nie zuvor streiten gehört.

»Aber er ist doch noch ein Kind.«

»Egal, er wird sich für den Rest seines Lebens daran erinnern. Sieh zu, wie du es wieder geradebiegst.«

»Dafür ist es zu spät. Der Schaden ist bereits angerichtet. Wenn er älter ist, werde ich ihm alles erklären.«

»Du kannst den Schaden wiedergutmachen, also tu es gefälligst auch!« Ruth klang verärgert.

Ich hatte sie noch nie zuvor in diesem Ton reden gehört, und das beunruhigte mich. Hatte ich etwas Verbotenes getan? Waren die beiden so wütend auf mich, weil ich zu spät gekommen war? Weder das eine noch das andere ergab einen Sinn. Und welchen Schaden hatte Neil mir zugefügt? Was wollte er mir erklären, wenn ich älter wäre?

»Jeder macht Fehler, Neil. Ich habe sicherlich auch meinen Anteil daran. Aber glaub mir, noch ist es Zeit, es wiedergutzumachen. Falls du es nicht tust, wirst du es irgendwann bereuen. Vertrau mir!«

Dann herrschte Stille. Ich wollte nicht, dass sie aus dem Büro kamen und mich beim Lauschen erwischten. Ich ging wieder zum Eingang, öffnete die Tür noch einmal und rief die Namen der beiden. Vielleicht hatten sie gar nicht bemerkt, dass ich ihr Gespräch belauscht hatte.

»Hallo, Ruth, hier bin ich!«, rief ich mit lauter Stimme.

Ruth kam durch die Bürotür. Sie hatte gerötete Augen, wie ich es oft bei meiner Mutter gesehen hatte, und da wurde mir klar, dass sie geweint hatte.

»Du bist spät dran, Jim.«

»Tut mir leid. Ich hatte auf dem Weg hierher ein kleines Problem.«

Ruth musterte mich von oben bis unten. »Ist das Blut an deinem T-Shirt?«

»Ja, aber keine Angst, es stammt nicht von mir.«

Ruth lachte. »Umso schlimmer. Komm, lass uns nach hinten gehen!«

Als ich an Neil vorüberkam, brummelte er mir ein leises »Hallo« entgegen, aber er sah mich nicht an. Ich wusste nicht, was ich oder er verbrochen hatte, aber es musste etwas ganz Schlimmes gewesen sein. Denn er schien mich jetzt nicht mehr leiden zu können.

Ruth bedeutete mir, auf dem Stuhl Platz zu nehmen, dann führte sie mich durch die Entspannungsübung und bat mich, mir leise mein Mantra vorzusprechen. Ich fing an, aber ich konnte an nichts anderes als an das Gespräch denken, das ich mit angehört hatte. Welchen Fehler hatte Neil mit mir gemacht? Was konnte so schlimm sein, dass Ruth deswegen weinen musste? Ich hielt es einfach nicht länger aus, ich konnte unter diesen Umständen unmöglich meinen Geist beruhigen.

»Was ist los? Was habe ich getan? Warum ist Neil sauer auf mich?«

Alle drei Fragen platzten aus mir heraus, mit noch immer

geschlossenen Augen. Als ich sie öffnete, sah ich, wie Ruth mich verwundert anblickte.

»Warum denkst du, dass du etwas getan hast?«, fragte sie mich.

»Ich habe dich und Neil streiten hören. Es ging um mich. Ich konnte es durch die Tür hören. Er kann mich nicht mehr leiden.«

Ruth sah mich immer noch an, sie nickte nur mit dem Kopf.

»Das hast du gehört?«

»Ja«, antwortete ich mit trauriger Miene. Schon seit Längerem hatte ich mir gedacht, dass Ruth und Neil nicht so perfekt sein konnten, wie sie auf den ersten Blick erschienen, und ich war überzeugt davon, dass dies mein letzter Tag im Zauberladen sein würde.

»Ach ja? Und was hat Neil über dich gesagt?«

»Er sagte …«

Ich dachte darüber nach, aber ich konnte mich nicht mehr an Neils genaue Worte erinnern.

»Was hat er gesagt?«, hakte Ruth sofort nach.

»Etwas … über einen Schaden, den er angerichtet hat.«

»Und? Ist dabei dein Name gefallen?«

»Nein, eigentlich nicht«, antwortete ich. Ich konnte mich nicht daran erinnern, meinen Namen gehört zu haben, aber ich wusste, dass es um mich gegangen war. Jetzt fühlte ich mich noch elender. Würde Ruth mich etwa anlügen, um mir weiszumachen, dass es in ihrem Streit nicht um mich gegangen war?

»Jim«, erklärte sie ruhig, »wir haben nicht über dich geredet. Es ging in dem Gespräch um meinen Enkel.«

»Um deinen Enkel?«

»Ja. Neil hat einen Sohn, und die Situation ist ziemlich verfahren und traurig, und der Junge fehlt mir.«

»Wie alt ist er?«

»Er ist ungefähr so alt wie du.«

»Und wo ist dein Enkel?«

»Er ist gerade bei seiner Mutter. Aber das ist jetzt nicht wichtig. Wichtiger ist, warum du gedacht hast, dass wir uns wegen dir gestritten haben. Warum du glaubst, dass Neil dich nicht mag.«

Ich wusste nicht, was ich ihr darauf antworten sollte. Ich hatte einfach angenommen, dass sie über mich geredet hatten.

»Jim, jeder von uns erlebt Situationen im Leben, die schmerzen. Die Situation mit meinem Enkelsohn und mit Neil hat mich im tiefsten Herzen verletzt. Für mich ist es wie eine offene Wunde. Also nehmen wir mal an, ich verletze mich am Knie – was kann ich da tun? Ich kann mich um die Wunde kümmern – sie säubern, mein Knie verbinden und alles daransetzen, dass es wieder gut verheilt – oder ich ignoriere sie und tue so, als ob sie gar nicht existierte, rede mir ein, dass es gar nicht so wehtut oder brennt, ziehe einfach mein Hosenbein darüber und hoffe, dass es von selbst verheilt. Ist das der beste Weg, eine Wunde zu kurieren?«

»Nein, wahrscheinlich nicht.«

Wieder einmal verstand ich nicht genau, worauf sie eigentlich hinauswollte.

»Mit den Wunden in unserem Herzen ist es genau dasselbe. Damit sie verheilen, müssen wir uns um sie kümmern. Ansonsten werden sie uns weiterhin Schmerzen bereiten. Manchmal kann es sogar ziemlich lange dauern. Jeder wird im Leben irgendwann einmal verletzt. So ist es nun mal. Aber ich verrate dir einen Trick in Bezug auf die Dinge, die uns verletzen und Schmerzen bereiten – denn sie können uns auf erstaunliche Weise helfen. In dem Moment, in dem unsere Herzen verwundet werden, öffnen sie sich. Wir wachsen an unseren Schmerzen. Und wir wachsen an schwierigen Situationen. Deswegen solltest du jede noch so schwierige Situation in deinem Leben anzunehmen versuchen. Menschen, die keine Probleme haben oder sich nie einer Herausforderung stellen mussten, tun mir ehrlich gesagt leid. Ihnen entgeht ein großes Geschenk. Sie verpassen die magischen Momente des Lebens.«

Ich nickte Ruth zu. Ich hatte einen großen Teil meines Lebens damit verbracht, mich mit meinen Freunden zu vergleichen, die so ziemlich alles zu haben schienen. Sie mussten nicht im Lebensmittelladen Schlange stehen und die erniedrigenden Blicke des Kassierers über sich ergehen lassen, wenn Mutter ihre Essensmarken einlöste. Oder stundenlang an der staatlichen Essenstafel warten, bis man seine Ration aus Trockenmilch, Butter und einer Ecke weißem, laschem Käse zugeteilt bekam. Meine Freunde hatten keine Eltern, die stritten, die sich betranken oder eine Überdosis Tabletten schluckten. Sie gingen abends nicht mit dem Gefühl zu Bett, dass an allem, was in ihrem Leben schieflief, sie in gewisser Weise selbst schuld waren. Sie hatten Autos und Geld, Klamotten und Freundinnen und wohnten in hübschen Häusern. Wie konnte Ruth da behaupten, dass ihr meine Freunde leidtaten?

»Jim, ich werde dir als Nächstes den Trick beibringen, wie du dein Herz öffnest. Manche Menschen haben damit große Probleme. Aber für dich wird es leichter sein.«

»Wieso?«

»Weil das Leben bereits damit begonnen hat, dir dein Herz zu öffnen. Du kümmerst dich um andere, Jim. Du machst dir Gedanken um deine Familie. Um deinen Bruder, um deine Mutter und sogar um deinen Vater. Es hat dich bekümmert, als du glaubtest, Neil sei wütend auf dich. Und du bist zuverlässig, kommst hier jeden Tag vorbei. Ich habe keinen Zweifel an deiner Fähigkeit, dich um andere zu sorgen – das ist der erste Schritt zur Öffnung deines Herzens.«

Mir fiel der Junge wieder ein, den die beiden Schläger heute Morgen verprügelt hatten. Obwohl ich ihn kaum kannte, war er mir nicht gleichgültig gewesen. Er war mir wichtig genug gewesen, dass ich vom Fahrrad gestiegen war. Ich begriff, dass ich mich um ihn gekümmert hatte, weil ich selbst dieser Junge hätte sein können (und auch einmal gewesen war). Ich hatte mich um ihn gekümmert, weil ich diesen Schmerz und diese Demütigungen selbst schon tausendmal am eigenen Leib erfahren und es mich verletzt hatte. Sogar tief verletzt hatte.

»Der zweite Schritt zur Öffnung deines Herzens, und da wirst du dich wirklich anstrengen müssen, ist, dich um dich selbst zu kümmern.«

Ich kümmerte mich ja schon um mich. Dieser Schritt wäre einfach.

»Du hast aus einem ganz bestimmten Grund geglaubt, dass sich unser Gespräch um dich drehte, Jim. Aber aus dem, was du gehört hast, zu schließen, dass Neil dich nicht mag, ist schon sehr weit hergeholt.«

»Es war ein Missverständnis«, erklärte ich.

»Ja.« Ruth lachte. »Wir verstehen immer etwas falsch. Wir verstehen einander falsch. Wir verstehen uns selbst falsch. Wir verstehen Situationen falsch. Das ist eine Lektion, die es sich zu lernen lohnt – dass sich nicht alles im Leben um uns selbst dreht. Ich glaube, was meinen Enkel angeht, muss auch ich diese Lektion noch lernen.«

Ich nickte.

»Jeder von uns entscheidet darüber, was wir im Leben zulassen wollen und was nicht. Als Kinder haben wir keine Wahl. Wir werden in bestimmte Familien und Zusammenhänge hineingeboren und haben darauf so gut wie keinen Einfluss. Aber je älter wir werden, desto größer wird unser Entscheidungsspielraum. Bewusst oder unbewusst entscheiden wir darüber, wie wir uns von anderen behandeln lassen. Möchte ich das akzeptieren? Oder möchte ich es lieber nicht akzeptieren? Man muss seine eigene Wahl treffen und die Verantwortung dafür übernehmen. Niemand anderer kann das für dich tun.«

Ich fand nie die Gelegenheit, Ruth von der Schlägerei zu erzählen, deren Zeuge ich an jenem Morgen geworden war. Auch hörte ich sie und Neil nie wieder streiten. In der darauffolgenden Woche brachte mir Ruth jeden Tag bei, mein Herz zu öffnen. Sie erklärte mir, dass die Selbstgespräche, die wir alle in unserem Kopf führten, oft extrem kritisch und negativ seien. Dass sie häufig Reaktionen in uns auslösten, die nicht vorteilhaft für uns seien oder uns veranlassten, ständig über dieselben Sachen nachzudenken oder uns zu wünschen, dass gewisse Dinge so oder ganz anders sein sollten. Dies konnte so weit gehen, dass wir einen Großteil unserer Zeit gar nicht in der Gegenwart lebten. Ruth und ich hatten am Morgen damit begonnen, dass ich mir selbst etwas Freundliches sagen sollte. Wie komisch das war! Immer wieder sagte ich mir laut vor: »So, wie ich bin, bin ich okay. Es ist nicht meine Schuld. Ich bin ein guter Mensch.« Es war, als wäre ich ein weiterer DJ in meinem Kopf, aber alles, was ich mir sagte, klang angenehm und war tröstlich. Jedes Mal, wenn ich mich dabei erwischte, wie ich dem anderen DJ lauschte, unterbrach ich mich und begann, mir mein Mantra der Güte vorzusprechen.

»Ich bin wertvoll. Ich werde geliebt. Andere Menschen kümmern sich um mich. Ich kümmere mich um andere. Ich wünsche mir selbst nur Gutes. Ich wünsche anderen nur Gutes. Ich liebe mich selbst. Ich liebe andere. Ich öffne mein Herz. Mein Herz ist offen.«

Dann bat mich Ruth, aus den zehn Aussagen eine »Abspielliste« zu machen und sie mir jeden Morgen, jeden Abend oder wann immer ich gerade daran dachte vorzusagen. Das tat ich am besten nach der Entspannungsübung und nachdem ich meinen Geist beruhigt hatte. Ich fand die Aussagen ein bisschen kitschig, machte aber trotzdem, was Ruth mir gesagt hatte, und war dankbar, dass ich sie ihr nicht laut vorsagen musste. Anschließend forderte sie mich auf, mir selbst liebevolle Gedanken zu schicken – dasselbe sollte ich mit meiner Familie tun, mit Freunden, ja sogar mit Menschen, die ich nicht leiden konnte oder die es eigentlich nicht verdient hatten. Sie musste meinen verdutzten Gesichtsausdruck bemerkt haben, als sie sagte, ich solle liebevolle Gedanken an Menschen schicken, die ich nicht leiden konnte oder die es nicht verdient hatten. Sie sah mich voller Güte an und sagte: »Jim, oft haben diejenigen, die anderen Leid zufügen, selbst die größten Verletzungen erlitten.«

Dieser Satz war für mich nicht leicht zu schlucken. Ich fand es schwer, an den Schläger von heute Morgen zu denken und sein Verhalten gutzuheißen. Was er getan hatte, konnte ich nicht akzeptieren, und deshalb hasste ich ihn und all die anderen Menschen, die gemein zu mir gewesen waren und mir Leid zugefügt hatten. Aber ich versuchte es trotzdem. Immer und immer wieder. Und nach einer Weile fand ich, dass es leichter wurde, wenn ich mir vorstellte, wie so ein Schläger selbst verprügelt worden war, wie ihm andere Leid zugefügt hatten und er in seinem Schmerz geheult hatte, genau wie ich. Es wurde leichter, als ich verstand, dass meine Wut auf andere meistens daher kam, dass ich tief in meinem Innern selbst verletzt war. Ich war aus irgendeinem Grund wütend auf mich selbst. Das war mir vorher noch nie aufgefallen.

Ruths Worte gingen mir nicht mehr aus dem Sinn: »Diejenigen, die anderen Leid zufügen, haben oft selbst die größten Verletzungen erlitten.« Sie hatte recht. Und sie hatte genau das damit gemeint. Wenn es einem gelang, die eigenen Wunden zu heilen, musste man nicht länger leiden und würde auch anderen kein Leid mehr zufügen. Wow! Wurde ich durch mein Zusammensein mit Ruth in gewisser Weise selbst geheilt?

In der Woche zuvor hatte Ruth mir angekündigt, dass sie mir als Letztes beibringen würde, wie ich all das, was ich mir wünschte, in mein Leben holen konnte. Ich wollte endlich damit anfangen. Das ganze Gerede über das Herz begann mich inzwischen ein wenig zu langweilen. Es war sogar schmerzhaft, ständig darüber nachdenken zu müssen. Es brachte so viele bittere Erinnerungen in mir hoch, die ich lange Zeit tief in meinem Innern zu vergraben versucht hatte, damit sie mich nicht mehr so verletzten. Andererseits merkte ich, dass es mit der Zeit – obwohl es wirklich schmerzte, wenn sie hochkamen – immer leichter und weniger peinigend wurde. Zum Schluss konnte ich mich meinen Erinnerungen stellen und reagierte emotional anders auf sie. Ich konnte sie annehmen, ohne mich länger in meinem Schmerz und meinem Kummer zu verlieren. Ich ließ die Erinnerungen hochkommen, aber machte mir keine Selbstvorwürfe mehr oder dachte, dass es in gewisser Weise alles meine Schuld sei. Ich beobachtete meine Erinnerungen einfach, ohne sie zu bewerten. Obwohl der DJ mir immer noch durch den Kopf spukte, schenkte ich ihm jetzt viel weniger Beachtung, und es war mir gelungen, seine Lautstärke so weit herunterzudrehen, dass ich ihn fast nicht mehr hörte.

Ruth war dabei, mir mein Herz »aufzusägen«, und obwohl es mitunter schmerzhaft war, war es doch ein schönes Gefühl.

Eine Erfahrung, die wir alle miteinander teilen, ist das erste Geräusch, das wir hören. Es ist der Herzschlag unserer Mutter. Dieses beständige Schlagen ist die erste Verbindung zu einem anderen, die wir im Leben kennenlernen, aber das tun wir nicht mit unserem Verstand, sondern mit unserem Herzen. In unserem Herzen finden wir selbst in dunklen Momenten noch Trost und Sicherheit. Es verbindet uns mit anderen Menschen, und es bricht entzwei, wenn wir von anderen getrennt sind. Das Herz besitzt seine eigene Art von Magie – die Liebe.

Als der US-amerikanische Hirnforscher Richard Davidson an der Universität Wisconsin das Mitgefühl von Menschen zu erforschen begann, tat er dies am Beispiel tibetischer Mönche mit langjähriger Meditationserfahrung. Den Mönchen wurde erklärt, sie bekämen eine Haube mit zahllosen Elektroden zur Erstellung eines Elektroenzephalogramms (EEG) aufgesetzt und damit werde man ihr Mitgefühl messen. Als die Mönche dies hörten, lachten sie. Die Wissenschaftler glaubten, dass sich die Mönche darüber amüsierten, dass die Haube so lustig aussah und mit all ihren Elektroden und Kabeln wie eine wilde Perücke wirkte. Allerdings hatten die Mönche gar nicht wegen der Haube gelacht, wie die Forscher vermutet hatten, sondern über deren Unwissenheit. Ein Mönch verriet schließlich, was sie so amüsiert hatte. »Das weiß doch jeder«, sagte er, »Mitgefühl entsteht nicht im Gehirn, sondern im Herzen!«

Die Forschung zeigt, dass das Herz ein intelligentes Organ ist, das nicht nur unter dem Einfluss des Gehirns steht, sondern dieses umgekehrt auch beeinflusst – genau wie unsere Emotionen, unser logisches Denken und unsere Entscheidungen. Anstatt nur passiv auf Anweisungen aus dem Gehirn zu warten, ist das Herz in der Lage, selbstständig zu denken und Signale an den Rest des Körpers zu senden. Der Teil des Vagusnervs, der dem Hirnstamm entspringt und durch ein komplexes Nervengeflecht mit unserem Herzen und anderen Organen verbunden ist, ist Bestandteil des vegetativen Nervensystems.

Das Muster des Herzrhythmus, das wir unter dem Namen Herzfrequenzvariabilität kennen, spiegelt unsere innere emotionale Verfassung wider und wird vom vegetativen Nervensystem beeinflusst. In Momenten von Stress und Angst ist der Vagusnerv-Tonus vermindert, dafür kommt es zu einer verstärkten Aktivität desjenigen Teils des vegetativen Nervensystems, den man als sympathisches Nervensystem oder Sympathikus bezeichnet.

Das sympathische Nervensystem steht im Zusammenhang mit einem sehr früh entwickelten Teil unseres Nervensystems, das sich entwickelte, um auf Bedrohungen oder Angst zu reagieren; es lässt Blutdruck und Herzfrequenz ansteigen bei gleichzeitiger Verminderung der Herzfrequenzvariabilität. Im umgekehrten Fall, wenn wir also ruhig und entspannt sind, ist der Vagusnerv-Tonus erhöht, dafür dominiert die Aktivität des parasympathischen Nervensystems oder Parasympathikus. Das parasympathische Nervensystem stimuliert die Ruhe-und-Verdauungs-Reaktion unseres Körpers, wohingegen das sympathische Nervensystem die Kampf-oder-Flucht-Reaktion stimuliert. Durch Messungen der Herzfrequenzvariabilität lässt sich ermitteln, wie Herz und Nervensystem auf Stress und Emotionen reagieren. Empfindungen wie Liebe und Mitgefühl sind mit einem Anstieg der Herzfrequenzvariabilität verbunden, Unsicherheit, Wut und Frustration hingegen mit einer Abnahme; die Herzfrequenzvariabilität ist dann ausgeglichener und regelmäßiger. Darüber stolpern viele Menschen. Denn es würde logischer klingen, dass sich bei einem Anstieg von Stress und Herzfrequenz unsere Herzfrequenzvariabilität als chaotisch, unregelmäßig und stark erhöht erweist. Und wir uns umgekehrt, wenn die Herzfrequenzvariabilität regelmäßig ist, ruhig und entspannt fühlen müssten. Die Herzfrequenzvariabilität ist jedoch das genaue Gegenteil von dem, was wir erwarten.

Fehlende Herzfrequenzvariabilität ist eine der Hauptursachen für akuten Herztod – sie kann durch eine chronische Übererregung, etwa aufgrund einer Bedrohung, und einen verminderten Vagusnerv-Tonus ausgelöst werden. Stress, Sorgen, chronische Angst und negatives Denken können dazu führen, dass das Blut mit verstärkter Intensität ins Herz gepumpt wird. Für den Körper ist das vergleichsweise so, als würde jemand in einem überfüllten Kino schreien: »Feuer, Feuer! Es brennt!« Und zwar mehrmals hintereinander. Am Ende würde mit Sicherheit irgendwer niedergetrampelt werden.

Ruth half mir dabei, in meinem Gehirn neue neuronale Vernetzungen auszubilden. Es war meine erste Erfahrung mit Neuroplastizität, lange bevor der Begriff überhaupt in Umlauf kam. Und obwohl der US-amerikanische Psychologe William James eine solche Theorie bereits vor 120 Jahren vorgestellt hat, verstand man erst ab der zweiten Hälfte des 20. Jahrhunderts, dass Neuroplastizität tatsächlich denkbar war.

Ruth übte mit mir nicht nur, wie ich mein Gehirn verändern konnte, indem ich darin neue neuronale Verschaltungen schuf, sondern auch, wie ich den Vagusnerv-Tonus regulieren konnte, was direkte Auswirkungen auf meine emotionale Verfassung, auf meine Herzfrequenz und meinen Blutdruck hatte. Mit ihrem rein intuitiven Verständnis von der Wirkung dessen, was sie mir beibrachte, und ohne etwas von den physiologischen Aspekten hinter ihrer Magie zu wissen, gelang es Ruth, meine Konzentration und Aufmerksamkeit zu steigern, mich ruhiger werden zu lassen, mein Immunsystem zu stärken, den Stress in meinem Körper herunterzufahren und sogar meinen Blutdruck zu senken.

Meine Mutter fragte mich eines Tages, ob ich Beruhigungsmittel nahm. Das hatte ich noch nie getan. Ich hatte regelrecht Panik vor Alkohol und Tabletten. Zu jener Zeit hatte meine Mutter zum wiederholten Mal versucht, sich mit Schlaftabletten das Leben zu nehmen. Dann sagte sie mir, dass ich viel ruhiger und fröhlicher auf sie wirke und auch nicht mehr so nervös sei. Ruth hatte meine Fähigkeit verbessert, meine Gefühle zu regulieren, meine Empathie und meine soziale Bindungsfähigkeit waren größer geworden, und ich war nun wesentlich optimistischer. Ruth veränderte die Wahrnehmung meiner selbst genauso wie meine Wahrnehmung der Welt um mich herum.

Und das veränderte absolut alles.

Die besten und geschicktesten Zauberer wissen, wie sie die Aufmerksamkeit ihres Publikums gewinnen, dessen Erinnerungen manipulieren und dessen Entscheidungen beeinflussen können, ohne dass das Publikum es mitbekommt. Indem Ruth mir beibrachte, meinen Körper zu entspannen und meinen Geist zu zähmen, führte sie mich in die Kunst ein, Kontrolle über meine eigene Aufmerksamkeit zu erlangen. Sie brachte mir den größten Zaubertrick aller Zeiten bei, der selbst die Illusionskunst eines Houdini noch in den Schatten stellte, und sie tat dies vor einem höchst kritischen Publikum: meinem eigenen Verstand!

Indem ich lernte, meine Gedanken zu beobachten, lernte ich, mich selbst von ihnen zu trennen. Das war es zumindest, was Ruth mir erklärt hatte. Damals war ich mir nicht so sicher, ob ich alles richtig verstanden hatte. Denn trotz Ruth und ihrer Tricks konnte ich keine allzu großen Veränderungen in meinem Leben feststellen. Ich lebte noch immer in einer kleinen Wohnung in einem Stadtteil, in den niemand freiwillig gezogen wäre. Ich war noch immer arm. Ich hatte kaum Freunde und so gut wie kein Sozialleben. Und obwohl ich wusste, dass meine Eltern mich liebten, führte ich weiterhin ein zerrüttetes, chaotisches Leben. Damals war ich der Überzeugung, dass sich automatisch alle Türen öffneten, wenn man als Reicher geboren wurde. Kam man dagegen in einer armen Familie zur Welt, glich man dem Dussel, den ein Hypnotiseur auf die Bühne bittet, um ihn davon zu überzeugen, dass er ein Kanarienvogel ist. Aber sooft er auch mit den Flügeln schlägt, macht er sich doch bloß zum Gespött des Publikums und wird niemals wirklich fliegen.

Ich versuchte, mein Herz zu öffnen. Ich versuchte, so gut ich konnte, mir die zehn Aussagen meiner »Abspielliste« vorzusprechen. Aber in meiner Vorstellung sah ich mich immer noch als den Jungen aus armseligen Verhältnissen, der in einer kleinen Wohnung hauste und ständig hungrig war – nach einer warmen Mahlzeit und Liebe.

Ich hatte eine Vorstellung davon im Kopf, wer ich war und was die Zukunft für mich bereithielt. Ich war noch nicht so weit, meine eigenen Wunden als ein Geschenk zu betrachten. Aber ich war bereit, Ruths letzten Trick zu lernen. Sie hatte mir fünf Wochen lang jeden Tag ihre Magie vermittelt, und uns blieb nur noch eine Woche bis zu ihrer Abreise nach Ohio.

»Jim«, begann Ruth, »ich weiß, du glaubst, manches von dem, was ich dir beigebracht habe, hat so gut wie nichts bewirkt. Aber ich kann dir versichern, dass es etwas bewirkt hat. Und zwar viel mehr, als du dir momentan vorstellen kannst.«

Ich nickte zustimmend und versuchte, sie zu unterbrechen, um ihr zu sagen, dass ich der gleichen Meinung war, aber sie ließ mich nicht zu Wort kommen.

»Uns bleibt nicht mehr viel Zeit, Jim. In der Zeit, die wir noch zusammen haben, werde ich dir die wichtigste magische Übung beibringen, die ich kenne. Aber du musst mir ganz genau zuhören. Es kommt auf jedes Wort an. Das ist deshalb so wichtig, weil dieser letzte Trick, anders als alle anderen, die ich dir beigebracht habe, die Kraft besitzt, all das in dein Leben zu holen, wovon du glaubst, du wünschst es dir. Deshalb ist der Trick aber auch gefährlich. Du musst begreifen, dass das, wovon du glaubst, du wünschst es dir, nicht immer das Beste für dich und andere ist. Du musst dein Herz öffnen, um herauszufinden, was du dir wünschst, bevor du mit dem Trick beginnst. Denn wenn du nicht sicher weißt, was du dir wünschst, und das bekommst, wovon du glaubst, dass du es dir wünschst, bekommst du am Ende vielleicht das, was du dir nicht gewünscht hast.«

»Uff …! Wie war das noch mal?«

Zum damaligen Zeitpunkt verstand ich nicht im Geringsten, worüber Ruth eigentlich sprach. Ich hörte nur den einen Satz: »Du kannst damit all das in dein Leben holen, was du dir wünschst.«

Ich war bereit. Ich wusste, dass dies der Trick war, der mein Leben verändern würde, genau wie Ruth es mir versprochen hatte. Ich hatte sie zu überreden versucht, ihn mir schon früher zu zeigen. Immer wieder sagte ich ihr, dass mein Herz bereits geöffnet sei und wir endlich anfangen sollten, aber sie schüttelte jedes Mal nur den Kopf.

Dann warnte sie mich: »Jim, als Allererstes musst du wirklich dein Herz öffnen. Das ist der wichtigste Teil. Vertrau mir. Du musst mir versprechen, dass es immer das Erste sein wird, was du tust, bevor du den Trick beginnst, den ich dir jetzt zeige. Ich weiß, dass du alles, was ich dir beigebracht habe, für Zaubertricks hältst. Und in gewisser Weise sind sie es auch. Aber vergiss niemals, dass diese Tricks eine ungeheure Wirkung besitzen. Wenn du meine Worte nicht ernst nimmst, wird es dich teuer zu stehen kommen. Hör lieber jetzt auf mich, dann musst du es nicht irgendwann in der Zukunft auf schmerzhafte Weise lernen.«

»Ich verspreche es dir«, versicherte ich. Ich hätte Ruth alles versprochen, nur um ihren letzten Trick zu lernen. Offenes Herz hin oder her, es spielte jetzt keine Rolle. Ich wusste genau, was ich wollte.

Ganz genau.

Ja, hätte ich damals nur besser auf ihre Worte gehört! Hätte ich doch schon mit zwölf gelernt, anderen Menschen und der Welt mit einem weit geöffneten Herzen zu begegnen. Wie viel Leid hätte ich dadurch wohl vermieden? Wie anders hätten die Lektionen meines Lebens ausgesehen? Wie viele Beziehungen, die schließlich in die Brüche gingen, wären glücklich verlaufen? Vielleicht wäre ich sogar ein besserer Ehemann geworden. Oder ein besserer Vater. Oder ein besserer Arzt. Wäre ich ebenso forsch durch die erste Hälfte meines Lebens gerannt, um einzufordern, was mir zustand? Und wo hätte ich anders entschieden? Schwer zu sagen. Ich glaube, wir lernen, was wir lernen müssen, und manche Menschen müssen ihre Lektionen eben auf schmerzvolle Weise lernen. Ruth versuchte, mir so gut zu helfen, wie sie konnte. Sie brachte mir bei, für mich selbst einzustehen und nicht andere über meine Fähigkeiten, meinen Wert und mein Potenzial entscheiden zu lassen. Sie versuchte, mich davor zu bewahren, der Verursacher meines eigenen Schmerzes zu werden. Aber ich war jung und hungrig, und als sie mir beibrachte, meinen Geist zu trainieren, eröffnete sie mir die ganze Welt, aber ich begegnete ihr wie einem Feind. Damals konnte ich unmöglich wissen, was ich heute weiß, denn wäre es so gewesen, hätte ich natürlich zuallererst mein Herz geöffnet. Unser Geist besitzt eine große Kraft, aber er kann erst dann all das in unser Leben holen, was wir uns wirklich wünschen, wenn wir zuvor unser Herz geöffnet haben.

Schmerzvolle Erfahrungen sind immer dann ein großes Geschenk, wenn wir etwas aus ihnen lernen. Fügt man sich selbst und anderen jedoch unnötig Leid zu, werden die, die den Weg mit uns teilen, dies weder als edel noch als fair empfinden. Ruth lehrte mich eine äußerst wirkungsvolle Art der Magie, und ich hätte mir und anderen viel Schmerz und Leid ersparen können, wenn ich an jenem Tag besser auf ihre Worte gehört hätte.

Aber damals war ich gerade mal ein Teenager und hatte eben erst angefangen zu lernen, was Zuhören bedeutete.

## Ruths Trick Nr. 3
## Öffne dein Herz

1. Entspanne deinen Körper vollkommen (Ruths Trick Nr. 1).
2. Sobald du dich entspannt fühlst, konzentriere dich auf deine Atmung und versuche, deinen Geist vollständig von Gedanken zu befreien.
3. Wenn dir Gedanken durch den Kopf gehen, lenkst du deine Aufmerksamkeit einfach wieder zu deinem Atem zurück.
4. Atme weiterhin ein und aus und versuche dabei, deinen Geist völlig zu leeren.
5. Denke jetzt an einen Menschen in deinem Leben, der dir bedingungslose Liebe geschenkt hat. Bedingungslose Liebe bedeutet allerdings nicht perfekte Liebe oder eine Liebe ohne Schmerz und Leid. Es bedeutet lediglich, dass es in deinem Leben einmal jemanden gegeben hat, der dich selbstlos geliebt hat. Fällt dir niemand ein, dann erinnere dich einfach an jemanden, dem du selbst bedingungslose Liebe geschenkt hast.
6. Während du langsam ein- und ausatmest, spüre die Wärme und Zufriedenheit, die bedingungslose Liebe erzeugt. Fühle die Kraft der bedingungslosen Liebe, und fühle dich trotz all deiner Mängel und Unvollkommenheiten angenommen und umsorgt.
7. Denke an jemanden, der dir wichtig ist, und dehne deine bedingungslose Liebe ganz bewusst auf diesen Menschen aus. Bedenke, dass du ihm dadurch das gleiche Geschenk machst, das du einmal empfangen hast, und dass es ihm ein Gefühl von Fürsorge und Schutz vermittelt.
8. Während du diesem Menschen, der dir wichtig ist, deine bedingungslose Liebe schenkst, erinnere dich daran, was du gefühlt hast, als du selbst bedingungslose Liebe und Akzeptanz bekamst.

9. Reflektiere noch einmal darüber, wie es sich anfühlt, wenn man von jemandem trotz seiner eigenen Mängel und Unvollkommenheiten umsorgt, beschützt und geliebt wird. Dann denkst du an einen Menschen, für den du eher neutrale Gefühle hegst, und schickst ihm dieselbe bedingungslose Liebe. Während du diese Person in deine Liebe einschließt, wünschst du ihr ein glückliches Leben mit so wenig Leid wie möglich. Behalte diese Person in deinem Herzen und stelle dir ihre Zukunft vor. Stelle sie dir in ihrem Glück vor und lass dich selbst ganz von diesem Gefühl der Wärme umfangen.
10. Jetzt denkst du an jemanden, mit dem du eine schwierige Beziehung hast oder für den du negative Gefühle empfindest. Bedenke, dass unsere Handlungen oftmals Ausdruck unseres Leids sind. Betrachte diese Person, als wärst du sie selbst. Betrachte sie als ein Wesen voller Mängel und Unvollkommenheiten, das zu kämpfen hat und Fehler macht. Dann denke an den Menschen in deinem Leben, der dich bedingungslos geliebt hat. Denke daran, wie diese Liebe und Akzeptanz dich beeinflusst haben. Nun schenkst du dieselbe bedingungslose Liebe der Person, mit der du Schwierigkeiten hast oder für die du negative Gefühle empfindest.
11. Betrachte alle Menschen, denen du begegnest, als Wesen mit Mängeln und Unvollkommenheiten genau wie du, als Menschen, die Fehler begehen, die sich irren, die mitunter andere verletzen und die dennoch auf ihrem eigenen Weg zu kämpfen haben und es daher verdienen, geliebt zu werden. Schenke anderen ganz bewusst deine bedingungslose Liebe. Umarme sie im Geist mit Liebe, Wärme und Akzeptanz. Egal, wie sie darauf reagieren.

*Worauf es ankommt, ist, dass du dein Herz öffnest.*
*Ein offenes Herz tritt mit anderen in Verbindung, und das verändert alles.*

# 5
# Drei Wünsche

Mein Sommer ging damit zu Ende, dass Ruth mir den größten, effektvollsten und geheimsten Zaubertrick aller Zeiten beibringen wollte – den lebensverändernden Trick schlechthin. Ich begriff immer noch nicht, worauf der Trick eigentlich hinauslief, aber ich stellte mir vor, dass er mich zum berühmtesten Zauberkünstler machen würde, der je auf einer Bühne gestanden hatte. Die meisten Magier ließen Tauben aus einem Tuch flattern, zogen Kaninchen aus einem Zylinder oder zauberten Karten in Form eines Fächers aus der Luft. Die geschicktesten Magier konnten sich selbst auf die Bühne zaubern – auf magische Weise erschienen sie aus dem Nichts. Mein Sommer hatte weder mit großen Hoffnungen noch mit irgendetwas begonnen, worauf ich mich hätte freuen können. Aber wie Aladins Flaschengeist, der einem drei Wünsche gewährte, würde Ruth mir zeigen, wie ich alles, wonach ich mich sehnte, in mein Leben zaubern konnte.

Es war Ruths letzte Woche in Lancaster; ich hatte das Gefühl, die sechs Wochen hätten eine kleine Ewigkeit gedauert und wären doch wie im Flug vergangen. Sechs Wochen schienen für vier Tricks eine lange Zeit zu sein, aber Ruth erklärte mir, dass Menschen normalerweise Jahre brauchten, um jene Art von Magie zu lernen und richtig zu beherrschen, dass ich sie immer weiter üben, sie zu einer lebenslangen Gewohnheit machen sollte. Ich kam so oft wie möglich in den Zauberladen, und wir übten die einzelnen Tricks so lange, bis ich sie völlig beherrschte. Erst dann erklärte sich Ruth einverstanden, zum nächsten Trick überzugehen.

Ich versuchte, nicht daran zu denken, was ich tun würde, wenn sie nicht mehr da war oder wie ich die verbleibenden Tage des Sommers verbringen würde. Die Vorstellung, wieder in die Schule zu müssen, erfüllte mich mit Panik. Jedes Mal, wenn solche Sorgen in mir aufstiegen, machte ich meine Atemübungen und entspannte meinen Körper. Ruth sagte mir, Sorgen seien reine Zeitverschwendung, aber ich war nun einmal besorgt: wegen des Schulanfangs, wegen meiner Mutter, wegen meines Vaters und wegen der ständigen Ungewissheit, ob wir unsere Wohnung räumen mussten, wenn der erste September kam und unsere Miete fällig wurde. Unsere Situation zu Hause war nicht die beste. Die Depressionen meiner Mutter schienen sich zu verschlimmern. Mein Vater hatte seinen letzten Job verloren, weil er auf Zechtour gegangen war und sich anschließend nicht mehr an seinem Arbeitsplatz hatte blicken lassen. Jetzt saß er den ganzen Tag zu Hause vor dem Fernseher und rauchte. Er hatte mir versprochen, die Miete zu bezahlen, und sagte mir ständig, ich solle mir keine Sorgen machen, aber seine Versprechungen waren hohle Phrasen. Ich war in Sorge. Ich war in Sorge wegen der drohenden Zwangsräumung. Ich war in Sorge, meine Mutter würde zu einer Überdosis Schlaftabletten greifen. Ich war in Sorge, mein Vater könnte wieder zu trinken anfangen und das letzte Geld verprassen, das uns noch blieb. Und ich war in Sorge, mein älterer Bruder verkröche sich in unser gemeinsames Zimmer, um dort zu weinen. Ich konnte nicht weinen. Ich war derjenige, der sich um alles kümmern musste. Ich war es, der meinem Vater in Bars folgen musste, um von ihm das Geld zu verlangen, das er noch nicht verjubelt hatte. Ich war es, der meine Mutter im Krankenwagen begleitete, wenn die Sanitäter kamen, weil sie wieder einmal versucht hatte, sich das Leben zu nehmen. Ich war es, der meinen Bruder vor den anderen Jungen beschützen musste, wenn sie ihn schikanierten.

Als ich durch die Tür des Zauberladens trat, stieß ich einen Seufzer der Erleichterung aus und hatte das Gefühl, wieder zu Hause zu sein. Neil winkte mir von seinem Platz hinter der Ladentheke aus zu. Tags zuvor hatte er mir, als ich gerade gehen wollte, etwas über eine geheime Magiergesellschaft erzählt. Um Mitglied zu werden, musste man eine persönliche Einladung erhalten und einen Eid ablegen, dass man seine Tricks niemals an einen Nicht-Magier verriet.

»Aber ich verrate dir das wichtigste Geheimnis«, sagte Neil. »Du musst an deine eigene Magie glauben. Das ist es, was einen wirklich guten Magier ausmacht. Er glaubt an die Geschichte, die er seinem Publikum erzählt, und er glaubt an sich selbst. Die Kunst der Täuschung, der Applaus, die Taschenspielertricks – all das ist zweitrangig. Worauf es wirklich ankommt, ist die Fähigkeit des Magiers, an sich selbst zu glauben und sein Publikum dazu zu bringen, dass es an ihn glaubt. Er darf niemals einen Trick auf Kosten des Publikums anwenden. Magie darf weder Betrug noch Schwindel sein. Ein wahrer Magier nimmt sein Publikum mit auf eine Reise, auf der alles möglich ist, wo alles echt ist und das Unglaubliche glaubhaft wird.«

Ich fragte Neil, warum er mir das alles erzählte, wo ich doch gar kein Mitglied bei irgendeiner geheimen Magiergesellschaft war. Zumindest noch nicht.

»Du wirst einmal ein großer Magier werden, Jim. Davon bin ich überzeugt. Meine Mutter hast du auch schon überzeugt. Jetzt musst du nur noch dich selbst davon überzeugen. Du musst wirklich daran glauben. Das ist das Allerwichtigste, das bestgehütete Geheimnis aller Magiergeheimnisse. Daran solltest du dich morgen erinnern, wenn du mit deinem letzten Zaubertrick beginnst, und du solltest dich, auch wenn meine Mutter nicht mehr da ist, noch daran erinnern.«

Ruth hatte eine große Kerze angezündet und sie in der Mitte des Büros auf ein Tischchen gestellt. Die Kerze hatte ich noch nie zuvor gesehen. Ein großer, roter Glaszylinder, der mit braunen und orangefarbenen Spiralen verziert war. Die Kerze im Innern war weiß, sie nahm nur ein Drittel des Glaszylinders ein, und durch die Verzierung schien es, als würde die Flamme hüpfen und tanzen. Auch hatte Ruth das Licht ausgeknipst, sodass das Zimmer schummriger und geheimnisvoller wirkte als sonst.

»Was ist das für ein Geruch?«, fragte ich Ruth.

»Sandelholz – ideal für Tagträumer!«

Ich fragte mich, ob wir nun eine Geisterbeschwörung vollzogen oder Ruth womöglich ein Hexenbrett hervorkramte. Ich war so aufgeregt und nervös wie am ersten Tag.

»Nimm Platz, Jim.« Ruth lachte mich an und legte mir ihre Hand auf die Schulter. Sie wusste, dass ich lange auf diesen Trick gewartet hatte. Sie setzte sich mir gegenüber und sah mir für ein paar Minuten fest in die Augen. »Jim, erzähl mir, was du dir im Leben am meisten wünschst.«

Ich wusste nicht, was ich darauf antworten sollte. Aber ich wusste, ich wollte Geld. Genug Geld, damit ich mir um nichts mehr Sorgen machen müsste. Genug Geld, um mir alles kaufen zu können, was ich wollte, wann immer ich wollte. Genug Geld, sodass andere Menschen von meinem Erfolg beeindruckt waren und mich ernst nahmen. Genug Geld, damit ich endlich glücklich wäre, meine Mutter nicht mehr unter Depressionen litt und mein Vater nicht mehr zur Flasche greifen musste.

»Versuche, mir auf meine Frage so genau wie möglich zu antworten.«

Ich schämte mich ein wenig, es offen auszusprechen, aber dann sagte ich es trotzdem. »Ich will viel Geld haben.«

Ruth schmunzelte. »Wie viel Geld denn? Nenn mir eine Summe!«

Ich hatte noch nie darüber nachgedacht, wie viel Geld ich genau benötigte, damit sich alle meine Wünsche erfüllten. Ich hatte nicht die leiseste Ahnung.

»Genug Geld eben«, versetzte ich.

Ruth entschlüpfte ein leises Kichern. »Jim, nenn mir einen exakten Betrag. Wie viel Geld ist genug Geld?«

Ich dachte einen Moment nach. Ich hatte ein paarmal beobachtet, wie ein Mann in einem silbernen Porsche Targa an meiner Schule vorüberfuhr. Er wohnte oder arbeitete offenbar ganz in der Nähe. Es hatte mich schwer beeindruckt. Ich schwor mir, eines Tages auch so ein Auto zu besitzen. Ich erinnerte mich, wie ein Klassenkamerad, dessen Vater ein selbstständiger Bauunternehmer war, mich einmal zum Spielen in sein Haus eingeladen hatte. Es war eine prächtige Villa mit einem großen Garten hinter dem Haus, einem riesigen Swimmingpool und einem Tennisplatz. Eines Tages würde ich auch in so einem Haus wohnen. Ich erinnerte mich daran, wie der Vater meines Freundes am Pool lag. Er hatte seine diamantbesetzte Gold-Rolex vom Handgelenk genommen und auf den Tisch gelegt. Als er mich auf die Uhr starren sah, sagte er mir, ich könne sie gerne in die Hand nehmen. Sie war wahnsinnig schwer. Der Vater erklärte, die Uhr sei aus reinem Gold. Ich fragte ihn nach dem Preis der Uhr, denn mir war nicht bewusst, dass man solche Fragen nicht stellte. Ohne mit der Wimper zu zucken, erwiderte er: »Sechstausend Dollar!« Das war 1968 ein kleines Vermögen. Mir wollte einfach nicht in den Kopf, wie jemand so viel Geld für eine Uhr ausgeben konnte. Dann sagte ich mir, dass ich eines Tages ebenso eine Uhr besitzen würde wie dieser Mann. Ich erinnere mich, wie ich später im Fernsehen die Serie »Fantasy Island« sah und davon träumte, meine eigene Insel zu haben. Ich würde mir meine Wünsche erfüllen. Ich wollte meinen schiefen Zahn richten lassen, damit sich niemand mehr über ihn lustig machte und ich mich nicht mehr dafür schämen musste. Ich wollte in solche schicken Restaurants gehen, wie ich sie im Fernsehen sah. Ich wollte so reich sein, dass Orte nach mir benannt wurden. Wenn ich all das erreicht hätte, dann würde ich mich endlich okay fühlen. Denn das war es, was ich mir am meisten wünschte – ich wollte mich gut fühlen.

»Viel Geld eben«, sagte ich. »Genug Geld, um mir all das zu kaufen, was ich mir wünsche.«

Aber Ruth ließ nicht locker und fragte wieder: »Wie viel Geld ist genug Geld?«

Ich dachte darüber nach, ihr zwei Millionen Dollar zu nennen, aber ich wollte nicht, dass sie mich für einen gierigen Typen hielt. »Eine Million Dollar«, sagte ich schließlich, »das ist genug Geld!«

Ruth forderte mich auf, die Augen zu schließen. Sie wollte, dass ich meinen Körper entspannte und meinen Geist von allen Gedanken befreite. Dann bat sie mich, ich möge mein Herz öffnen. Ich wusste noch immer nicht, was mit der Herz-öffne-dich-Übung eigentlich gemeint war, aber vorsichtshalber nickte ich zu allem, was sie sagte.

»Und jetzt, Jim«, fuhr sie fort, »möchte ich, dass du dich selbst siehst, und zwar mit *genug* Geld. Erschaffe ein Bild von dieser einen Million in deinem Geist!«

Zuerst sah ich nur ein Zimmer voller Geld. Unzählige Stapel von Dollarscheinen, vom Boden bis zur Decke. Ruth fragte mich, welches Bild ich mir im Geist vorgestellt hatte, und ich beschrieb es ihr.

»Nein, Jim. Du sollst dir nicht das Geld vorstellen. Ich möchte, dass du dich selber so siehst, als hättest du genügend Geld. Verstehst du, was ich meine?«

»Nein, nicht ganz«, antwortete ich.

»Es gibt zwei Wege, ein Bild von dir selbst in der eigenen Vorstellung zu erschaffen. Entweder, indem du dich wie den Hauptdarsteller eines Films siehst, oder indem du die Welt mit deinen eigenen Augen siehst. Ich möchte, dass du dir vorstellst, wie die Welt für dich aussähe, wärst du der stolze Besitzer von einer Million Dollar. Mal dir die Welt aus, als sähest du sie durch die Augen eines Millionärs. Stell dir vor, du hättest bereits all das Geld, das du dir wünschst. Was siehst du dann?«

Ich schloss die Augen und versuchte, mir die Zukunft vorzustellen. Ich sah einen Porsche 911 Targa. Mit Silberlackierung. Aber ich war nicht imstande, auch nur irgendetwas mit meinen eigenen Augen zu sehen. Zwar sah ich mich im Porsche fahren, doch aus der Distanz, so, als sähe ich mich im Fernsehen. Ich sah mich in einem schicken Lokal zu Mittag essen. Ich sah eine prächtige Villa, beinahe so groß wie ein Schloss. Aber wenn ich, wie Ruth mir erklärt hatte, die Dinge mit meinen eigenen Augen zu sehen versuchte, gelang es mir nicht. Alles war so, als würde ich einen Film sehen. Und selbst den Film konnte ich kaum länger als ein paar Sekunden festhalten.

»Ich habe mir das viel einfacher vorgestellt«, sagte ich zu Ruth, »aber es ist extrem schwer.« Dann erzählte ich ihr von dem Porsche 911 und wie ich mich wie in einem Film selbst im Wagen sitzen gesehen hatte.

»Du musst es immer wieder versuchen und dir viel Zeit dafür nehmen. Irgendwann wirst du in der Lage sein, den Porsche so zu sehen, als würdest du ihn selbst fahren. Ich möchte, dass du dir vorstellst, wie es sich anfühlt, wenn deine Hände das Leder des Lenkrads berühren. Wie riecht es drinnen? Welche Geräusche macht der Motor? Dann wirfst du einen Blick auf den Tachometer und sagst mir, wie schnell du fährst. Wie sieht die Landschaft um dich herum aus? Ist es Tag? Ist es Nacht? Was spürst du in deinem Körper, während du den Wagen lenkst?«

»All das muss ich mir vorstellen?«

»Ja, ich weiß, es ist anstrengend. Aber genau das ist der Trick. Du kannst alles bekommen, was du dir wünschst, wenn du dir vorstellst, dass es dir bereits gehört. Es ist ganz einfach und doch so schwer. Ich meinerseits habe mir vorgestellt, dass ich diesen Sommer nach Lancaster kommen würde. Ich sah mich hier im Laden mit meinem Sohn sitzen. Ich stellte mir vor, wie die heiße Augustsonne gegen die Fensterscheiben prallt. Ich sah meine Hand in Neils Hand liegen. Und ich sah einen Jungen, der mit mir redete. All das stellte ich mir im Geist vor und machte es zu meiner Wahrheit. Lange bevor ich meine Reise zu planen begann. Ich hatte keine Ahnung, wie ich hierherkommen würde, aber ich glaubte fest daran, dass ich in diesem Sommer in Lancaster sein würde. In meinem Geist war ich bereits hier.«

»Du hast mich gesehen?«

»Ja, ich sah, dass ich viel Zeit mit einem Jungen verbringen würde. Damals glaubte ich, es sei mein Enkel. Aber dann ist es anders gekommen. Es stellte sich heraus, dass du der Junge bist. Wie du siehst, Jim, öffnete ich mein Herz, noch bevor ich mir die Reise vorstellte. Ich öffnete mein Herz, stellte mir vor, ich wäre zur richtigen Zeit am richtigen Ort und dort wäre jemand, der mich brauchte. Und dann vertraute ich darauf, dass es sich auch wirklich ereignen würde. Zwar geschieht in unserem Leben nicht immer alles genau so, wie wir es uns vorstellen, aber ich habe gelernt, dass es immer genau auf die Weise geschieht, wie es geschehen soll. Ich habe keine Ahnung, warum ich die Zeit mit dir verbringen sollte. Aber ich weiß, dass es für alles einen Grund gibt. Und ich weiß auch, wenn ich Zeit mit meinem Enkelsohn verbringen soll, dann kommt es genau so. Jim, es gibt ein altes Sprichwort, das besagt: ›Wenn der Schüler bereit ist, erscheint der Meister.‹ Du warst derjenige, der bereit war.«

Ich erfuhr nie Genaueres über Ruths Leben, aber fünfundvierzig Jahre nach unserem Gespräch bekam ich zufällig heraus, dass Ruth den folgenden Sommer 1969 tatsächlich mit ihrem Enkelsohn Curtis verbracht hatte, und zwar in Lake Isabella, etwa hundertsechzig Kilometer von Lancaster entfernt. Ruth schuf sich ihre eigene Magie. Und genau wie in meinem Fall geschah es vielleicht, weil ihr Enkel zu der Zeit dafür bereit gewesen war.

Als Ruth mich an jenem Tag nach Hause schickte, bat sie mich, die ersten drei Tricks, die sie mir beigebracht hatte, zu üben, insbesondere den, wie man sein Herz öffnete. Und ich sollte eine Liste anfertigen mit all den Dingen, die ich mir im Leben erschaffen wollte.

»Ich will, dass du eine Liste mit zehn Wünschen erstellst. Überleg dir, was du in deinem Leben erschaffen willst. Schreib auf, was du gern sein möchtest. Und morgen bringst du die Liste mit in den Laden.«

»Ich dachte, ich hätte nur drei Wünsche frei, nicht zehn?«

»Jim, du kannst so viele Wünsche haben, wie es Sterne am Himmel gibt. Aber lass uns erst mal mit den zehn Wünschen anfangen, die du morgen mitbringst, okay?«

Noch nie hatte Ruth mir eine schriftliche Hausaufgabe gegeben, aber ich tat natürlich, was sie mir aufgetragen hatte.

1. Nicht aus der Wohnung geschmissen werden
2. Rendezvous mit Chris
3. Aufs College gehen
4. Arzt werden
5. Eine Million Dollar
6. Rolex

7. Porsche
8. Villa
9. Insel
10. Erfolg

Am nächsten Tag überreichte ich Ruth meine Liste. Sie las die Liste durch. Und ihr einziger Kommentar war: »Hmmm!«

»Was ist los?«, fragte ich.

»Jim, hast du wirklich dein Herz geöffnet, bevor du die Liste geschrieben hast, so wie ich es dir erklärt habe?«

Ich nickte. Es war das erste und einzige Mal, dass ich Ruth belog, aber ich wusste eben nicht genau, wie man sein Herz öffnet. Ich hatte nicht das Gefühl, dass ich diesen Teil von Ruths Lektion wirklich verstanden hatte, und ich war so begierig danach, endlich zu lernen, wie man alles bekam, was man sich wünschte, dass ich sie nicht fragen oder die Übung noch mal wiederholen wollte. Mir blieben nur noch sechs Tage Zeit, um zu lernen, wie ich die Punkte auf meiner Liste in Erfüllung gehen lassen konnte.

»Ich wusste gar nicht, dass du Arzt werden willst.«

Es war am Berufsinformationstag gewesen, in der vierten Klasse – dem Tag, an dem Leute aus unserer Gemeinde in die Schule kamen, um ihre Berufe vorzustellen. Es hatten sich bereits ein Feuerwehrmann, ein Buchhalter und ein Versicherungsvertreter vorgestellt, aber keiner von den dreien hatte mich wirklich interessiert. Zwar hatte der Feuerwehrmann mir ziemlich gut gefallen, aber dann erklärte er uns, dass sein Job hauptsächlich darin bestand, abzuwarten, dass sich ein Unglück ereignete. Der Nächste, der sich vorstellte, war ganz anders. Der Mann lächelte uns an. Er war Arzt, genauer gesagt Kinderarzt.

»Es ist eine Ehre und ein Privileg, sich um Kranke zu kümmern, besonders wenn es sich dabei um Kinder handelt. Aber für eine solche Aufgabe muss man aus einem besonderen Holz geschnitzt sein«, räsonierte er vor der Klasse. »Als ich selbst klein war, litt ich unter chronischem Asthma und wäre fast daran gestorben. Meine Mutter ging mit mir zum Arzt, ich werde sein freundliches Lächeln nie vergessen. Als ich ihn sah, wusste ich, dass ich nicht sterben würde, und ich wusste, dass ich selbst Arzt werden wollte.«

Der Mann versprühte puren Enthusiasmus, als er vor unserer Klasse stand und von seiner Arbeit erzählte. Dann sagte er: »Ihr müsst wissen, der Arztberuf ist nicht bloß eine Arbeit, sondern eine Berufung. Eine Berufung, für die nicht jeder geeignet ist. Eine Berufung, die denen, die ihr folgen, mehr abverlangt, als bloß von morgens um neun bis abends um fünf ihre Zeit abzusitzen. Man arbeitet viele Stunden am Stück, weil das Leben der Patienten von einem abhängt, und macht man einen Fehler, kann dies für den Patienten tödlich ausgehen.«

Ich blickte mich im Klassenzimmer um, weil ich wissen wollte, ob die anderen von dem Arzt genauso fasziniert waren wie ich. Ihm musste wohl aufgefallen sein, dass ich ihn die ganze Zeit anstarrte, denn als die Pausenglocke läutete, kam er direkt auf mich zu, um meinen Namen zu erfahren.

Obwohl ich sehr gut vorlesen konnte und in ein paar Fächern passable Noten hatte, war ich kein besonders guter Schüler. Ich verstand nicht, warum es so wichtig war, für die Schule zu pauken. Obwohl meine Eltern mich dazu aufforderten, fand ich zu Hause keine ruhige Ecke zum Lernen und hatte niemanden, den ich bei Fragen hätte um Hilfe bitten können. Es ist schwer, sich zu konzentrieren, wenn der Fernseher ständig in voller Lautstärke läuft oder sich die Eltern den ganzen Tag lang streiten. Meine Lehrerin schien ihre Aufmerksamkeit im Unterricht nur den Klassenbesten zu widmen oder jenen, die immer gut vorbereitet waren. Ich kann mich nicht erinnern, dass ich einmal gefragt wurde, warum ich zu spät in den Unterricht kam oder meine Hausaufgaben nicht gemacht hatte. In der Klasse machte ich meistens nur den Mund auf, um einen Witz zu reißen, was mir oft Ärger einbrachte, und manchmal hatte ich das Gefühl, einfach unsichtbar zu sein. Aber diesem Arzt hätte ich tausend Fragen stellen können.

»Haben Sie schon einmal jemanden sterben sehen? Wie ist es, wenn ein Baby zur Welt kommt? Geben Sie Spritzen? Was tun Sie, wenn ein Kind in Ihrer Praxis zu weinen anfängt?«

Ich stellte ihm ungefähr ein Dutzend zusammenhangloser Fragen über sein Leben als Kinderarzt, und er nahm sich die Zeit, jede einzelne zu beantworten. Bevor er ging, schüttelte er mir wie einem Erwachsenen die Hand.

»Vielleicht wirst du ja selbst eines Tages Arzt werden.«

Ich konnte mir kaum vorstellen, aufs College zu gehen oder Arzt zu werden. All das erschien mir unmöglich, ungefähr so weit hergeholt wie ein Spaziergang über den Mond, aber der Mann schien nicht zu scherzen. Er sah mir geradewegs in die Augen und sagte: »Ich merke, dass du dich um die Dinge kümmerst, und ich glaube, du wärst ein wirklich guter Arzt. Stell dein Licht nicht unter den Scheffel!« Er lächelte mir nochmals zu, dann drehte er sich um und verließ den Raum.

»Stell dein Licht nicht unter den Scheffel«, hörte ich seine Stimme in meinem Kopf sagen. Ich war mir nicht sicher, was das bedeutete. Ich stellte mein Licht ja nicht unter den Scheffel – ich konnte mir nur nicht vorstellen, dass es in meinem Leben überhaupt so etwas wie Licht oder auch nur den Schimmer einer Hoffnung gab.

Doch obwohl niemand aus meiner Familie aufs College gegangen war, entschied ich in diesem Moment, dass ich exakt das tun wollte. Ich wollte Arzt werden. Und sofort stellte ich mir vor, wie mein Name über den Lautsprecher des Krankenhauses ausgerufen wurde, wie ich es so oft in der Fernsehserie »Ben Casey« gesehen hatte. Ich erinnere mich noch genau daran, dass der Protagonist

Hirnchirurg war. Mehr als Zufall? Wer weiß? Aber ich kann Ihnen versichern, dass ich ihn heute noch glasklar vor mir sehe und den Lautsprecher höre.

Ich sagte zu Ruth: »Ja, ich möchte Arzt werden.« Dann korrigierte ich mich. »Ich weiß, dass ich Arzt sein werde.« Ich hatte nicht die geringste Ahnung, wie ich mein Vorhaben in die Tat umsetzen würde, aber in diesem Moment wusste ich, es würde geschehen.

Ruth applaudierte begeistert, als hätte ich soeben irgendeine Heldentat vollbracht.

»Das ist es!«, rief sie. »Genau das!«

»Was meinst du mit ›das‹?«

»Dieses Wissen. Du musst wissen, dass du einmal Arzt sein wirst, und es dir im Kopf in bunten Farben ausmalen, so, als wärst du es schon. Du musst die Welt durch deine Arzt-Augen sehen.«

Ich schloss die Augen und versuchte es. Es war schwer. Ich sah mich selbst nur mit Mühe und Not als Arzt, wie ich gerade auf meinen weißen Kittel blickte. Aber das Bild war unscharf. »Ich kann kaum etwas erkennen«, sagte ich.

»Genau deshalb ist es so wichtig, dass du als Erstes deinen Körper entspannst und deinen Geist von allen Gedanken befreist«, erklärte Ruth. Sie leitete mich wieder durch unsere ersten Übungen. »Jetzt, da ich deine volle Aufmerksamkeit besitze, ist es an der Zeit, deine Intention festzulegen.«

»Meine *was?*«, fragte ich mit großen Augen.

»Deine Intention oder Absicht. Wenn du deinen Körper entspannst, deinen Geist leerst und dein Herz öffnest – wird es dir nicht mehr besonders schwerfallen, eine klare Absicht zu formulieren. Du willst Arzt werden. Daran hast du nicht den geringsten Zweifel.«

Ich schloss wieder die Augen und sagte mir im Geist: *Ich habe die Absicht, Arzt zu werden. Mir ist völlig klar, dass ich Arzt werden will. Meine klare Absicht ist es, Arzt zu werden.* Ich war mir nicht sicher, welche von den Aussagen sich besser anhörte, also dachte ich einfach alle drei.

»Jetzt stell dir vor, Jim, du schaust durch ein Fenster. Es ist beschlagen wie die Scheiben eines Autos, wenn es draußen kalt ist. Stell dir nun vor, deine Absicht sei das Warmluftgebläse des Autos. Du formulierst deine Absicht im Geist immer wieder, so lange, bis die Scheibe nicht mehr beschlagen ist, bis sie ganz klar wird. Auf der anderen Seite der Scheibe stehst du als Arzt. Je klarer du dieses Bild von dir durch die Scheibe erkennen kannst, desto höher ist die Wahrscheinlichkeit, dass das Bild für dich einmal Wirklichkeit wird.«

Ich versuchte die Übung ein ums andere Mal, und endlich sah ich mich durch das imaginierte Fenster meines Geistes als Mann im weißen Kittel.

»Versuch, das Bild festzuhalten«, drängte Ruth. »Tag für Tag. Woche für Woche. Monat für Monat. Jahr für Jahr. Denn alles, was du klar und deutlich durch das Fenster deines Geistes siehst, wird wahr werden. Je besser du dir vorstellen kannst, du besäßest bereits, was du jenseits des Fensters siehst, oder dass du bereits derjenige drüben bist, desto schneller wird es eintreffen.«

»Stimmt das wirklich? Versprichst du mir, dass dieser Zauber wirklich wirkt?«

»Darauf gebe ich dir mein Ehrenwort, Jim. Ich habe dich bisher nicht belogen und werde es auch jetzt nicht tun. Aber du musst dich anstrengen, und manche Dinge werden länger auf sich warten lassen als andere. Manchmal werden die Dinge in deinem Leben sich nicht genauso ereignen, wie du es erwartest. Aber ich verspreche dir, dass alles, was du auf deine Liste gesetzt hast, alles, was du in deinem Herzen fühlst, jeder Gedanke und jede Vorstellung in deinem Geist, wenn du wirklich daran glaubst und dich wirklich anstrengst, in Erfüllung gehen wird. Du musst dein Bild klar vor dir sehen, und anschließend verfolgst du dein Ziel. Es nutzt nichts, im Zimmer zu sitzen und auf bessere Zeiten zu warten. Du brauchst gute Noten in der Schule, du musst ein Medizinstudium absolvieren, das tägliche Handwerk eines Arztes lernen. Aber auf wunderbare Weise wirst du gleichzeitig all diese Dinge in dein Leben ziehen und das werden, was du dir immer vorgestellt hast. Wenn du beides, Verstand und Herz, zum Einsatz bringst, wird es sich genauso ereignen. Das verspreche ich dir.«

Als ich an diesem Abend nach Hause kam, beschloss ich, sicherheitshalber alles, was ich in diesem Sommer von Ruth gelernt hatte, aufzuschreiben, damit ich es nicht vergaß. Ich holte mein Notizbuch aus meiner Kiste für besondere Dinge, schlug eine leere Seite auf und schrieb oben hin: »Ruths Magie«. Dann blätterte ich zur nächsten Seite, wo ich alles aufschrieb, was ich über die Entspannung des Körpers, die Beruhigung des Geistes, das Öffnen des Herzens und die Formulierung von Absichten gelernt hatte. Ich schrieb alles auf, was ich von Ruth gehört hatte, selbst wenn ich nicht verstand, was es bedeutete. Daneben schrieb ich noch Randbemerkungen und Notizen. Ich wollte auf keinen Fall etwas vergessen. Zum Schluss schrieb ich auch noch die Liste mit meinen zehn Wünschen ins Notizbuch.

Dann las ich den ersten Punkt auf meiner Liste: »Nicht aus der Wohnung geschmissen werden.« Ich rekapitulierte noch einmal alles, was mir Ruth über den letzten Trick erzählt hatte. Sie hatte mir erklärt, ich solle mir das vorstellen, was ich mir wünschte, mir anschließend meine Absicht immer wieder vorsagen und zum Schluss ein klares Bild davon in meinem Geist erzeugen. Aber wir hatten nicht davon gesprochen, wie ich mir vorstellte, was ich mir nicht wünschte. Ich wusste nicht, wie ich es anstellen sollte, mir vorzustellen, dass wir *nicht* aus der Wohnung geschmissen würden.

Es war uns ja schon einmal passiert. Ein Polizist war gekommen und hatte meiner Mutter den Räumungsbescheid in die

Hand gedrückt, gefolgt von einer Gruppe von Leuten, die vom Vermieter angeheuert worden waren, um unser sämtliches Hab und Gut auf die Straße zu werfen … Ich hatte keine Lust, mir diese Szene immer wieder vorzustellen. Wie stellt man sich etwas vor, was nicht geschehen soll, wenn es einem ununterbrochen durch den Kopf schwirrt? Dieses Bild – wie all unsere Nachbarn und meine Freunde dabei zusahen, wie wir aus der Wohnung geworfen wurden, und wir, die wir nicht wussten, wohin. Wie man uns schließlich in ein Obdachlosenheim verfrachtete und all unsere Habseligkeiten auf der Müllhalde landeten. Ich wollte es nicht noch einmal in meinem Geist durchleben. Es war zu schmerzhaft.

Dann besann ich mich auf Ruths Worte und beschloss, mir genau das Gegenteil vorzustellen. Jeden Tag der Woche imaginierte ich stundenlang, sofern ich nicht mit Ruth zusammen war, ein Bild von meiner Familie, wie wir in unserer Wohnung lebten. Ich sah, wie wir unsere Miete bezahlten. Ich sah, wie glücklich wir waren. Kraft meines Geistes wischte ich die vom Dunst beschlagene Fensterscheibe blitzblank.

Von Zeit zu Zeit tauchte in meinen Gedanken noch immer das Bild des Polizisten auf, der an unsere Haustür klopfte. Das Klopfen war schrecklich. Es klang laut und schroff, und man konnte es unmöglich ignorieren. Ich wusste, was dieses Klopfen bedeutete. Und ich wusste auch, dass der Monatserste immer näher rückte. Ruth würde Lancaster verlassen, und ich würde aus meinem Zuhause geworfen werden. Beide Vorstellungen quälten mich, aber mit jedem Tag gelang es mir, die vom Dunst beschlagene Scheibe ein bisschen durchsichtiger werden zu lassen, und dann sah ich, wie meine Mutter die Miete bezahlte und wir in unserer Wohnung blieben. Ich sagte mir im Geist immer wieder vor: »Wir werden die Miete bezahlen. Wir werden nicht aus der Wohnung geschmissen werden.«

Ruth und ich übten an jedem Tag der Woche, bis der Moment gekommen war, an dem wir uns voneinander verabschieden mussten. Sie führte mich durch die Visualisierungsübung, in der ich mich als Arzt sah. Anschließend setzte ich mich zu Hause hin und versuchte, ein klares Bild davon zu erzeugen, wie wir unsere Miete bezahlten. Mein Vater hatte erwähnt, dass ihm noch jemand Geld aus einem Job schuldete, den er vor längerer Zeit einmal hatte. Ich glaubte es ihm nicht. Solche Geschichten hatte ich schon zu oft von ihm gehört. Die Zwangsräumung rückte bedrohlich näher, aber ich kämpfte mit dem einzigen Mittel dagegen an, das ich besaß: Ruths Magie!

An einem Samstagmorgen nahm ich von Ruth Abschied. Sie umarmte mich lange.

»Ich bin stolz auf dich, Jim.«

»Danke, Ruth«, sagte ich. »Danke für alles, was du mir beigebracht hast.«

Doch alles in allem verlief unser Abschied eher unspektakulär. Ich hatte ihn mir ergreifender vorgestellt. Neil war gerade mit einem Kunden beschäftigt und winkte nur flüchtig zu mir herüber. Ruth erklärte mir, sie bliebe noch so lange im Laden, bis Neil abschloss und sie zum Flughafen brachte. Das war alles. Ich setzte mich auf mein Fahrrad und fuhr nach Hause.

Ich saß gerade in meinem Zimmer, als ich das Klopfen an der Haustür hörte. Ich zuckte vor Schreck zusammen. Ich hatte eben über den Abschied von Ruth nachgedacht. Ein weiteres Klopfen. Es klang wütend und hartnäckig. Mir wurde übel, das Herz schlug mir bis zum Hals. Ich saß wie erstarrt auf dem Boden. Wieder klopfte es an der Tür. Ich wusste, dass meine Mutter im Bett lag und dass weder mein Vater noch mein Bruder zu Hause waren. Ich musste auf das Klopfen reagieren.

Ich sah durchs Küchenfenster, erwartete den Streifenwagen des Deputy-Sheriffs vor dem Haus und den Sheriff vor unserer Tür.

Aber dort stand jemand anderer. Ein Mann in einem Anzug. Als ich die Tür öffnete, sah er mich erstaunt an und erkundigte sich dann nach meinem Vater.

»Er ist nicht da«, antwortete ich.

»Richte deinem Vater bitte aus, es tut mir leid, dass ich ihn nicht früher bezahlen konnte. Gib ihm diesen Umschlag und sag ihm, ich danke ihm für seine Geduld.«

Er überreichte mir den Umschlag und ging. Ich schloss die Haustür und betrachtete den Umschlag in meiner Hand. Auf der Vorderseite standen ein Name und eine Adresse. Ich drehte ihn um. Er war nicht versiegelt. Also öffnete ich die Lasche. Und dann sah ich Geld – im Innern des Umschlags lagen bündelweise Banknoten.

Ich rannte ins Schlafzimmer zu meiner Mutter und gab ihr den Umschlag. Sie öffnete ihn und begann, ganz langsam das Geld zu zählen. Es war genügend Geld, es reichte nicht nur für die Miete der kommenden drei Monate, sondern auch für fällige Rechnungen und um Essen einzukaufen.

Ich konnte es einfach nicht glauben. Die Magie hatte funktioniert! Sie hatte wirklich funktioniert!

»Ich muss noch mal kurz weg«, rief ich meiner Mutter zu.

Ich schwang mich aufs Fahrrad und fuhr so schnell wie möglich zum Zauberladen. Ruth kam gerade mit Neil zur Tür heraus.

Ich schrie ihr entgegen: »Ruth, Ruth!«

Die beiden blieben verwundert auf dem Gehsteig stehen.

»Ich freue mich, dass du noch mal zurückgekommen bist«, sagte Neil. »Das wollte ich dir vorhin nämlich noch mitgeben.« Er reichte mir eine Tüte mit der Aufschrift des Zauberladens. »Übrigens kannst du jederzeit im Laden vorbeischauen, auch wenn meine Mutter nicht mehr da ist.«

Ich bedankte mich bei ihm, und Neil ging voraus zum Auto, wo er auf Ruth wartete.

Ich sah Ruth an. »Es funktioniert tatsächlich«, sagte ich. Mir standen die Tränen in den Augen. »Deine Magie – sie ist echt, sie funktioniert!«

Ruth umarmte mich, während ich immer noch auf meinem Fahrrad saß.

»Ja, Jim, ich weiß.« Als sie schon auf dem Weg zum Auto war, drehte sie sich noch einmal um. »Jetzt verstehst du es, oder? Die Kraft in dir? Du warst reif dafür, es zu lernen, und ich hatte das Privileg, es dir zeigen zu dürfen. Jeder von uns trägt diese Kraft in sich, wir müssen nur lernen, sie zu nutzen. Aber vergiss niemals, dass die Magie, die ich dir beigebracht habe, eine große Wirkung besitzt. Sie ist mächtig, wenn man sie für gute Zwecke benutzt, aber in den Händen von jemandem, der noch nicht reif dafür ist, kann sie auch Schmerz und Leid verursachen. Und denk daran, Jim: Deine Gedanken erschaffen deine eigene Wirklichkeit. Andere können deine Wirklichkeit nur dann erschaffen, wenn du sie nicht selbst erschaffst.«

Ich beobachtete, wie Ruth im Auto davonfuhr. Ich glaubte, ich hätte bereits verstanden, was sie mir zum Abschied gesagt hatte, aber ich hatte noch gar nichts verstanden. Bei Weitem noch nicht. Zu einem späteren Zeitpunkt in meinem Leben sollte ich es tatsächlich verstehen, aber vorher musste ich am eigenen Leib erfahren, worauf Ruth sich bezog, wenn sie von der magischen Kraft in den Händen eines Menschen sprach, der noch nicht reif dafür war. Ich selbst war der Mensch, von dem sie gesprochen hatte.

Ich warf einen Blick in die Tüte, die Neil mir gegeben hatte. In ihr befanden sich ein nagelneuer Plastikdaumen und verschiedene Kartenspiele mit gezinkten Karten.

Ich dachte kurz über Neil nach. Dann machte ich die Tüte wieder zu. Ich mochte seine Zauberkunst wirklich, aber sie war nicht im Entferntesten mit jener Magie zu vergleichen, die ich von Ruth gelernt hatte. Jetzt besaß ich etwas Besseres. Etwas, das mir viel größere Macht verlieh. Ich konnte bekommen, was immer ich mir wünschte. Und ich wusste, was ich mir nicht wünschte: Ich wollte nicht mehr jener arme Schlucker sein, auf den die anderen, die sich selbst für etwas Besseres hielten, herabsahen, nur weil sie reicher waren, in hübscheren Häusern wohnten, schickere Autos fuhren und einen besseren Job hatten. All das würde ich ebenfalls erreichen. Niemand würde jemals wieder auf mich herabsehen. Ich würde Arzt werden. Jemand, zu dem alle aufsahen. Auf meinem Konto würde sich eine Million Dollar befinden. Ich würde Macht besitzen. Ich würde erfolgreich sein. Denn ich wusste jetzt, wie man all das erreichen konnte. Ruths Magie war mächtiger als alles, was ich mir je hatte vorstellen können. Mein ganzes Leben lang hatte ich sie in mir gehabt. Ich hatte es nur nicht gewusst. Ich würde meinen Geist trainieren. Ich würde üben. Ich würde mich anstrengen, fleißiger sein – was immer nötig wäre.

Wir waren nicht zwangsgeräumt worden. Das war der Beweis, den ich gebraucht hatte. Was ich von Ruth gelernt hatte, war wahre Magie. Ich strich den ersten Punkt von meiner Liste und wusste, dass ich die restlichen Punkte früher oder später ebenfalls streichen würde.

* * *

Ich hasste Lancaster. Sicherlich trug meine familiäre Situation viel zu den Gefühlen bei, die ich diesem Ort entgegenbrachte. Aber wäre Lancaster nicht gewesen, hätte ich wohl niemals jene Magie erlernt, die es mir erlaubte, später in meinem Leben Außergewöhnliches zu erreichen. Heute bin ich dankbar dafür, dass ich dort war, zu jener Zeit, an jenem Ort, dass ich den richtigen Menschen traf. Den Menschen, der mit seiner Magie mein Gehirn komplett neu gestaltete.

Bevor ich Ruth kennenlernte, hatte meine Wirklichkeit aus

dem Gefühl bestanden, dass ich völlig verloren war und das Leben ein ungerechter Ort, an dem manche glücklich waren und andere eben nicht. Ich sah für mich keine realistische Möglichkeit, jemand zu werden, der eine wichtige Position bekleidete, oder aus den engen und elenden Verhältnissen herauszukommen, in denen meine Eltern lebten. Nach meiner Begegnung mit Ruth sah ich die Welt mit anderen Augen. Ich sah mich selbst mit anderen Augen. Ich glaubte an eine Welt der unbegrenzten Möglichkeiten. Ich konnte erschaffen, was immer ich mir wünschte, und das verlieh mir ein Gefühl von Macht und Entschlossenheit. Letztendlich sind wir alle imstande, diese Magie zu erlernen. Ich hatte die Kraft meines Geistes entdeckt und war bereit, diese Kraft zu nutzen – nichts und niemand würde mich mehr daran hindern.

## Ruths Trick Nr. 4
## Formuliere eine klare Absicht

1. Setze dich in ein ruhiges Zimmer und schließe die Augen.
2. Stelle dir im Geist ein Ziel vor oder etwas, das du erreichen möchtest. Es ist nicht nötig, dass deine Vorstellung bis ins kleinste Detail ausgeführt ist. Allerdings ist es wichtig, dass dein Ziel oder deine Vorstellung niemandem schadet oder böse Absichten in sich trägt. Obwohl sich diese Technik auch in negativer Hinsicht einsetzen lässt, würdest du in einem solchen Fall nur Schmerz und Leid auf dich ziehen und unglücklich werden.
3. Entspanne deinen Körper vollkommen (Ruths Trick Nr. 1).
4. Sobald du entspannt bist, konzentriere dich auf deine Atmung und versuche, deinen Geist vollständig von allen Gedanken zu befreien.
5. Kommen dir Gedanken in den Kopf, lenkst du deine Aufmerksamkeit einfach wieder zurück zu deinem Atem.
6. Atme weiterhin ein und aus, bis du deinen Geist vollkommen von Gedanken befreit hast.
7. Jetzt stellst du dir dein Ziel oder deinen Wunsch vor und siehst dich selbst so, als hättest du dieses Ziel oder diesen Wunsch bereits erreicht. Beobachte dieses mentale Bild, während du langsam ein- und ausatmest.
8. Spüre die positiven Gefühle in dir, die mit dem Erreichen dieses Ziels oder der Erfüllung dieses Wunsches einhergehen. Erlebe, wie gut es sich anfühlt, eine bloße Idee in Realität verwandelt zu haben. Spüre das positive Gefühl, das dich bei der Vorstellung überkommt, dein Ziel erreicht zu haben.
9. Nachdem du das Bild von dir nach dem Erreichen deines Ziels gesehen und dem positiven Gefühl nachgespürt hast, das dieses in dir auslöst, beginnst du dem Bild einige Details

hinzuzufügen. Wie ist dein äußeres Erscheinungsbild? Wo befindest du dich? Wie reagieren andere Menschen auf dich? Füge dem Bild in deiner Vorstellung so viele Details wie möglich hinzu.

10. Wiederhole diese Übung ein- oder zweimal am Tag, zehn bis dreißig Minuten lang. Beginne jedes Mal mit dem Bild von dir nach dem Erreichen deines Ziels. Beobachte die Gefühle, die dabei in dir aufsteigen. Jedes Mal, wenn du das mentale Bild siehst, fügst du dem Bild einige weitere Details hinzu. Zuerst wirst du ein relativ verschwommenes Bild sehen, aber je öfter du die Übung machst, desto klarer wird das Bild werden.
11. Jedes Mal, wenn du die Übung machst, wirst du ein schärferes Bild in deiner Vorstellung erzeugen, weil deine Absicht in deinem Unterbewusstsein immer klarer wird. Es wird dich überraschen, was du alles entdecken wirst und wie du schließlich dein Ziel erreichst. Was zählt, ist das Ziel, und nicht so sehr, wie du es erreichst.

*Mit der klaren Formulierung deiner Absicht kannst du deine Ideen Realität werden lassen.*

# TEIL 2

# Die Rätsel des Gehirns

# 6
# Eifriges Bemühen

Wäre mein Leben eine Sitcom fürs Fernsehen, hätte es sich radikal verändern müssen, nachdem Ruths Magie uns vor der Zwangsräumung gerettet hatte. Mein Vater hätte aufgehört zu trinken, meine Mutter hätte für immer aus der Dunkelheit ihrer Depression herausgefunden, und an unserer Haustür hätte uns auch weiterhin auf magische Weise der Geldsegen gewunken. Wir alle hätten fortan glücklich unsere Tage verbracht als die perfekte, fürs Fernsehen gemachte Kleinfamilie. Die Familie Doty hätte selbst die Brady-Familie aus »Drei Mädchen und drei Jungen« noch um Längen geschlagen.

Aber so funktionierte Ruths Magie eben nicht. Es war kein Geist aus der Flasche gekommen, der mir im Handumdrehen jeden Wunsch erfüllte. Und auch meine Familie war nicht auf magische Weise verwandelt worden. Mein Vater trank nach wie vor. Mein Bruder versteckte sich immer noch vor der Welt. Und meine Mutter hatte weiterhin mit ihrer Depression und den Folgen eines Schlaganfalls zu kämpfen. Ja, ich hatte zwar gelernt, wie die Magie funktionierte, aber jetzt war es an mir, sie zu üben und zu perfektionieren. Und ich durfte den Glauben daran nicht verlieren, dass das Unmögliche von nun an möglich würde. Ich konnte versuchen, für mich selbst eine neue Realität zu erschaffen, aber ich konnte die Menschen, die ich liebte, nicht ändern, sosehr ich mich auch darum bemühte. Sie hätten ihre Realität ebenfalls ändern müssen, aber das geschah nicht. Das ist es vermutlich, was einen als Kind am meisten schmerzt: Unser Leben hängt völlig von anderen Menschen ab und entzieht sich unserer Kontrolle. Häufig verursachen die Entscheidungen anderer bei uns tiefe Wunden und hinterlassen bleibende Narben.

Ich war zwar nicht in der Lage, die Wirklichkeit der Menschen um mich herum zu ändern, aber ich wusste, dass ich meine eigene ändern konnte. Ich wusste, dass sich jeder einzelne Punkt auf meiner Liste erfüllen würde. Kurz nach Ruths Abreise hatte ich die Liste so verinnerlicht, dass ich sie zu meinem Dale-Carnegie-Buch und Neils Zaubertricks in meine Kiste für besondere Dinge legte. Dort lag auch mein kleines Notizbuch, in das ich alles geschrieben hatte, was ich von Ruth gelernt hatte.

Ich wandte Ruths Tricks jeden Morgen und jeden Abend an, Tag für Tag, Woche für Woche, Monat für Monat. Ähnlich wie Leistungssportler, die sich innerlich immer wieder einen bestimmten Bewegungsablauf vorstellen – den perfekten Sprungwurf beim Basketball, ein Hole-in-one beim Golf, einen Home Run beim Baseball –, dadurch ihre Physiologie verändern und neuronale Muster in ihrem Gehirn schaffen, die ihre Muskeln befähigen, auf neue Weise zu arbeiten, benutzte ich mentale Bilder, um neue neuronale Vernetzungen in meinem Gehirn zu schaffen.

Das Gehirn unterscheidet nicht zwischen Erfahrungen, die wir mit aller Kraft imaginieren, und solchen, die wir wirklich gemacht haben. Lange bevor ich mich fürs College oder die medizinische Fakultät bewarb, hatte ich meinen Geist darauf eingestellt, dass ich Arzt sein würde, einfach, indem ich mich in meiner Vorstellung als Arzt sah. Ein weiteres Rätsel unseres Gehirns ist, dass es das Bekannte stets dem Unbekannten vorzieht. Indem ich meinen eigenen künftigen Erfolg visualisierte, machte ich mein Gehirn mit diesem Erfolg vertraut. *Intention* ist ein kurioses Ding: Unser Gehirn sieht immer genau das, worauf es zuvor seine Intention gerichtet hat. Ist Ihnen das nicht auch schon passiert: Sie wollen sich das Auto einer bestimmten Marke kaufen, und plötzlich sehen Sie überall Autos dieser Marke? Ist es Ihre *Intention,* die dafür gesorgt hat, dass das Auto auf magische Weise vor Ihnen auftaucht, oder ist es die fokussierte *Aufmerksamkeit* Ihres Gehirns, die Ihnen erlaubt, endlich das zu sehen, was Sie schon immer vor Augen hatten? »Du bekommst, was du erwartest« kann demnach als simple New-Age-Idee, als Hoffnungsdenken verstanden werden – oder aber als ein eindrucksvolles Beispiel moderner Neurowissenschaften und der Plastizität des Gehirns.

*Aufmerksamkeit* besitzt eine ungeheure Wirkungskraft – sie ist imstande, unsere Gehirne im wahrsten Sinn des Wortes umzukrempeln, und sorgt für eine Zunahme der grauen Substanz in ebenden Hirnarealen, die an Lernprozessen, Handlungen und an der Umsetzung unserer Träume beteiligt sind. Ruth zeigte mir, meine Aufmerksamkeit auf das zu richten, was ich im Leben erreichen wollte. Wollte ich für immer in armen Verhältnissen leben? Sollte mein Leben etwa nichts wert sein, nur weil ich von der Fürsorge lebte oder im Haushalt eines Alkoholikers groß wurde? Sollte ich weniger wert sein, nur weil ich aus einem ärmeren Viertel stammte oder aufgrund dessen, wer meine Eltern waren?

Von Ruth lernte ich, meine Aufmerksamkeit und meine Intention neu auszurichten – von meiner Identität als Junge aus armen Verhältnissen und einem unstrukturierten Elternhaus auf die Dinge, die ich mir im Leben am meisten wünschte. *Geld. Rolex. Erfolg. Porsche. Arzt.* Das waren meine neuen Vertrauten im Leben – die Bilder, die sich in die Zellen und Synapsen im präfrontalen Cortex meines Gehirns einschrieben.

Der präfrontale Cortex hat entscheidenden Einfluss auf unsere ausführenden Funktionen wie Handlungsplanung, Lösung von Problemen, Urteilsvermögen, Denken, Gedächtnis und Entscheidungsfindung. Er hilft uns dabei, unsere emotionalen Prozesse zu regulieren, schlechte Gewohnheiten zu überwinden und vernünftige Entscheidungen zu treffen. Er ist jener Teil des Gehirns, der es uns erlaubt, über unser eigenes Denken nachzudenken – etwas, was ich bereits von Ruth gelernt hatte. Im präfrontalen Cortex entwickeln sich auch Gefühle wie Empathie und die Verbindung zu anderen Menschen.

Ruth brachte mir die Techniken bei, mit deren Hilfe ich alles erlangen konnte, was ich mir im Leben wünschte, und ich lenkte meine ganze Aufmerksamkeit darauf, die erträumte Zukunft in Realität zu verwandeln. Ich hatte keine Ahnung, welche Schritte notwendig waren, um aufs College zu gehen oder für das Medizinstudium zugelassen zu werden. Um die Wahrheit zu sagen: Ich hatte von dem ganzen Prozedere nicht den geringsten Schimmer. Aber wenn man für sich eine klare Absicht formuliert, entwickelt das manchmal eine ganz eigene Art von Magie, und seit jenem Sommer im Zauberladen schien das Universum sich stets verschworen zu haben, mich genau an die richtige Stelle zu führen.

Natürlich konnte mir auch das Universum nicht weiterhelfen, als es um mein praktisches Überleben auf der Highschool ging. Im Nachhinein betrachtet hätte ich meine Intention wohl besser auf gute Noten in der Schule gerichtet und mich dabei immer nur auf eine Sache konzentriert anstatt darauf, wie mein Leben aussehen würde, wenn sich erst all meine Wünsche erfüllt hätten.

* * *

Meine Jahre auf der Highschool vergingen wie im Flug. In manchen Fächern erreichte ich ziemlich gute Noten, in anderen konnte ich mich gerade so durchmogeln. Ich hatte immer noch keine realistische Vorstellung davon, was ich tun musste, um aufs College zu gehen oder in die medizinische Fakultät aufgenommen zu werden. Und ich wusste auch nicht, wie man jemanden um Hilfe oder Rat bittet. Erst später merkte ich, dass einem viele Menschen gern behilflich waren, wenn man sie nur ansprach. Aber zum damaligen Zeitpunkt fühlte ich mich ziemlich verloren, und ich wusste nicht, wie man sich bei jemandem erkundigt oder was ich überhaupt fragen sollte.

Wenn man als Kind keine Mentoren hat, keine Ratgeber oder Unterstützer, kann dies den Erfolg stark beeinträchtigen. Aber an wen wendet man sich, wenn man gar nicht weiß, dass es eine solche Möglichkeit überhaupt gibt? Ich wollte an der Highschool Mitglied in einer der Sportmannschaften werden. In der neunten Klasse war ich in die Auswahl für die Football-, Basketball- und Baseball-Teams gekommen, aber leider merkte ich bald, dass Schulsport finanzielle, aber auch ideelle Unterstützung seitens der Eltern erforderte. Ich konnte von zu Hause weder das eine noch das andere erwarten. Es ist schwierig, in einer Schulmannschaft zu spielen, wenn einen niemand zum Training fährt, wenn man nicht zu einem Spiel kommen kann, weil man zu Hause zur Pflege der Mutter gebraucht wird oder am Freitagabend seinen Vater in einer Bar suchen muss. Ich genoss das Gefühl der Zugehörigkeit, das ich erlebte, wenn ich in einer Mannschaft war. In unseren Trikots waren wir alle gleich, und wir verfolgten ein gemeinsames Ziel. Aber ich erhielt auf der Highschool nie die Jacke mit dem aufgenähten Buchstaben für sportliche Leistungen, obwohl ich mich wie verrückt danach sehnte. In meinem dritten Highschool-Jahr holte ich deshalb meine Liste mit den zehn Wünschen hervor und ergänzte darauf: *Auf dem College in einer Sportart den Buchstaben erwerben – die Jacke bekommen!*

Die Gewissheit, dass ich meine Liste gut aufbewahrt hatte, half mir leichter über die Enttäuschungen und scheinbaren Ungerechtigkeiten des Lebens hinweg. Auch linderte die Tatsache, dass ich jeden Abend meinen Körper entspannte und meinen Geist beruhigte, meine Ängste in Bezug auf Schule und Elternhaus. Ich lebte für die Zukunft, die in meinem Geist bereits existierte; sie war ein wesentlich angenehmerer Ort als unsere kleine, schmuddelige Wohnung, die immer leicht nach Schimmel und Zigarettenrauch roch. Abgesehen von den Momenten, in denen ich Ruths Magie praktizierte, und den Stunden, in denen ich schlief, versuchte ich, so wenig wie möglich zu Hause zu sein.

Es war genau das Bestreben, möglichst wenig daheim zu sein, das mich dazu brachte, mich beim Programm *Law Enforcement Exploring* um einen Platz als Auszubildender im örtlichen Polizeidienst zu bewerben. Um ein Law Enforcement Explorer Scout werden zu können, musste man über fünfzehn sein, in der Highschool mindestens einen Notendurchschnitt von 2,0[1] haben und einen guten Leumund besitzen. Zwölf Wochen lang fuhr ich mit einer Gruppe Auszubildender jeden Samstag mit dem Bus nach Los Angeles zur Sheriff's Academy, wo wir in Sachen Strafverfolgung geschult wurden. In einem achtstündigen Kurs lernten wir die Aufgaben der lokalen Polizei kennen, paukten Strafprozessordnung, übten Selbstverteidigung und den Umgang mit Waffen, wurden zu körperlicher Fitness gedrillt. Alle Deputy Explorers trugen die gleichen kakifarbenen Hemden und dunkelgrünen Hosen. Es war zwar keine Sportmannschaft, aber zumindest trug ich jetzt eine Uniform und war Teil eines größeren Ganzen. Außerdem war es ein gutes Gefühl, samstags etwas vorzuhaben. Nachdem wir das Programm absolviert hatten, durften wir uns offiziell Explorers nennen und wurden zu verschiedenen Tätigkeiten im

1 Der Notendurchschnitt GPA (Grade Point Average) von 2,0 im US-amerikanischen System entspricht im deutschen System etwa einem Notendurchschnitt von 3 (Anm. d. Ü.).

Bereich des örtlichen Sheriffs eingesetzt, wo wir eng mit dem Deputy Sheriff zusammenarbeiteten. An einem Tag konnte es sein, dass man auf Patrouillenfahrt ging, durch die Gemeinde fuhr und über das Funkgerät Anfragen beantwortete. Ein andermal wurde man bei der Kontrolle von Massenveranstaltungen eingesetzt – Paraden, Spielen von Highschool-Footballmannschaften oder dem jährlichen Feuerwerksspektakel am Unabhängigkeitstag. Ebenso konnte man im hiesigen Gefängnis mit den Beamten zusammenarbeiten, die von jedem Verhafteten die Daten aufnahmen und registrierten.

An einem Samstagabend hatte ich die Aufgabe, in der Registrierung der Polizeiwache von Lancaster zu arbeiten. Ich sollte dem Gefängnisbeamten helfen und bekam die Schlüssel zu den Zellen in die Hand gedrückt. Stolz befestigte ich den Schlüsselbund an der Schlaufe meines Gürtels und erwartete eine massive Verhaftungsaktion von mehreren Schwerverbrechern. Ich stellte mir das Gefängnis randvoll mit Gefangenen vor und sah mich selbst vor den Zellen stehen, in der Hand den Schlüssel, der über ihr Schicksal entschied. Ich fühlte mich voller Macht mit diesem besonderen Schlüssel, aber den größten Teil der Nacht war niemand da, der mich in meiner glanzvollen Rolle hätte bewundern können.

Ich sortierte unzählige Papierstapel und Berichte, um sie im Archiv abzulegen, kaufte mir am Getränkeautomaten mehrere Flaschen Cola, aber die meiste Zeit saß ich herum und dachte mir, wie langweilig diese Aufgabe eines Law Enforcement Explorer Scout doch war. Kurz vor Ende meiner Schicht hörte ich, wie ein Streifenwagen vor der Polizeiwache hielt, und sah den Streifenbeamten mit einem ungepflegt wirkenden Mann in Handschellen zur Tür hereinkommen. Ich konnte sein Gesicht nicht erkennen. Er war offensichtlich schwer betrunken und lallte nur einige unverständliche Worte. Ich spürte, wie mein Herz schneller schlug. Endlich! Ich würde diesen Verbrecher in Kürze hinter Schloss und

Riegel bringen. Der Polizist lief mit dem Mann an mir vorbei. Der Mann ging gekrümmt, ich konnte sein Gesicht immer noch nicht sehen, beim Gehen schwankte und stolperte er. Ich griff nach meinem Schlüssel, denn ich wusste, nach Abnahme seiner Fingerabdrücke und der Registrierung seiner Personalien durfte ich ihn einsperren. Dann nahm der verhaftete Mann am Schreibtisch Platz, hob den Kopf und sah mich an.

Es war mein Vater. Er wirkte verwirrt und verärgert und hoffnungslos betrunken. Mir wurde übel. Schnell wandte ich mich von ihm ab und ging zurück zum Aktenschrank. Ich war zu Tode beschämt. Ich hatte für meine Bewerbung zum Deputy Explorer eine ganze Abhandlung über meine moralische Integrität geschrieben. Was würden sie jetzt über mich denken? Die Fragen hinsichtlich meiner Familienverhältnisse hatte ich sehr oberflächlich beantwortet, und ich hatte mir eingeredet, die Deputy Sheriffs wussten nicht, aus welch ärmlichen Verhältnissen ich stammte oder dass mein Vater ein aufbrausender Alkoholiker war, der mehrmals in Haft gesessen hatte. Einer der Gründe, weshalb ich zu den Explorers gegangen war: Ich wollte mich deutlich von meiner Familie abgrenzen.

Ich öffnete das Schubfach des Aktenschranks und starrte wie benommen auf die Aktenreihen in seinem Innern. Ich wünschte, ich hätte meinen Spezialschlüssel dazu benutzen können, mich selbst aus dem Raum zu entfernen. Warum hatte es immer den Anschein, als würde ich, wo ich auch hinkam, niemals mir selbst oder meiner Herkunft entkommen können?

Ich fühlte eine Hand auf meiner Schulter, und als ich aufschaute, sah ich, wie der Beamte, der mit mir Dienst schob, neben mir stand.

»Es tut mir wirklich leid«, sagte er.

Da begriff ich, dass er schon immer gewusst haben musste, wer mein Vater war. Mir schoss die Schamesröte ins Gesicht, und ich blickte zu Boden. Ich würde nicht anfangen zu weinen, aber ich war mir auch nicht sicher, was ich jetzt tun sollte. Würde ich wirklich meinen eigenen Vater einsperren müssen?

»Ich habe mit dem Streifenbeamten gesprochen, der deinen Vater hierhergebracht hat. Wir werden keine Anklage gegen ihn erheben. Wir warten, bis er ausgenüchtert ist, und fahren ihn dann nach Hause.«

Ich nickte und murmelte ein leises »Danke!«.

Am liebsten wäre ich im Boden versunken, aber der Beamte stand immer noch neben mir, mit seiner Hand auf meiner Schulter.

»Jim«, sagte er mit ruhiger Stimme.

Ich sah auf und blickte in seine Augen in der Erwartung, in seinem Blick etwas Bewertendes oder, was noch schlimmer gewesen wäre, Mitleid zu erkennen. Aber ich sah nichts von beidem. In diesem Moment erinnerte ich mich wieder an Ruths Worte, dass nur, weil etwas kaputtgegangen ist, noch lange nicht alles kaputt sein muss. Ich war immer davon ausgegangen, dass Menschen mich aufgrund meines Vaters beurteilten, aufgrund meiner Armut, aufgrund all der Dinge, die ich nicht besaß – doch als ich die Hand dieses Polizeibeamten auf meiner Schulter spürte und in seine Augen voller Güte sah, verstand ich, dass all diese Annahmen nur meinem eigenen Urteil entsprangen. Ich war arm. Mein Vater war Alkoholiker. Aber deshalb war ich nicht erledigt. Es musste noch lange nicht alles kaputt sein, nur weil etwas kaputtgegangen war. Mein Leben war deshalb nicht kaputt.

»Ja, Sir?«

»Willst du jetzt lieber nach Hause gehen, oder arbeitest du deine Schicht zu Ende?«

»Ich möchte meine Schicht zu Ende arbeiten.« In der Minute, als ich dies sagte, wusste ich, dass es stimmte. Mein Vater ging seinen Weg, und ich ging meinen eigenen.

Der Beamte sah mich wieder an. »Jim, mein Vater hat auch getrunken. Ich weiß, wie du dich fühlst.« Dann drückte er mir noch einmal die Schulter, drehte sich um und ging aus dem Raum.

* * *

Betrachtet man Erwachsene, die in einer Alkoholikerfamilie groß wurden, wird man zwei unterschiedliche Typen feststellen können – diejenigen, die infolge ihres eigenen Traumas und ihrer genetischen Veranlagung selbst irgendeiner Sucht verfallen, oder die Überehrgeizigen, die darauf versessen sind, sich völlig von ihrer Familie abzugrenzen und aus dieser auszubrechen. Ich gehörte zum zweiten Typ. Das war einer der Gründe, weshalb ich zum Explorer wurde. Ich genoss das Prestige, Teil einer erlesenen Truppe mit hoher moralischer Integrität zu sein. Ich bin mir nicht sicher, ob ich die Welt um mich herum oder nur mich selbst davon überzeugen wollte. Aber wie in der Situation, als mein Vater verhaftet worden war, konnte ich es nicht immer vermeiden, dass meine zwei unterschiedlichen Welten gelegentlich miteinander kollidierten.

Eine weitere meiner Aufgaben als Explorer war es, beim Packen von Geschenkkörben zu helfen und sie in der Weihnachtszeit an bedürftige Familien zu verteilen. Wir bestückten große Weidenkörbe mit Kürbiskonserven, mit Weißbrot zum Stopfen des Bratens, mit Süßkartoffeln und natürlich mit dem Prachtexemplar eines Truthahns. Wenige Tage vor Weihnachten schwirrten die Deputy Sheriffs aus, um die Körbe zu verteilen.

Ich gehörte nicht zu der Gruppe, welche die Körbe verteilen durfte, aber es machte mir Spaß, zuzuhören, wenn die anderen erzählten, wie es war, als sie an die Haustüren der Leute klopften und diese mit den Geschenkkörben überraschten. Manchmal weinten die Leute, und einmal hörte ich einen der Polizeibeamten sagen:

»Man könnte fast meinen, die hätten noch nie in ihrem Leben einen Truthahn gesehen.«

Es war ein wunderbares Gefühl, beim Einpacken der Körbe zu helfen. Mich ergriff eine Art von Begeisterung, die noch tage- und wochenlang anhielt. Es war dasselbe Gefühl, das sich einstellte, wenn ich meinen Geist in der Weise beruhigte, wie ich es von Ruth gelernt hatte. Ihre Tricks waren ein fester Bestandteil meines täglichen Lebens. Ich erzählte niemandem etwas davon, aber jeden Morgen und jeden Abend entspannte ich meinen Körper, beruhigte meinen Geist und stellte mir in der anschließenden Visualisierungsübung vor, was ich erreichen und wer ich sein wollte. Mein Herz öffnete ich nicht. Dieser Trick war mir zu schwer. Ich fand es schwierig, mir selbst Liebe zu schenken, denn in gewisser Weise hatte ich mich bereits auf den Gedanken versteift, dass ich selbst an meiner Situation schuld war. Ich fühlte mich unwohl bei der Vorstellung, mir selbst und anderen bedingungslos Liebe und Mitgefühl zu schenken. Vor allem jenen, von denen ich glaubte, dass sie mich verachteten oder ignorierten oder schlecht behandelten.

Als der Streifenpolizist mit dem großen Weidenkorb in der Hand an unsere Haustür klopfte, versteckte ich mich hinter der Gardine und überließ es meiner Mutter, die Tür zu öffnen. Ich war geschockt. Ich hatte es zwar im Gefühl gehabt, dass wir dieses Jahr auf der Liste standen. Aber ich wollte nicht zu denjenigen gehören, die einen Geschenkkorb nötig hatten. Ich sah, wie meine Mutter einen der Körbe auspackte, die ich in der Woche zuvor selbst packen geholfen hatte. Der Korb erinnerte mich daran, dass wir arm waren. Ich wollte nicht auf die Hilfe anderer angewiesen sein. Aber ohne den Essenskorb hätte es bei uns am Weihnachtsabend keinen Truthahn gegeben. Niemand in meiner Familie wusste, dass ich mitgeholfen hatte, diesen Korb zu packen. Ich fühlte mich gut, nicht weil ich den Korb gepackt hatte, sondern weil ich sah, wie glücklich meine Mutter und mein Vater darüber waren, und weil es mich daran erinnerte, wie viel diese Körbe für so viele Menschen bedeuteten.

Es ist eher ungewöhnlich, bei einem Akt der Güte und Großzügigkeit zur gleichen Zeit auf beiden Seiten zu stehen. In diesen Weihnachtsferien lernte ich, welche Freude es bereitete, etwas zu geben, und welche Freude es war, etwas zu empfangen. Es war ein heftiges Aufeinanderprallen, und damals konnte ich mir kaum vorstellen, wie sehr die Kenntnis dieser beiden Seiten mein Leben als Erwachsener prägen sollte.

Ich war während der Zeit auf der Highschool, von meinem vierzehnten bis zu meinem siebzehnten Lebensjahr, als Explorer tätig. Diese Aufgabe verlieh meinem Leben Sinn und bot mir gleichzeitig einen Ort der Zugehörigkeit. Und diese beiden Dinge in Kombination mit der täglichen Praxis von Ruths Magie veränderten mich innerlich auf subtile Weise. Ich merkte, dass Furcht, Angst und Sorge für mich keine notwendigen Wegbegleiter mehr waren. Es gelang mir immer besser, meine Gedanken und Gefühle zu beobachten, ohne emotional darauf zu reagieren. Ich wusste zwar nicht ganz genau, in wen ich mich zu verwandeln begonnen hatte, aber ich wusste, ich war nicht mehr das Kind, das ich einmal gewesen war. Ich betrachtete meine Familie einfach als meine Familie, statt sie als eine Wunde zu empfinden, die mir jeden Tag Schmerzen bereitete. Ich erkannte auch deutlich, dass ich nicht mit meinem Vater, meiner Mutter, meinem Bruder oder meiner Schwester identisch war. Ich war ich. Ihr Handeln hatte mit dem meinen nichts zu tun. Mein Bruder und meine Schwester hatten ihre eigenen Kämpfe zu bestehen und folgten ihrer eigenen Bestimmung. Meine neun Jahre ältere Halbschwester hatte die Highschool abgebrochen, früh geheiratet und war in eine andere Stadt gezogen, wo sie versuchte, mehr schlecht als recht über die Runden zu kommen. Sie starb dann 2011 aufgrund schwerer gesundheitlicher Probleme, die mit einer chronischen Immunerkrankung und ihrem starken Übergewicht zu tun hatten. Mein Bruder, der ein sehr begabter Mensch war, kämpfte mit seiner Homosexualität in einer Zeit und in einem Land, in dem es ein Tabu war, dass ein Mensch jemanden desselben Geschlechts liebte. Oft genug war er dafür gehänselt worden, dass er anders war als die anderen, auch wenn sein Anderssein niemals beim Namen genannt oder öffentlich ausgesprochen wurde. Er verließ Lancaster, als ich noch auf die Highschool ging, und so fühlte ich mich während meiner letzten zwei Highschool-Jahre zu Hause noch einsamer als sonst. Lancaster entwickelte sich für mich immer mehr zu dem Ort, den ich irgendwann einmal verlassen würde, anstatt darin festzusitzen. Meine Zukunft hingegen sah nicht grau und düster aus, sondern spulte sich jede Nacht vor meinem geistigen Auge wie eine Filmrolle in farbenfrohem Technicolor ab. Ich glaubte an das, was Ruth mir beigebracht hatte, und vertraute vollkommen darauf, dass meine glänzende Zukunft nicht mehr lange auf sich warten ließe.

Als ich bereits mitten in meinem letzten Highschool-Jahr steckte, wurde mir plötzlich bewusst, dass ich mir langsam Gedanken über das College machen müsste, aber ich hatte keine Ahnung, wie ich das anstellen sollte. Meine Eltern unterstützten zwar mein Vorhaben, aber sie gingen, seit ich ihnen angekündigt hatte, ich würde aufs College gehen, stillschweigend davon aus, ich wisse schon, was zu tun sei. Der Beratungslehrer fasste für mich nicht einmal die Möglichkeit ins Auge, dass ich überhaupt aufs College gehen könnte. Er führte nur ein kurzes Gespräch mit mir, in dem er mir mitteilte, er könne mir, falls es mich interessierte, Informationen zu einigen technischen Berufsschulen mitgeben. Ich hatte gar nicht gewusst, dass es einen Beratungslehrer gab, bis ich die Nachricht bekam, ich hätte einen Termin bei ihm. Zwar hatte ich in ein paar Fächern passable Noten, aber mein Gesamtdurchschnitt war eher mittelmäßig. Ich hatte noch nicht so richtig begriffen, weshalb gute Noten wichtig waren. Die Schule war für mich ein Ort, den man notgedrungen aufzusuchen hatte, und obwohl ich meine Sache gut machen wollte, hatte ich niemanden, an dem ich mich orientieren konnte. Niemand aus meiner Familie hatte sich jemals angeboten, mir bei den Hausaufgaben zu helfen, geschweige denn mich aufgefordert, sie zu machen. In meinem Umfeld gab es niemanden, der auf dem College gewesen war, und ich hatte definitiv nicht das Geld, ein College zu bezahlen. Außerdem hatte ich immer noch nicht in Erfahrung bringen können, wie man sich dafür bewarb. Aber ich war der festen Überzeugung, wenn auch auf naive Weise, dass ich im darauffolgenden Jahr mein Elternhaus verlassen würde, um aufs College zu gehen.

Kurz nach meinem Gespräch beim Beratungslehrer zerbrach ich mir den Kopf darüber, wer mir erklären könnte, wie man sich für ein College bewarb. Ich saß im Physikunterricht und wartete darauf, dass die Stunde zum Thema »Die drei Hauptsätze der Thermodynamik« begann, als ich bemerkte, wie ein hübsches Mädchen neben mir einen Packen Formulare ausfüllte.

»Was machst du da?«, fragte ich sie. »Was sind das für Formulare?« Ich fragte mich, ob vielleicht irgendeine Physikprüfung anstand und ich es nicht mitbekommen hatte.

Sie sah von ihren Papieren auf und sagte: »Ich fülle meine Bewerbungsunterlagen fürs College aus.«

Ich nickte, als ob ich genau Bescheid wüsste. »Auf welches College gehst du?« Ich neigte den Kopf zur Seite, aber ich konnte keinen Namen irgendeines College erkennen.

»Universität von Kalifornien, Irvine«, sagte sie.

»Wirklich?« Ich wusste nicht genau, wo Irvine lag, ich wusste nur, irgendwo südlich von Los Angeles.

Sie lächelte. »Na ja, es ist das College, das mich hoffentlich aufnehmen wird. Der Bewerbungsschluss ist kommenden Freitag.

Keine Ahnung, ob ich rechtzeitig fertig werde.« Dabei fuchtelte sie nervös mit den Händen über den Papieren herum.

Ich sagte nichts, während mein Hirn den Schnellgang einlegte: Bewerbungsschluss? Ich hatte keine Ahnung, dass so etwas existierte. Einen Moment lang beschlichen mich ernste Zweifel. Würde ich es überhaupt jemals schaffen, mich pünktlich für ein College zu bewerben?

»Auf welches College gehst du?«, fragte sie mich.

Ich dachte eine Sekunde nach, um mir eine Antwort zurechtzulegen. »Ich gehe auch nach Irvine!« Ich wusste nicht, warum ich mich gerade für diese Antwort entschieden hatte, aber in diesem Augenblick war es meine erste Wahl. Ich hatte keinerlei Informationen über die Universität in Irvine, aber von jedem anderen College in den Vereinigten Staaten wusste ich noch weniger.

Sie sah mich an und sagte: »Ich nehme an, du hast deine Bewerbung schon ausgefüllt?«

Ich starrte sie einen Moment an, und dann belog ich sie: »Mmh, nein … ich habe die Unterlagen noch nicht erhalten. Ich dachte, es hätte noch bis nächsten Monat Zeit. Ich warte immer noch darauf, dass man sie mir schickt.«

Daraufhin kramte sie wie eine Zauberin ein zweites Formular hervor und meinte: »Hey, du hast Glück – ich habe ein Ersatzformular dabei. Willst du es haben?«

»Ja, gern. Danke dir!« Ich steckte das Formular ein. Als ich am Abend nach Hause kam, machte ich mich daran, es auszufüllen. Aber dann stellte ich fest, dass für die Bewerbung Kopien meiner Zeugnisse, mehrere Empfehlungsschreiben und die Steuererklärung meiner Eltern erforderlich waren. Die nächsten drei Tage rannte ich von einem Ort zum anderen, um alle Papiere aufzutreiben. Ich füllte den Antrag auf ein Stipendium aus und hoffte, dass es ausreichen würde, um das College zu bezahlen. Während dieser Zeit warf ich zum ersten Mal wirklich einen Blick auf meine Noten und Prüfungsergebnisse und die Durchschnittsnoten und Ergebnisse der anderen Schüler, die fürs College zugelassen worden waren. Ich würde es niemals schaffen! Was hatte ich mir bloß dabei gedacht? Plötzlich merkte ich, dass mir auch Ruths Magie nicht mehr weiterhalf. Erschwerend kam hinzu, dass ich kein Geld für die Anmeldegebühr hatte. Ich schickte meine Bewerbung trotzdem ab.

Als ich wieder zu Hause war, setzte ich mich aufs Bett und dachte an Ruth. An all die Dinge, die sie mir beigebracht hatte: Würden sie wirklich funktionieren? An diesem Abend und an all den folgenden Tagen setzte ich mich aufs Bett und stellte mir die Szene in meinem Kopf vor, wie ich das Aufnahmeschreiben erhielt. Die Universität von Kalifornien in Irvine war das einzige College, für das ich mich beworben hatte, und während einiger Monate herrschte absolute Funkstille. Wir waren in dieser Zeit zweimal umgezogen. Als das Schreiben aus Irvine endlich ankam, erkannte ich auf dem dicken Umschlag mehrere Poststempel zur Weitersendung. Ich nahm den Umschlag mit in mein Zimmer und setzte mich wieder auf mein Bett. Ich atmete ein paarmal langsam ein und aus. Ich wusste, dass Ruth recht behalten würde.

Seit Jahren hatte ich mich Tag für Tag eifrig um meine Meditations- und Visualisierungsübungen bemüht, und mit demselben Eifer hatte ich mich fürs College beworben. Ich starrte auf den großen weißen Umschlag und sah mich selbst in der Zukunft im weißen Kittel. Das sollte also der nächste Schritt innerhalb der Verschwörung des Universums sein, die mich zum Arzt machen würde, und als ich den Umschlag aufriss, hatte ich nicht den geringsten Zweifel daran, was ich in seinem Innern vorfinden würde.

*Herzlichen Glückwunsch zu Ihrer Aufnahme an der Universität von Kalifornien in Irvine …*

Meine Zukunft hatte mich erreicht. Ja, zwar hatte das Schreiben von einem schäbigen Postamt zum nächsten weitergereicht werden müssen, aber meine Zukunft hatte mich aufgespürt und schließlich auch gefunden.

»Danke, Ruth«, murmelte ich leise. »Und tschüs, Lancaster!«

Ich war angenommen worden. Erstaunlicherweise hatte ich am Ende meiner Highschool-Zeit meinen Notendurchschnitt verbessert und einige kleinere Unterstützungen erhalten, genügend finanzielle Hilfe, um für die Studiengebühren, mein Zimmer und Verpflegung aufzukommen. Ich würde aufs College gehen.

Ich war frei.

Auch heute noch praktiziere ich die Übung, in der ich visualisiere, was ich mir im Leben wünsche. Ich sehe meine Wünsche durch das Fenster in meinem Geist, das oftmals ziemlich beschlagen ist, und anschließend vertraue ich in vollem Glauben darauf, dass es klar wird, sobald die Zeit reif ist. Ich habe gelernt, dass die Manifestation meiner Wünsche nicht immer wie ein geradliniger Prozess verläuft und nicht notwendigerweise innerhalb eines Zeitrahmens, wie ich ihn mir wünschen würde oder für sinnvoll hielte – doch tritt das, was ich visualisiere, normalerweise auch ein, und tut es das einmal nicht, gibt es dafür immer einen triftigen Grund. In den letzten Jahrzehnten habe ich gelernt, dass es nicht dasselbe ist, an den erfolgreichen Ausgang einer Sache zu glauben, als sich in diesen zu verbeißen. Und ich habe auf schmerzhafte Weise lernen müssen, dass man sich sehr genau überlegen sollte, was man in seinem Leben manifestiert sehen möchte. Ich habe auch gelernt, dass in der eigenen Absicht eine ungeheure Kraft liegt.

Ich habe niemals an ein höheres Wesen geglaubt, das darüber entscheidet, wer im Leben etwas verdient hat und wer nicht, und einem dementsprechend Wünsche erfüllt und Geschenke macht. Zu oft habe ich die Willkür der Welt erlebt, in der ein außerordentlich gütiger und wunderbarer Mensch eines plötzlichen und schmerzvollen Todes stirbt, während von Grund auf unfreundliche und bisweilen sogar bösartige Menschen ein strahlendes Leben führen. Trotzdem glaube ich, dass wir die Fähigkeit besitzen, die Energie in uns zu transformieren, um damit tief greifende Wirkungen zu erzielen. Jeder von uns ist in der Lage, sein Gehirn, seine Wahrnehmungen, seine Reaktionen und sogar sein Schicksal zu beeinflussen. Das war die Quintessenz, die ich aus Ruths Magie zog. Wir können die Kraft unseres Geistes und die Kraft unseres Herzens dazu nutzen, alles, was wir uns wünschen, in unser Leben zu holen. Es ist eine anstrengende Aufgabe. Es erfordert Beständigkeit, und man darf die eigene Absicht nie aus den Augen verlieren.

Ich nahm keine magische Pille und wurde über Nacht zum Neurochirurgen. Aber ich lernte als Teenager, selbst zu entscheiden, wie ich meinen Geist einsetzen und wie ich auf Ereignisse in meiner Umgebung reagieren wollte. Und später lernte ich mein Herz einzusetzen, um damit die Menschen um mich herum zu berühren. Ich glaube, es gibt kein physikalisches Gesetz, das in angemessener Weise jene Kraft und Stärke beschreibt, die entsteht, wenn man beides – den Geist und das Herz – zum Einsatz bringt, allerdings werde ich mich immer an den ersten Hauptsatz der Thermodynamik erinnern, den wir in der Physikstunde auswendig lernen mussten, an jenem Tag, als mir ein Antragsformular fürs College geschenkt wurde.

Energie kann weder erzeugt noch kann sie vernichtet werden. Allerdings kann sie in verschiedene Energieformen umgewandelt werden, und sie kann von einem System in ein anderes transportiert werden. Das ist das Geschenk, das uns allen zuteilwird.

Die Energie des Universums steckt in jedem von uns. Sie steckt im Sternenstaub, aus dem wir alle gemacht sind. Die ganze Kraft der Schöpfung. Die ganze Kraft der Ausdehnung. Diese ganze wunderbare, einfache, synchrone Kraft. Energie kann von einem System in ein anderes transportiert werden. Und sie kann von einem Menschen zum anderen weitergegeben werden. Von Ruth lernte ich das Basiswissen, und das Leben hat mich alle weiteren Lektionen gelehrt. Ich verbrachte viele Jahre damit, den Wahrheitsgehalt dessen, was ich im Zauberladen gelernt hatte, am Beispiel meines eigenen Lebens zu überprüfen. Doch im Endeffekt läuft alles auf eine so einfache wie rätselhafte Tatsache hinaus. Wir können jedes einzelne Geheimnis des Gehirns erforschen, sein größtes Rätsel aber ist seine Fähigkeit, sich zu wandeln und zu verändern.

Manchmal wünschte ich, ich besäße eine Scan-Aufnahme meines eigenen Gehirns im Alter von zwölf und dann wieder im Alter von achtzehn und nach jedem bedeutenden Ereignis, das mein Gehirn im Lauf des Lebens zu verarbeiten hatte. Zur Zeit, als ich aufs College kam, hatte sich mein Gehirn bereits grundlegend verändert, und wissenschaftliche Studien haben gezeigt, dass fokussierte Meditation, wie ich sie von Ruth lernte, die Fähigkeit steigert, sich zu konzentrieren, auswendig zu lernen und komplexe Zusammenhänge zu begreifen. Hätte ich es aufs College und später auf die medizinische Fakultät geschafft, wenn ich Ruth nicht kennengelernt hätte? Vermutlich nicht. Hätte ich in beiden bestehen können, wenn ich mein Gehirn nicht bereits unbewusst auf die akademischen Anforderungen der kommenden zwölf Jahre vorbereitet hätte? Mit Sicherheit nicht.

Verändert sich unser Gehirn, verändern wir uns mit ihm. Das ist eine wissenschaftlich belegte Wahrheit. Aber eine noch größere Wahrheit ist: Verändert sich unser Herz, verändert sich alles. Und diese Veränderung hat nicht nur damit zu tun, wie wir die Welt sehen, sondern wie uns die Welt sieht. Und wie die Welt auf uns reagiert.

# 7
# Was ich nicht akzeptieren konnte

Unter dem Großhirn und vor dem Kleinhirn liegt der Hirnstamm. Angenommen, das Großhirn wäre ein weltbekannter Rockstar auf Konzerttournee, dann entspräche das Kleinhirn dem Choreografen, der alle Bewegungen des Großhirns festlegt, und der Hirnstamm wäre der Tourmanager – verantwortlich für die Koordinierung aller notwendigen Informationen, damit die Tournee reibungslos verlaufen kann und die Sängerin oder der Sänger über alles verfügt, was ein Rockstar zum Leben braucht. Der Hirnstamm ist wesentlich kleiner als das Großhirn, aber er ist für alle Funktionen verantwortlich, die den menschlichen Körper am Leben erhalten, und er ist gleichzeitig der Verbindungsweg, über den Millionen von Botschaften zwischen Hirn und Körper hin und her geschickt werden.

Das menschliche Gehirn beginnt sich ungefähr drei Wochen nach der Zeugung zu entwickeln, nach dem Verschluss des Neuralrohrs und der Ausbildung der ersten Synapsen des zentralen Nervensystems, die es dem Fötus erlauben, sich zu bewegen. Der Hirnstamm entwickelt und koordiniert die notwendigen überlebenswichtigen Funktionen wie Herzfrequenz, Atmung und Blutdruck – damit schafft er die Lebensvoraussetzungen außerhalb des Mutterleibes. Höhere Hirnregionen – wie das limbische System und die Großhirnrinde – sind bei der Geburt noch sehr gering ausgebildet und werden durch Erfahrungen, die das Kind macht, und das Umfeld, in dem es aufwächst, weiter gestaltet. Diese Gestaltung und Entwicklung höherer Hirnregionen aufgrund von Erfahrungen hört nie auf – das Gehirn lernt ständig weiter –, und jede Erfahrung zählt.

Noel kam in die Notaufnahme, weil sie über starke Kopfschmerzen, Übelkeit und Erbrechen klagte. Sie kam in Begleitung ihres Ehemanns und ihrer beiden Kinder, eines vierjährigen Mädchens und eines sechsjährigen Jungen. Das Ehepaar war Anfang dreißig, Noel war im achten Monat schwanger. Kopfschmerzen und Übelkeit waren zwar ganz normale Schwangerschaftssymptome, aber im dritten Trimester konnte ein plötzliches Auftreten dieser Symptome in Kombination mit hohen Blutdruckwerten auch ein Hinweis auf eine Präeklampsie sein, eine lebensgefährliche Situation für Mutter und Baby. Ich hatte an diesem Morgen gerade Bereitschaftsdienst und machte meine Runde durchs Krankenhaus, als die Familie eintraf. Der ärztliche Geburtshelfer war benachrichtigt worden, aber er war noch auf dem Weg zum Krankenhaus, als Noel plötzlich im Wartesaal der Notaufnahme kollabierte und das Bewusstsein verlor.

Als ich zu Noel kam, hatte man sie bereits intubiert und eine Computertomografie von ihrem Gehirn gemacht. Noch während der Untersuchung gerieten ihr Blutdruck und andere Vitalparameter außer Kontrolle. Bei einem Blick auf den Monitor sah ich, dass der Bereich des Hirnstamms inzwischen vollständig von Blut verdeckt war. Noel hatte eine massive Hirnstammblutung erlitten – eine intraparenchymale Blutung –, bei der es so gut wie keine Überlebenschancen gab. Wir begannen direkt im CT-Raum mit der Reanimation, aber ich hatte wenig Hoffnung. Ich konnte nicht die geringsten Anzeichen von Hirnstammreflexen erkennen – unwillkürliche Bewegungen, die bei normaler Hirnstammfunktion auftreten. Sie hatte starre, geweitete Pupillen und reagierte nicht auf die Reanimationsversuche.

Noels Körper war noch am Leben, aber sie war hirntot.

Ich forderte Medikamente an, um ihren Blutdruck aufrechtzuerhalten, und rief im OP an, damit sie dort ihre Vorbereitungen trafen.

»Verständigen Sie sofort einen Geburtshelfer«, schrie ich den Schwestern zu. »Wir müssen das Baby jetzt holen, oder es stirbt!«

Ich rannte neben Noels Transportliege zum Operationssaal und betete, ein Geburtshelfer möge auftauchen. Das Entbindungsteam hatte alles für einen Notfall-Kaiserschnitt vorbereitet. Wir schoben Noel in den OP. Dort war inzwischen ein Kinderarzt eingetroffen, aber immer noch kein Geburtshelfer. Noels Blutdruck begann rasant zu sinken, ihr Herzschlag wurde immer unregelmäßiger. Plötzlich sahen alle zu mir. Es blieb kaum noch Zeit. Ich hatte seit meinem Arztpraktikum vor zwanzig Jahren keine Entbindung mehr vorgenommen, aber außer mir war in diesem Moment kein anderer Chirurg im OP. Wenn ich nicht sofort etwas unternähme, würde das Baby sterben. Ich musste einen Notfall-Kaiserschnitt machen und das Baby holen. Ich konnte keine weitere Zeit mit Vorbereitungen und Zweifeln verlieren. Noel war hirntot. Mir war klar, wir konnten ihren Blutdruck nicht länger aufrechterhalten.

Wir legten Noel auf den Operationstisch. Der Anästhesist machte seine Arbeit, so schnell es ging, und ich bereitete sie für den Kaiserschnitt vor. Ich sah mich noch einmal um und betete, der Geburtshelfer möge im letzten Moment doch noch zur Tür hereinkommen. Noels Herzschlag wurde immer unregelmäßiger, wie das Piepsen des EKGs erkennen ließ.

Der Anästhesist sah mich an und sagte: »Ihr Blutdruck fällt ab. Die Medikamentenwirkung hat nachgelassen. Jetzt bist du an der Reihe!« Ich konnte die Schweißperlen auf meiner Stirn spüren und merkte, wie sich mein Atem beschleunigte. Mir wurde bange. Ich schloss die Augen und begann ruhig zu atmen. Ein und aus, ein und aus. Ich war wieder im Zauberladen. Dann griff ich zum Skalpell, öffnete mittels Querschnitt ihren Unterbauch und danach die Gebärmutter. Ich holte das Baby heraus. Das Neugeborene trug vom Skalpell eine kleine Schnittwunde an seiner Stirn davon, aber es lebte und war gesund. Ich reichte es dem Kinderarzt, dann schnitt ich die Nabelschnur durch, klemmte sie ab und vernähte anschließend Noels Bauch.

Wenige Sekunden nachdem ihr Sohn zur Welt gekommen war, hörte ihr Herz auf zu schlagen.

Im Medizinstudium lernt man nirgendwo, wie man einem Vater mit zwei kleinen Kindern beibringt, dass seine Frau und Mutter seiner Kinder gestorben ist. Man müsste aus Stein sein, um den unbeschreiblichen Schmerz der Angehörigen nicht am eigenen Leib zu spüren. Jene Wellen aus Trauer, Wut, Verleugnung und Verzweiflung, die nacheinander über sie hereinbrechen. Deshalb werden viele Ärzte in solchen Situationen schlicht sagen: »Ich habe alles getan, was ich konnte. Es tut mir leid.« Dann verschwinden sie normalerweise sofort und überlassen es einem Krankenhausgeistlichen oder anderem Personal, die Trümmer eines zerbrochenen Lebens aufzusammeln. In der Tat versagen einem die Worte, wenn man einem Ehemann den Tod seiner Frau mitteilen muss. Und kein »Es tut mir leid« kann den Schmerz eines Kindes lindern, für das es unvorstellbar ist, dass dieser eine fürchterliche Tag bedeutet, Mama wird ihm nie wieder ein Butterbrot streichen, eine Geschichte vorlesen oder es in den Arm nehmen und küssen, wenn es hingefallen ist.

Ich nahm Noels Mann zur Seite und erklärte ihm, was geschehen war. Er schloss die Augen, griff nach mir, verfiel vor Schmerz und Verzweiflung in einen schrecklichen Weinkrampf. Das Einzige, was ich in diesem Augenblick für ihn tun konnte, war, ihn in die Arme zu nehmen. Als die beiden Kinder ihren Vater weinen sahen, fingen sie auch an zu weinen. Ich versuchte, der Familie, so gut ich konnte, in ihrer Trauer beizustehen. Ich wollte Noels Mann noch von dem Baby erzählen, aber angesichts der brutalen Realität des Todes erreichten ihn meine Worte nicht.

Als ich bei der Familie saß, bemerkte ich, dass mein OP-Kittel auf der Vorderseite voller winziger Blutspritzer war. War es Noels Blut? War es das Blut von der Babystirn? Machte es einen Unterschied?

Es ist schwer, sich über eine Geburt freuen zu können, wenn man eine Tote zu beklagen hat – aber ist das nicht das Gesetz des Lebens? Wir werden geboren und wir sterben, und alles, was dazwischen passiert, ist oftmals so sehr vom Zufall bestimmt, dass es jeglicher Logik entbehrt. Wir können nur entscheiden, wie wir in jedem einzelnen kostbaren Moment, den wir vom Leben geschenkt bekommen, reagieren möchten. In jenem Moment gab es nur den Schmerz, und ich hatte die Wahl, Trost zu spenden und den Schmerz zu teilen oder wegzulaufen.

Ich blieb bei der Familie, ich weiß nicht mehr, für wie lange; aber ich weiß, dass ich sie in ihrem Schmerz begleitete, so gut ich es eben vermochte.

Noels Gehirn war abgestorben, all die Funktionen, die wir normalerweise als selbstverständlich erachten, hatten ihre Aktivität eingestellt. Und hier war ihr Sohn, dessen Gehirn zum ersten Mal die Wirklichkeit der Welt erkundete. Wieder einmal die Zufälligkeit und Beliebigkeit unserer Welt. Wir alle werden durch unsere Erfahrungen und unsere Umgebung geprägt, und ich hoffte, diese Familie würde sich wieder von ihrer Tragödie erholen, dieses Baby würde durch die Geschichte seiner Geburt und der Zufälligkeit des

Todes seiner Mutter keine unsichtbaren Wunden mit sich durchs Leben tragen.

Es war nicht der erste Todesfall, den ich als Chirurg erlebte, und es würde nicht der letzte sein. Und es war auch nicht das erste Mal, dass ich mit Blutspritzern auf meiner Kleidung von einer Familie Abschied nahm.

Das erste Mal, als dies geschah, stand ich kurz vor meiner Abreise aufs College – und die Familie war meine eigene.

Die Nachricht, dass ich von der Universität Kalifornien in Irvine aufgenommen worden war, löste bei meinen Eltern gleichermaßen Begeisterung wie Fassungslosigkeit aus. Ich hatte ihnen zwar gesagt, ich hätte vor, aufs College zu gehen, aber letztlich fiel es ihnen schwer, meinen bloßen Wunsch mit der Realität in Einklang zu bringen, dass ich tatsächlich akzeptiert worden war und das elterliche Haus verlassen würde. Als der Tag meiner Abreise näher rückte, verschwand mein Vater. Immer wenn es daheim stressig wurde oder sich ein bedeutendes Ereignis ankündigte, kam mein Vater damit nicht zurecht, dann machte er sich aus dem Staub und ertränkte Angst und Unbehagen in seiner Lieblingsdroge – dem Whiskey.

Am Abend vor meiner Abreise aufs College strich ich voller Aufregung und Nervosität durch unsere kleine Wohnung. Meine sämtlichen Habseligkeiten hatten in einen einzigen Seesack gepasst, alles war für meine Abreise am nächsten Tag vorbereitet, und es war Zeit, ins Bett zu gehen. Ich schlief sogar in meinen Klamotten, die ich auf meiner Reise nach Irvine tragen wollte, nur um den Seesack am Morgen nicht noch einmal öffnen zu müssen oder etwas zu vergessen. Ich war weder in sentimentaler Stimmung, noch verspürte ich Wehmut. Ich war bereit zur Abreise. Mein Vater war seit fast einer Woche verschwunden, und obwohl er wusste, an welchem Tag mein Bus nach Irvine ging, war ich mir nicht sicher, ob ich ihn vor meiner Abreise noch sehen würde.

Ich redete mir ein, dass es mir nichts ausmachte. Aber das stimmte nicht. Ich liebte meinen Vater mit all seinen Schwächen. Wenn er nüchtern und anwesend war, konnte er klug, witzig und liebenswürdig sein. Dann war er mein *Dad*.

Es war ungefähr drei Uhr morgens, als ich lautes Schreien und Pochen hörte, und dann noch weitere Schreie. Mein Vater stand vor der Haustür. Nach dem Lärm zu urteilen, war er stark angetrunken und ausgesperrt.

Meine Mutter kam im Bademantel aus ihrem Zimmer getaumelt, ich bemerkte ihr angstverzerrtes Gesicht. Sie machte keine Anstalten zu öffnen, und ich sah, wie sie mit weit aufgerissenen Augen zur Haustür blickte. Sie hielt sich die Ohren zu, dabei fiel mir auf, dass sie am ganzen Leib zitterte. Einen Moment spielten meine Mutter und ich mit dem Gedanken, die Polizei zu rufen.

Das Geschrei vor der Tür wurde immer lauter, und mir war klar, dass in Kürze einer von den Nachbarn bei der Polizei anrufen würde. Ich selbst musste in ein paar Stunden in einen Bus steigen und wollte ihn nicht deshalb verpassen, weil ich den Rest der Nacht mit der Polizei über die Verhaftung meines Vaters debattieren musste. Ich tat einen Schritt zur Haustür, als mein Vater die billige Sperrholztür eintrat, woraufhin diese in der Mitte auseinandersplitterte. Ich sah, wie er seinen Arm durch die Öffnung steckte und den Türknauf umdrehte.

Als er die Wohnung betrat, schrie er noch lauter als zuvor. »Verflucht noch mal! Sperr mich ja nie wieder aus meinem eigenen Haus aus«, wütete er und blickte mich an. Sein Gesicht war verzerrt, seine Augen finster und zornig. Als meine Mutter sich in die andere Ecke des Raums flüchtete, entdeckte er sie.

»Warum zum Teufel hast du die Tür nicht aufgemacht, he?« Er ging auf sie zu, und sie wich schnell zurück, bis sie gegen die Wand stieß. Ich hatte meinen Vater noch nie so in Rage erlebt. Wenn er getrunken hatte, wurde er normalerweise schnell müde, und kurz darauf nickte er ein. Aber gewalttätig geworden war er noch nie.

»Bleib, wo du bist!«, hörte ich mich sagen. Ich war mir nicht sicher, ob er verstanden hatte, was ich gesagt hatte, und dann tat er einen weiteren Schritt auf meine Mutter zu, die in ihrem überdimensionierten Bademantel wie ein nervös flatterndes Vögelchen aussah. Ich hatte mich noch nie gegen ihn erhoben. Wir alle hatten sein Verhalten und sein Trinken bisher stillschweigend akzeptiert. Aber ich konnte es nicht länger hinnehmen. Diesmal nicht.

Ich trat zwischen die beiden und rief mit lauter Stimme, damit er mich hörte: *»Wenn du noch einen Schritt machst, schlag ich zu. Wirklich, ich mein es ernst!«*

Er ignorierte mich und machte einen weiteren Schritt auf meine Mutter zu. Als ich vortrat und zum Schlag ausholte, hatte ich das Gefühl, als würde ich mich in Zeitlupe oder unter Wasser bewegen. Meine Hand ballte sich zur Faust, und mein Schlag zielte direkt auf seine Nase. Ich konnte hören und spüren, wie sein Nasenbein unter lautem Knirschen brach. Und dann fiel er wie ein gefällter Baum zu Boden.

Meine Mutter kreischte, und als mein Vater mit dem Gesicht aufschlug, sah ich, wie das Blut zu allen Seiten hin spritzte. Der Dunst von Alkohol, vermischt mit dem herben metallischen Geruch von Blut, drang mir in die Nase.

Es war viel Blut, sehr viel Blut.

Ich spürte einen galligen Geschmack in der Kehle, dann wurde mir schlecht. Ich taumelte ins Badezimmer, wo ich gerade noch rechtzeitig ankam, bevor ich mich übergeben musste. Ich kniete vor der Toilette, und wohl zum einzigen Mal in meinem Leben murmelte ich etwas, das einem Gebet gleichkam. »Steh mir bei!« Dann wischte ich mir mit dem Ärmel den Mund ab und kehrte ins Wohnzimmer zurück. Mein Vater lag noch immer mit dem Gesicht auf dem Boden, er bewegte sich nicht. Hatte ich ihn getötet?

Ich drehte ihn auf den Rücken. Sein Gesicht war mit Blut und Rotz verschmiert. Noch nie hatte ich so viel Blut gesehen. Seine Nase war gebrochen und auf seltsame Weise nach links gebogen. *Verfluchter Mist!*, dachte ich nur. *Verfluchter Bockmist!*

Ich hörte, wie er leise stöhnte, und als er wieder zu Bewusstsein kam, legte ich seinen Kopf in meinen Schoß. Mir war nicht aufgefallen, dass ich weinte, bis eine Träne auf eine kleine Stelle geronnenen Bluts auf der Wange meines Vaters fiel. Mein Schlag schien ihn auf der Stelle ausgenüchtert zu haben. Er blickte zu mir auf und sah mich auf eine Weise an, wie ich es noch nie zuvor bei ihm erlebt hatte. Dann sagte er: »Ist schon okay, mein Junge. Ist okay.« Meine Mutter weinte weiter, aber ich wischte mir die Tränen ab. In diesem Moment wusste ich, dass zwischen meinem Vater und mir nichts mehr so sein würde wie früher.

Es war sechs Uhr geworden, und mein Bus sollte um halb acht Uhr abfahren. Meine Mutter kümmerte sich um meinen Vater, der inzwischen einigermaßen nüchtern war und mit Wattebäuschen in den Nasenlöchern im Sessel saß und Kaffee trank. Erneut sah er mich an und blickte dann zu Boden. Der einzige Kommentar meiner Mutter war, sie wolle nicht, dass ich den Bus verpasse. In diesem bizarren Moment gab ich den beiden einen Kuss, umarmte sie, lief durch unsere zersplitterte Haustür und verließ mein Elternhaus, um aufs College zu gehen. Als ich zum Wagen meines Freundes lief, der mich zum Busbahnhof bringen sollte, bemerkte ich die Blutspritzer auf meiner Hose. Aber es war bereits zu spät, um noch einmal umzukehren und die Hose zu wechseln. Außerdem war meine gesamte Kleidung im Seesack verstaut. Ich war mir nicht sicher, wie das Abschiednehmen bei anderen Jungen verlief, als sie aufs College gingen, aber so wie bei mir war es sicherlich nicht.

Obwohl ich ins College aufgenommen war, war ich schlecht darauf vorbereitet, meinen Ganztagsjob mit dem Unterricht und der Zeit zum Lernen in Einklang zu bringen. Außerdem war ich in die Rudermannschaft des College eingetreten – entschlossen, meine Jacke mit dem aufgenähten Buchstaben zu bekommen. In den folgenden Jahren schien es, als paukte ich viel mehr als alle anderen – aber ich bestand die Prüfungen nur mit Ach und Krach. Während meiner ersten College-Jahre fuhr ich häufig mit dem Bus von Irvine nach Lancaster oder ließ mich per Anhalter mitnehmen. Und obwohl ich sehr hart arbeitete, kam es immer häufiger vor, dass ich auf dem College fehlte und den Unterricht verpasste, weil ich mich um meine Mutter kümmern musste, meinem Vater beistand oder beiden aus der einen oder anderen Krise half. Als der Zeitpunkt gekommen war, mich fürs Medizinstudium zu bewerben, hatte ich nicht nur einen Notendurchschnitt von 2,5, es sah auch alles danach aus, als würde ich nicht einmal meinen Abschluss schaffen. Als Studienanwärter für Medizin hatte ich kläglich versagt. Die Durchschnittsnote, um auf die Fakultät aufgenommen zu werden, lag damals bei fast 3,8.[2]

Doch tief in meinem Innern spürte ich, dass ich Arzt werden würde. Das Bild von mir selbst im weißen Kittel war keine bloße Fantasie; es fühlte sich für mich so realistisch an, als würde ich mich selbst in einem Spiegel sehen. Seit fast sieben Jahren trug ich dieses Bild bereits in der Kartografie meines Gehirns mit mir herum, und es jetzt nicht in die Tat umzusetzen, wollte ich nicht akzeptieren. Obwohl es für mich längst zur Realität geworden war, erinnerten mich einige meiner Kommilitonen mit Vergnügen daran, dass ich es mit meinen Noten niemals auf die medizinische Fakultät schaffen würde. Leider erlauben viel zu viele Menschen anderen, darüber zu entscheiden, was sie zu tun imstande sind. Dies war ein weiteres Geschenk, das ich von Ruth bekommen hat-

2 Der Notendurchschnitt GPA (Grade Point Average) von 3,8 im US-amerikanischen System entspricht im deutschen System etwa einem Notendurchschnitt von 1,2 (Anm. d. Ü.).

te – nämlich die Fähigkeit, an mich selbst zu glauben und zu akzeptieren, dass mein Erfolg oder meine Karriere nicht in jedermanns Interesse lag. Und mich mit dieser Tatsache abzufinden und nicht auf sie zu reagieren.

Der Aufnahmeprozess für die medizinische Fakultät begann am Ende meines Junior-Jahres am College. Wie ich erfuhr, war für die Bewerbung ein Empfehlungsschreiben nötig, das man erhielt, nachdem man vor dem Ausschuss für Medizinanwärter gesprochen hatte. Pflichtbewusst meldete ich mich bei der Sekretärin dieses Ausschusses und bat um einen Gesprächstermin.

Auch nach fünfundzwanzig Jahren kann ich sie noch ganz deutlich vor mir sehen, wie sie meine Akte herauszog, sie intensiv studierte, mich abschätzig musterte und dann noch einmal darin blätterte. Schließlich klappte sie die Akte zu und sagte: »Ich beantrage für Sie keinen Gesprächstermin. Sie schaffen es sowieso nicht auf die medizinische Fakultät. Das wäre reine Zeitverschwendung!«

Ich stand da wie vor den Kopf gestoßen. Das Empfehlungsschreiben war unumgänglich. Es war der erste Schritt in einer langen Liste von Schritten, die nötig waren, um mich für das Medizinstudium zu bewerben. Danach hieß es Bewerbungsunterlagen ausfüllen, einen Aufsatz schreiben, und schließlich bekam man, falls man Glück hatte, eine Einladung zu einem Aufnahmegespräch an der Fakultät. Es war ein Hürdenlauf, und ich wollte einfach nur die Chance bekommen, die Hürden zu nehmen.

Ich atmete tief ein. »Ich danke Ihnen für Ihre Antwort, aber ich möchte einen Gesprächstermin.«

»Das geht nicht. Sie haben keine ausreichende Qualifikation.« Sie klopfte mit ihrem Finger auf die geschlossene Akte.

Ich wusste, dass ich viel mehr war als alles, was in dieser Akte stand. Diese Akte war nicht ich. In der Akte stand nicht, dass ich neben dem Studium noch fünfundzwanzig Stunden in der Woche arbeitete und auf meinen Schultern eine große Verantwortung lastete. In ihr stand nicht, wie oft ich das College hatte verlassen müssen, um mich um komplizierte Familienangelegenheiten zu kümmern. In ihr stand nicht, dass ich jeden Morgen um fünf aufgestanden war, um mein Rudertraining zu absolvieren. Die Akte zeigte lediglich eins – meinen Notendurchschnitt –, und wenn dies das einzige Kriterium war, um ein Empfehlungsschreiben zu bekommen, dann hatte die Sekretärin allerdings recht: Dann würde ich es niemals auf die medizinische Fakultät schaffen. Aber diese Akte war nicht ich.

Das hatte ich von Ruth gelernt. Sie hatte mir auch gesagt, dass ich das, was ich nicht akzeptieren konnte, niemals akzeptieren durfte. Ich musste für meine Interessen kämpfen. Ich hatte schon zu viele Hindernisse überwunden, und dieser Ausschuss würde mich unter keinen Umständen davon abhalten. Ich musste den Gesprächstermin bekommen.

»Ich kann das nicht akzeptieren.«

»Wie bitte?«

»Ich gehe hier nicht weg, bis ich einen Gesprächstermin für den Ausschuss bekommen habe.« Das sagte ich in einem gefassten und ruhigen Ton und sah ihr dabei fest in die Augen.

»Das kann ich wirklich … nicht tun«, bekräftigte die Sekretärin.

Aber ich hatte einen leichten Zweifel aus ihren Worten herausgehört, eine kurze Pause, die mir Anlass zur Hoffnung gab.

»Sehen Sie«, sagte ich, »mir ist klar, dass ich die Qualifikation nicht erreicht habe. Und ich weiß, dass Sie so etwas normalerweise nicht machen. Aber Sie könnten es versuchen. Geben Sie mir eine Chance.«

Sie schüttelte erneut den Kopf.

»Es liegt nicht in meiner Absicht, dass Sie oder der Ausschuss Zeit mit mir vergeuden, und ich will Ihnen keine Schwierigkeiten machen. Aber ich werde mich hier nicht von der Stelle rühren, bis ich einen Gesprächstermin bekommen habe. Es ist mir egal, wie lange ich warten muss. Ich kann nur nicht einsehen, dass ich ein hoffnungsloser Fall sein soll. Das werde ich nicht akzeptieren!«

In meiner Stimme lag nicht eine Spur von Wut, und ich glaube, sie musste meine absolute Entschlossenheit und die Wahrhaftigkeit in meinen Worten gehört haben. Sie starrte mich fast eine Minute lang an.

»Okay«, lenkte sie schließlich ein. »Am kommenden Dienstag, drei Uhr.«

»Ich danke Ihnen. Ich weiß es wirklich zu schätzen.«

Als ich das Büro verließ, hörte ich noch, wie sie vor sich hin murmelte: »Na, das kann ja interessant werden.«

Am Tag des Gesprächs nahm der Dekan der biologischen Fakultät vertretungsweise den Platz eines der Ausschussmitglieder ein. Er schien bereits über mich Bescheid zu wissen; die Kühnheit, mit der ich mir einen Gesprächstermin verschafft hatte, hatte sich wie ein Lauffeuer verbreitet.

Die Sekretärin begrüßte mich feierlich und öffnete mir die Tür zum Konferenzraum. Am hinteren Ende des Raums stand ein langer rechteckiger Tisch, dahinter saßen mit versteinerten Mienen und verschränkten Armen drei Professoren, einer von ihnen war der Dekan. Keiner lächelte auch nur ein bisschen. Jeder hatte eine Kopie meiner Akte und weitere Abschriften vor sich liegen. Vor dem Tisch stand ein Klappstuhl für mich. Drei gegen einen … das war unfair. Ich war gerade mal zwanzig Jahre alt.

Ich betrat den Raum, sah in die Runde, und mir wurde klar, dass dies kein Gespräch war. Es war eine Inquisition.

Mir fiel dabei die Rolle des Ketzers zu.

»Mr Doty«, begann eines der Ausschussmitglieder, ein Chemieprofessor, dessen Seminar ich im vorigen Semester knapp bestanden hatte. »Sie haben in mehreren Fächern die Note Ungenügend, und Ihre Leistungen sprechen nicht dafür, dass Sie überhaupt den Abschluss schaffen werden, geschweige denn ein geeigneter Kandidat für die medizinische Fakultät wären. Weder lässt sich daraus schließen, dass Sie ein erfolgreicher Medizinstudent werden könnten, noch, dass Sie über genügend Disziplin oder Auffassungsvermögen verfügen, um Arzt zu werden.«

»Ich denke, dieses Gespräch ist für jeden von uns hier eine reine Zeitverschwendung. Oder können Sie uns vom Gegenteil überzeugen, Mr Doty?«, sagte ein anderes Ausschussmitglied; eine Professorin, die in dem Ruf stand, beinhart zu sein, mit der ich aber noch nie zuvor etwas zu tun gehabt hatte. »Ich weiß, Sie haben die Sekretärin dazu gedrängt, ein Gespräch mit uns anzuberaumen, aber von uns zu erwarten, dass wir Ihnen eine Empfehlung für einen Beruf ausstellen, in dem Ihre Erfolgschancen gleich null sind, ist der Gipfel an Überheblichkeit! Die medizinische Fakultät ist – wie Sie sicherlich wissen – eine höchst konkurrenzbestimmte Institution, Ihr Notendurchschnitt spiegelt das jedoch nicht wider.«

Ich blickte zum Dekan der biologischen Fakultät. Er sagte nichts, sondern musterte mich bloß neugierig. Er war nur zur Beobachtung gekommen.

»Ich würde gern etwas sagen«, erklärte ich.

»Wir haben heute noch mehrere Gespräche, natürlich können Sie sich äußern, aber fassen Sie sich kurz.«

Der Klappstuhl, auf dem ich saß, war winzig, er erinnerte mich an den Stuhl, auf dem ich Ruth im Zauberladen stundenlang gegenübergesessen hatte. Ich hatte von ihr gelernt, dass ich mich auf keinen Fall durch bestimmte Umstände definieren lassen durfte. Niemand hatte das Recht, über meinen Wert zu bestimmen. Ja, meine Noten waren nicht gerade berauschend, aber die Noten konnten doch nicht alles sein. Ich atmete tief durch, dann stand ich auf.

»Wer gibt Ihnen das Recht, die Träume anderer Menschen zu

zerstören?« Ich hielt einen Moment inne, bevor ich weitersprach. »Als ich in der vierten Klasse war, kam ein Mann in unsere Schule. Er war Arzt. Er hat in mir den Wunsch geweckt, eines Tages ebenfalls Arzt zu werden. Das war höchst unwahrscheinlich. In meiner Familie besuchte niemand das College oder hat eine abgeschlossene Berufsausbildung, geschweige denn ein Medizinstudium absolviert. Als ich in die achte Klasse kam, lernte ich eine Frau kennen, die mir beibrachte, dass man alles im Leben erreichen kann, wenn man an sich selbst glaubt, wenn man es schafft, die Stimme im eigenen Kopf zum Schweigen zu bringen, die einem einzureden versucht, wer man ist, hinge einzig davon ab, wer man war. Ich stamme aus einer armen Familie. Ich hatte keine Unterstützung. Meine Eltern taten, was sie konnten, aber sie hatten mit ihren eigenen Problemen zu kämpfen.«

Ich sah in die Runde der Ausschussmitglieder. Die beiden Professoren saßen immer noch mit verschränkten Armen da, aber der Dekan hatte sich ein wenig nach vorn gebeugt. Er gab mir durch ein leichtes Nicken zu verstehen, ich solle fortfahren.

»Der Traum, Arzt zu werden, hat mich mein Leben lang begleitet. Er wurde zu meinem Antrieb. Er hat mich über Wasser gehalten. Er war die Konstante in meinem Leben. Ja, ich habe nicht die besten Noten erreicht, aber in meinem Leben gab es auch jede Menge Schwierigkeiten. Ich habe mir den Hintern wund gesessen und vielleicht mehr gebüffelt als viele meiner Kommilitonen, selbst wenn mein Zeugnis dies nicht widerspiegelt. Ich garantiere Ihnen, Sie werden niemanden vor diesem Ausschuss erleben, der entschlossener ist als ich, ein erfolgreiches Medizinstudium zu absolvieren.«

Ich blickte die drei Menschen an, die über meine Zukunft entscheiden sollten. Zwei von ihnen schienen gar nicht zugehört zu haben, und zum ersten Mal seit Langem bemerkte ich, wie Furcht und Verzagtheit in meinem Körper aufstiegen. Ich kannte dieses

Gefühl nur zu gut. So hatten sich die ersten zwölf Jahre meines Lebens angefühlt. Mein Herz begann zu rasen. Wieder fühlte ich mich ganz wie der verlorene Junge, und Zweifel begannen mich einzuhüllen wie eine aufziehende Nebelbank. Wie konnte ich mir einbilden, dass ich einmal Arzt sein würde? Diese Leute wussten es doch viel besser als ich. Und dann hörte ich plötzlich Ruths Stimme in meinem Kopf, die mir sagte, ich solle mein Herz öffnen. Ich schloss die Augen und sah Ruths Lächeln vor mir. *Du kannst das, Jim,* hörte ich sie sagen. *Du kannst alles erreichen, was du willst. Du trägst die Magie in dir. Lass sie raus.*

Also schüttete ich weiter mein Herz aus. Es erschien mir wie eine kleine Ewigkeit. Ich erzählte ihnen von meiner Kindheit in armen Verhältnissen und wie ich dafür gekämpft hatte, aufs College zu gehen. Ich erzählte ihnen von meiner Mutter und meinem Vater. Ich erzählte ihnen, wie oft ich vom College nach Hause fahren musste, um mich um meine Eltern zu kümmern. Ich erzählte ihnen, wie viel ich gebüffelt hatte, um meinen Notendurchschnitt halten zu können und weiter immatrikuliert zu bleiben. Allein die Tatsache, dass ich jetzt vor ihnen stünde, sei ein kleines Wunder. Ich setzte alles daran, ihnen zu vermitteln, wie außergewöhnlich dies alles für mich war. »Sehen Sie, es gibt nicht den geringsten Beweis dafür, dass ein guter Notendurchschnitt automatisch bedeutet, dass man ein guter Arzt wird. Noten sagen nichts darüber aus, ob man gut für seine Patienten sorgt. Jeder sollte im Leben einmal eine Chance bekommen, etwas tun zu dürfen, was niemand für möglich hält. Sie alle sitzen heute hier, weil jemand an Sie geglaubt hat. Weil jemand da war für Sie. Ich möchte, dass Sie an mich *glauben*. Mehr verlange ich nicht. Ich möchte, dass Sie mir die Chance geben, der zu werden, der ich gern sein möchte.«

Als ich fertig war, herrschte Schweigen im Raum. Mir wurde mitgeteilt, der Ausschuss wolle sich über all das beraten, was ich gerade gesagt hatte.

Dann stand der Dekan auf und schüttelte mir die Hand. »Jim, ich glaube, Sie haben uns an etwas erinnert, was wir allzu oft vergessen. Nämlich, dass wir es mit einem Menschen zu tun haben und nicht mit einer Akte. Obwohl viele unserer Studenten sämtliche von uns geforderten Voraussetzungen erfüllen, sind diese Voraussetzungen in vielerlei Hinsicht recht beliebig. Es war mutig von Ihnen, vor uns zu sprechen. Sie haben mit Leidenschaft und Aufrichtigkeit von sich selbst erzählt. Sie geben nicht auf, habe ich recht?«

»Nein, Sir«, erwiderte ich. »Ich gebe nicht auf. Danke für Ihre Zeit«, sagte ich und verließ den Raum.

Als ich an ihr vorüberging, sah mich die Sekretärin an.

»Und? Wie lief es?«

Ich zuckte mit den Schultern. Jetzt hieß es abwarten.

Sie lächelte mich herzlich an. »Ich habe ein bisschen mitgehört, was Sie dadrinnen erzählt haben. Ich habe das Gefühl, dass es gut für Sie laufen wird.« Sie steckte mir einen Prospekt zu. »Vielleicht wollen Sie hierauf einen Blick werfen. Die Frist ist zwar schon abgelaufen, aber ich glaube, dass Fristen ebenfalls zu den Dingen gehören, die Sie nicht akzeptieren.«

Der Prospekt warb für ein Sommerprogramm namens MEd-REP an der medizinischen Fakultät der Universität Tulane. Es handelte sich um ein Programm für Studenten aus ethnischen Minderheiten und sozial schwachen Familien, die eine Laufbahn als Arzt einschlagen wollten. Ein Sommerintensivkurs, bei dem man Erfahrungen im Labor sammeln konnte und der einen auf den *Medical College Admission Test (MCAT)* vorbereitete, den jeder Studienanwärter für die medizinische Fakultät im Rahmen seiner Bewerbung durchlaufen musste.

»Oh, danke!«, sagte ich und starrte auf den Prospekt. Tulane Medical School. Ich wusste überhaupt nichts über Tulane, aber in diesem Moment hatte ich das Gefühl, dass es ein wichtiger Schritt in meine Zukunft sein würde.

Der Ausschuss für Medizin-Studienanwärter gab mir in seinem Empfehlungsschreiben am Ende die höchste zu erreichende Punktzahl. Wieder einmal hatte Ruths Magie funktioniert.

Als ich bei der Nummer des Sommerkurses der Universität Tulane anrief, erklärte man mir, dass die Anmeldefrist bereits vorbei sei. Ich bat darum, mit der Leiterin des Kurses, Dr. Epps, verbunden zu werden. Ich versuchte, sie davon zu überzeugen, dass ich unbedingt in das Programm aufgenommen werden müsste. Sie hörte sich meine Schilderungen geduldig an und sagte dann: »Jim, schicken Sie uns Ihre Bewerbung zu. Es geht schon in Ordnung.«

Zwei Wochen später hielt ich das Schreiben in Händen, dass man mich in den MEdREP-Kurs aufgenommen hatte. Leider hatte ich kein Geld für ein Flugticket, um zur Universität Tulane zu fliegen, die in New Orleans liegt. Wie der Zufall es wollte, rief mich, gleich nachdem ich das Schreiben erhalten hatte, mein Vater an. Er saß in einem Gefängnis in Los Angeles, aus dem er entlassen werden sollte, und ich musste ihn abholen. Er sagte mir, er brauche dringend Geld für Essen und ein Hotelzimmer, denn meine Mutter weigere sich, ihn wieder zu Hause aufzunehmen, andernfalls würde er auf der Straße enden. Ich hatte nur Geld für mein Essen und meine Miete, die in zwei Wochen fällig war. Dann erzählte er, dass er in Kürze einen Scheck erwarte. *Ja, ja, mein Vater und seine Märchen!,* dachte ich. Natürlich würde ich ihm helfen. Schließlich war er mein Vater. Mein Freund Keith, der mehr oder weniger über meine Familienverhältnisse Bescheid wusste, bot sich an, mich nach Los Angeles zu fahren, um meinen Vater abzuholen. Dem schien es sichtlich besser zu gehen, nachdem er mehrere Wochen ohne einen Tropfen Alkohol im Gefängnis gesessen hatte. Wir fuhren ihn nach Skid Row in Downtown Los Angeles, dort mietete ich ihm für zwei Wochen ein Hotelzimmer und gab ihm außerdem zweihundert Dollar. Ich erzählte ihm von meinem

Sommerkurs in Tulane, er lächelte und sagte, er sei stolz auf mich. Er bedankte sich bei mir für meine Hilfe.

Ich wusste immer noch nicht, wie ich zur Tulane-Universität kommen sollte. Zwei Wochen später fand ich in meinem Briefkasten ein Kuvert mit der Schrift meines Vaters, im Innern lag ein Scheck über tausend Dollar, der auf meinen Namen ausgestellt war. Mein Dad hatte seinen letzten Cent für mich ausgegeben, damit ich nach New Orleans fliegen konnte. Ich brach in Tränen aus.

Der Sommerkurs wurde für mich zu einer ganz entscheidenden Erfahrung. Ich lernte die Forschung im Labor kennen und kam mit zahlreichen Medizinstudenten in Kontakt. Ich bereitete mich auf den MCAT vor und gewann Erfahrung mit Bewerbungsgesprächen. Es war ein arbeitsreicher Sommer, aber ich konnte mich ganz auf meine Ziele konzentrieren und war vollkommen glücklich. Ich würde Arzt werden. Ich war mir ganz sicher.

Im Herbst bewarb ich mich für die Universität Tulane. Ich wartete voller Aufregung. Während des MEdREP-Kurses hatte ich gute Leistungen erbracht, und ich hatte alle Prüfungen des MCAT bestanden. Aber mir war auch klar, dass meine Bewerbung für die medizinische Fakultät aufgrund meines Notendurchschnitts kaum mit der Mehrheit meiner Mitstreiter konkurrieren konnte. Außerdem arbeitete ich in der Zwischenzeit in zwei Jobs, und die vielen Stunden forderten ihren Tribut. Mich zu konzentrieren fiel mir zunehmend schwer. In dieser Zeit erhielt ich einen Anruf von meiner Mutter. Mein Vater hatte sich während einer seiner Trinkeskapaden kurzerhand entschlossen, in einen Greyhound-Bus zu steigen und seine Familie in Kentucky zu besuchen. Meine Mutter fing langsam an, sich Sorgen zu machen, da er ganz ohne Gepäck reiste und sie seit zwei Wochen nichts von ihm gehört hatte. Offenbar war er nie in Kentucky angekommen. Obwohl es häufiger vorkam, dass mein Vater verschwand, konnte ich mich nicht erinnern, dass er jemals so lange weg gewesen war, ohne wieder aufzutauchen oder uns anzurufen oder dass wir eine Nachricht aus irgendeinem Gefängnis bekommen hätten. Eine weitere Sorge also, die ich mir auf meine private Problemliste schreiben konnte.

Wenige Tage später rief mich meine Mutter erneut an und teilte mir mit, dass Vater im Veteran's Hospital in Johnson City in Tennessee lag.

Obwohl es spätnachts war, rief ich umgehend im Krankenhaus an und sprach mit dem Arzt in Rufbereitschaft. Mein Vater lag auf der Intensivstation, wo er hoch dosierte Antibiotika bekam und künstlich beatmet wurde. Er sei nur vorübergehend ansprechbar gewesen, teilte der Arzt mir mit. Er leide an einer schweren Lungenentzündung, seine Lunge könnte nur unter Schwierigkeiten mit dem nötigen Sauerstoff versorgt werden. Der Arzt erklärte mir, dass mein Vater zwar auf die Behandlung zu reagieren schien, es jedoch völlig ungewiss sei, ob er überleben würde. Dann fragte er mich, ob ich irgendwelche Vorerkrankungen oder sonstige Beschwerden meines Vaters kenne, und plötzlich merkte ich, dass ich so gut wie nichts über meinen Dad wusste. Ich hatte keine Ahnung, ob er an irgendeiner Krankheit litt, ob er Medikamente nahm, ob er jemals operiert worden war oder auf etwas allergisch reagierte … das Einzige, was ich von ihm wusste, war, dass er trank. Mein gesamtes Wissen über meinen Vater beschränkte sich auf seine Alkoholsucht.

Als ich den Hörer auflegte, versuchte ich, mich an Zeiten zu erinnern, in denen mein Vater und ich beieinandergesessen, uns unterhalten oder etwas gemeinsam unternommen hatten. Etwas, das nichts mit seiner Trinkerei zu tun hatte. Ich hatte nur sehr vage, verschwommene Erinnerungen. Mir kam nichts Konkretes in den Sinn. Und nun war er in einen Bus gestiegen, um Verwandte zu besuchen, und war niemals angekommen. Was hatte er in diesem Bus verloren? Wonach suchte er? Warum hatte er sich dafür entschieden, genau in diesem Moment so weit weg zu fahren? All das waren im Grunde zwecklose Fragen, denn ich wusste, letztendlich hatte ihn seine Sucht in jenes ferne Krankenhaus verschlagen, wo er jetzt einsam lag.

Ich setzte mich auf die Bettkante und heulte. Ich musste hinfahren, aber ich hatte kein Geld. Meine Mutter hatte ebenfalls kein Geld. Meine Prüfungen standen bevor. Ich verbrachte die folgenden Tage in großer Sorge. Ich rief mehrmals im Krankenhaus an. Mein Vater hatte das Bewusstsein verloren, seine Organe versagten. Der diensthabende Arzt teilte mir mit, es stünde schlecht um ihn, wahrscheinlich würde er innerhalb der nächsten Tage sterben. Mein Zimmergenosse bot mir an, mir das Geld für ein Flugticket zu leihen. Ich buchte eine Reise. Am nächsten Tag gegen Mittag würde ich in ein Flugzeug Richtung Tennessee steigen. Ich hatte keine Ahnung, was ich tun würde, wenn ich erst einmal dort wäre. Ich wollte ihn nur nicht alleinlassen.

Ich schlief ein, aber es war ein unruhiger Schlaf. Ich wusste nichts über Johnson City. Ich hatte Angst, ich war müde. Schließlich verfiel ich in einen tiefen Schlaf. Und dann wurde ich ganz plötzlich wach. Ich wusste nicht, was mich geweckt hatte. Ich war einfach aufgewacht und lag mit weit geöffneten Augen im Bett. Ich sah mich um und erkannte meinen Vater am Fußende meines Bettes. Er sah mich an. Er sah gut aus. Tatsächlich sah er viel besser aus, als ich ihn in Erinnerung hatte. Er strahlte Ruhe aus, er lächelte nicht, aber in seinem Gesicht lag ein Ausdruck von Güte und Einverständnis. Er sagte: »Hallo, Sohn. Ich bin gekommen, um mich von dir zu verabschieden. Es tut mir leid, dass ich nicht der Vater sein konnte, der ich gern gewesen wäre. Es tut mir leid, dass ich mich nicht um dich gekümmert habe. Jeder von uns hat einen Weg. Ich musste meinen gehen. Du sollst wissen, ich bin stolz auf dich und liebe dich sehr. Ich muss jetzt gehen. Vergiss nicht, ich hab dich lieb. Leb wohl, Sohn.« Ich sagte: »Ich liebe dich auch, Dad.« Und dann war er verschwunden.

Ich richtete mich im Bett auf. Ich war mir nicht sicher, ob alles nur ein Traum gewesen war oder ob ich es wahrhaftig erlebt hatte. Ich wusste nicht, was ich glauben sollte. Ich saß einfach im Bett und dachte, dass ich ihn am nächsten Tag umarmen und ihm sagen würde, er brauche sich nicht zu sorgen, alles sei okay. Und dass ich ihn liebte. Danach schlief ich wieder ein, bis ich durch das Klingeln des Telefons geweckt wurde. Noch halb benommen vom Schlaf hob ich den Hörer langsam von der Gabel. Am anderen Ende hörte ich die Stimme des Arztes, der meinen Vater betreute. Er rief an, um mir die Nachricht zu überbringen, dass mein Vater vor einer Stunde verstorben sei, und sprach mir sein Beileid aus. Dann sagte er mir, mein Vater habe kurz vor seinem Tod die Augen geöffnet und gelächelt. Er wolle mich außerdem darüber informieren, dass mein Vater im Augenblick seines Todes völlig schmerzfrei gewesen sei.

Ich dankte dem Arzt und legte auf. Dann rief ich meine Mutter an, und wir weinten beide am Telefon. Sie sagte mir, mein Dad habe sein Möglichstes getan, und tief in seinem Innern sei er ein guter Mensch gewesen und habe mich sehr geliebt.

Mein Vater hat mich geliebt.

Ich wusste, dass er mich liebte.

Und ich liebte ihn.

Knapp ein Jahr nach meiner Rede vor dem Ausschuss in Irvine und zwei Wochen nachdem mein Vater gestorben war, erhielt ich meine Zulassung für die medizinische Fakultät der Universität Tulane. Als ich den Brief bekam, ging ich in mein Schlafzimmer, setzte mich auf die Bettkante, und während ich langsam den Brief öffnete, dachte ich an meinen Vater. Ich blickte zu der Stelle, wo ich ihn in jener Nacht gesehen hatte, als er erschienen war, um sich von mir zu verabschieden. Ich wusste, dass er stolz auf mich war.

Wie man mir während meines Gesprächs vor dem Ausschuss für Medizin-Studienanwärter erklärt hatte, reichten meine Punkte nicht für einen College-Abschluss, dennoch nahm ich an der Abschlussfeier des College-Jahrgangs 1977 teil. Aber ohne Abschlusszeugnis hatte ich keine Chance, auf die medizinische Fakultät zu kommen. Während meines Junior-Jahres war ich wiederholt nach Hause gefahren, um meine Mutter nach einem weiteren Suizidversuch zu versorgen, und hatte deshalb mehrere Unterrichtsfächer geschmissen. Mir fehlten insgesamt drei Biologie-Scheine. Diese vor Beginn des Medizinstudiums im Herbst zu wiederholen war nicht mehr möglich. Ich hatte so viele Hürden genommen, und jetzt war wieder alles in Gefahr. Ich wusste nicht, was ich tun sollte, und dachte mir, das Beste sei, die Wahrheit zu sagen. Ich griff zum Hörer, rief in Tulane an und fragte nach dem Dekan der medizinischen Fakultät. Es schien eine Ewigkeit zu dauern, bis er ans Telefon ging. Offenbar wusste er genau darüber Bescheid, wer ich war. Ich erklärte ihm kurz mein Anliegen, dann herrschte Schweigen in der Leitung. Wieder schien eine kleine Ewigkeit zu vergehen. Schließlich sagte er: »Jim, wir möchten Sie in Tulane haben. Wenn Irvine gestattet, dass Sie Ihre fehlenden Punkte bei uns nachholen, und Ihnen diese nachträglich anrechnet, sehe ich kein Problem.«

Bevor ich auflegte, bedankte ich mich tausendmal bei ihm. Was dann folgte, war mehr als verblüffend. Ich erklärte den Professoren, dass ich ihre Seminare aufgrund eines familiären Notfalls verpasst hatte, und fragte, ob sie mir gestatteten, meine fehlenden Punkte durch ein Seminar der medizinischen Fakultät zu ersetzen und aufs College übertragen zu lassen. Jeder von ihnen stimmte umgehend zu und gratulierte mir zu meiner Aufnahme in Tulane. Erst später wurde mir klar, dass sie alle davon ausgegangen waren, dass ich über einen mustergültigen Gesamtnotendurchschnitt und beste MCAT-Ergebnisse verfügte, weshalb es sie nicht weiter gestört hatte, der Übertragung der fehlenden Punkte zuzustimmen.

Manchmal sind Regeln und Bedingungen dringend notwendig, in anderen Fällen dagegen sind sie reine Willkür und dienen lediglich dazu, sich an bestimmten Zahlen festzuklammern und Chancen zu vereiteln. Ein strikter Numerus clausus oder ein College-Abschluss sind eine willkürlich gesetzte Hürde, die festlegt, ob man Arzt werden kann oder nicht. Ich wusste, dass ich von Natur aus über genügend Intelligenz und Entschlossenheit verfügte, ein hervorragender Arzt zu werden.

Jetzt war der Zeitpunkt gekommen, es zu beweisen.

# 8
# Und dann war es doch Hirnchirurgie

Eigentlich hatte ich gar nicht vor, Hirnchirurg zu werden. Meine Absicht war, plastischer Chirurg zu werden – denn Kinder mit Deformationen im Gesichts- und Schädelbereich taten mir unendlich leid, und ich war fasziniert von der technischen Vielschichtigkeit dieser Chirurgie. Bilder von Kindern mit deformierten Gesichtern hatten mich zutiefst berührt. Ich empfand eine besondere Empathie für diese Kinder, die Wunden mit sich herumtrugen, die sie vor der Welt nicht verstecken konnten, und die ständig die Erfahrung machen mussten, wie sich andere wegen ihrer Entstellungen von ihnen abwandten. Aber Schönheitschirurgie mochte ich genauso gern, und ich stellte mir vor, wie ich mich als Professor am Krankenhaus einige Stunden am Tag um Kinder kümmerte und danach meine wohlhabenden Patienten in der Praxis meiner privaten Schönheitsklinik in Beverly Hills empfing. Außerdem würde ich als Schönheitschirurg für die Reichen und Filmstars viel Geld verdienen und jede Menge attraktive Frauen kennenlernen.

Für mein erstes Studienjahr an der medizinischen Fakultät hatte ich ein Stipendium erhalten, und nach meinem Freshman-Jahr wurde mir ein Stipendium der US-Armee zuerkannt. Ich fühlte eine innere Verpflichtung, meinem Land zu dienen, und wollte etwas zurückgeben. Ich erinnerte mich lebhaft an meine Träume, Chuck Yeager zu sein, über Lancaster zu fliegen und die Schallmauer zu durchbrechen, und ich erinnerte mich daran, wie stolz ich gewesen war, als ich die Uniform eines Law Enforcement Explorer trug. Während meiner Zeit auf dem College erfuhr ich, dass Yeager gar nicht die erste Wahl für den Durchbruch der Schallmauer gewesen war – diese Ehre war ursprünglich einem Mann namens Slick Goodlin vorbehalten. Goodlin verlangte für seinen Flug allerdings ein Preisgeld von hundertfünfzigtausend Dollar, was 1947 eine horrende Summe war. Yeager wollte kein Geld. Er durchbrach die Schallmauer aus Abenteuerlust und aufgrund seines Entdeckergeists. Er wollte herausfinden, wozu ein Mensch fähig war, wenn er an die Grenzen seiner Leistungsfähigkeit ging. Auch mit zwei gebrochenen Rippen und so großen Schmerzen, dass er genötigt war, mittels eines Besenstiels die Luke seines Flugzeugs zu schließen, konnte ihn niemand von seinem Vorhaben abhalten.

Und wer war ich? War ich jener Mann, den Oscar Wilde als den beschreibt, »der von allem den Preis und von nichts den Wert kennt«? Ich habe einen großen Teil meines Lebens damit zugebracht, meinen inneren Slick Goodlin mit meinem inneren Chuck Yeager zu versöhnen. Ich verspürte Empathie für jene, die wie ich hatten kämpfen müssen, die gelitten hatten – ihnen wollte ich helfen. Aber ich wollte ebenso Erfolg. Ruths Magie hatte mich dahin geführt, wo ich jetzt war; ich machte jeden Tag meine Übungen und wusste doch, dass ich nur ein kleines Stück in die Richtung gegangen war, in die ich wollte. Ich wollte Ruhm und Glück. Ich wollte jemand werden, zu dem andere aufsahen. Ich wollte der beste Chirurg der Welt werden.

Die Armee kam während meines Medizinstudiums für sämtliche Ausbildungskosten und sonstige Ausgaben auf, dafür diente ich in der Armee insgesamt neun Jahre als Militärarzt und wurde zum Schluss Major James Doty.

Die Erfahrungen, die ich im Medizinstudium machte, waren ganz andere als die während meiner College-Zeit. Probleme mit Prüfungen oder Studienfächern gehörten der Vergangenheit an, und ich merkte, dass ich eine natürliche Begabung hatte für das Lernen komplexer Zusammenhänge des menschlichen Körpers wie in Anatomie, Histologie oder Physiologie. Die Fähigkeit, mehr Wissen auswendig zu lernen, als man dem Gedächtnis eigentlich zumuten kann, ist eine Herausforderung für jeden Medizinstudenten im ersten Studienjahr. Ich weiß heute, dass die jahrelange Übung dessen, was ich im Zauberladen gelernt hatte, mein Gehirn dahingehend veränderte, dass meine Fähigkeit, Dinge auswendig zu lernen, die vieler meiner Kommilitonen übertraf. Ich konnte mich für wesentlich längere Zeiträume auf meine Studien konzentrieren, und meine Gedanken schweiften nicht ab, wenn ich in einem medizinischen Lehrbuch las. Man lehrte uns Mnemotechniken, die uns dabei helfen sollten, alles zu behalten, von der Knochen- über die Nervenlehre bis hin zum Schreiben von Krankenberichten. Manche davon waren albern, beispielsweise die Eselsbrücke, um sich zu merken, welche der zwölf Hirnnerven sensorisch, motorisch oder beides sind – *Some Say Marry Money But My Brother Says Big Brains Matter More (Manche sagen: Heirate Geld! Aber mein Bruder sagt: Große Hirne zählen mehr; S steht für »sensorisch«, M für »motorisch« und B für »beides«).* Andere Gedächtnisstützen waren schwerer zu merken als die Information an sich, so die Anfangsbuchstaben OOOTTAFVGVAH für die Namen der zwölf Hirnnerven.

Ich benutzte die Standard-Mnemotechniken, in manchen Fällen erfand ich eigene, und manchmal meinte ich sie zu benutzen, obwohl das gelernte Wissen in Wirklichkeit in meinem Bewusstsein aufzutauchen schien, sobald ich eine bestimmte Information benötigte. Eine wissenschaftliche Studie der Universität Kalifornien in Santa Barbara fand 2013 heraus, dass Aufmerksamkeitsmeditation die Gedächtnisleistung, die Konzentration und das gesamtkognitive Verhalten von College-Studenten nach nur zwei Wochen Training deutlich verbesserte. Die Untersuchungen zeigten, dass die Studenten danach wesentlich bessere Ergebnisse bei der *Graduate Record Examination (GRE)* – einem Standardtest für Hochschulabsolventen zur Aufnahme in Master- und Promotionsstudiengänge – und ähnlichen Gedächtnis- und Konzentrationstests erreichten. Zu meiner Überraschung stellte ich fest, dass die Verfahren, welche die Wissenschaftler 2013 während ihrer Studie anwandten, jenen Übungen sehr ähnlich waren, die ich 1968 von Ruth gelernt hatte. Wie viel Geld wird jährlich für GRE-Testvorbereitungen und -Kurse ausgegeben? Das Schöne an einer Meditationspraxis als Lernhilfe ist: Sie ist völlig kostenlos.

Mein Armee-Stipendium garantierte mir nach Beendigung des Studiums zwar ein Arzt-Praktikum, aber keine Ausbildung zum Facharzt. Für Zivilisten waren beide Dinge miteinander verknüpft, aber ich musste mich für eine Facharztausbildung gesondert bewerben. Nach meinem Abschluss in Tulane 1981 nahm ich ein flexibles Praktikum am Tripler Army Medical Center auf Hawaii an – ein Ort, den ich bereits aus einer früheren Rotation als Student kannte. Ein flexibles Praktikum bedeutete, dass ich, anstatt nur allgemeine Chirurgie zu durchlaufen, verschiedene Spezialgebiete innerhalb der Chirurgie kennenlernte. Meine Stationen umfassten Pädiatrie, Geburtshilfe, Gynäkologie, innere Medizin, aber auch allgemeine Chirurgie und Neurochirurgie. Ich dachte, diese breit gefächerte Erfahrung sei für meine Ausbildung besser, konnte allerdings nicht ahnen, dass sich ein flexibles Praktikum bei der Bewerbung für eine Ausbildung in Allgemeinchirurgie nachteilig auswirken würde, weil man sich nicht ausschließlich auf Chirurgie und deren Unterdisziplinen konzentriert hatte. Mein relativ breit gefächertes Wissen auf verschiedenen Gebieten geriet mir zum Nachteil. Ich wollte nach wie vor plastischer Chirurg für Kinder werden, und dafür war eine Ausbildung in Allgemeinchirurgie nötig, mit anschließender Spezialisierung in plastischer und kraniofazialer Chirurgie. Ich hatte eine klare Vorstellung davon, was ich wollte. Aber wir waren zu zwölft, und alle wollten Fachärzte für Allgemeinchirurgie werden, und ich war der Einzige mit einem flexiblen Praktikum. Meine Chancen standen schlecht. Meine elf Kollegen machten mir klar, dass ich den Platz in Allgemeinchirurgie abschreiben konnte, und offensichtlich freuten sie sich darüber. Ich war mir meiner Sache jedoch so sicher, dass es die anderen zu verunsichern schien, und mein fester Glaube an meine Fähigkeit, alles manifestieren zu können, was ich mir wünschte, wurde von ihnen als Arroganz aufgefasst. Heute verstehe ich, weshalb sie mir wünschten, dass ich scheiterte.

Für die Facharztausbildung musste man sich im November anmelden, und ich schickte wie alle anderen meine Bewerbung für Allgemeinchirurgie weg. Im April hatte ich meine Rotation in Neurochirurgie. Die verantwortlichen Ärzte waren die freundlichsten Menschen, die ich je bei einer Rotation kennengelernt hatte. Neurochirurgie war ein faszinierendes Gebiet – die Arbeit am Gehirn war anspruchsvoll und präzise und bereitete mir zusätzlichen Nervenkitzel, den ich so in der Allgemeinchirurgie nicht erlebt hatte, in der es hauptsächlich um Brustkorb und Bauchraum ging.

Mich faszinierte die Tatsache, in ein Feld vorzudringen, in das noch niemand vorgedrungen war, und in die tiefsten Tiefen unserer Konditionierung als Mensch zu blicken. Ich wollte immer noch Kindern helfen, die unter körperlichen Entstellungen litten, aber die Rätsel des Gehirns zu erkunden, empfand ich als ein neues Abenteuer von geradezu magischer Anziehungskraft. Ich wollte Hirnchirurg werden, und ich wollte es genauso, wie ich mir gewünscht hatte, aufs College zu gehen und anschließend Medizin zu studieren. Aber dafür musste ich eine Facharztausbildung in Neurochirurgie machen und nicht in Allgemeinchirurgie. Ich wusste, dass ich Neurochirurgie erlernen und später, wenn ich Lust hatte, meine Spezialisierung durch plastische und kraniofaziale Chirurgie ergänzen konnte. Es war die perfekte Lösung.

Der Chef der neurochirurgischen Abteilung des Tripler Army Medical Center bestärkte mich in meiner Entscheidung.

»Du hast Talent zum Operieren, Jim. Du solltest dich auf Neurochirurgie spezialisieren. Du *musst* dich darauf spezialisieren!«

»Das ist super«, erwiderte ich. Ich platzte fast vor Stolz. Ich würde Hirnchirurg werden.

»Das Ganze hat nur einen Haken«, ergänzte der Chefchirurg, »wir bilden pro Jahr nur einen Neurochirurgen in der Armee aus, und zurzeit gibt es eine Warteliste von drei Jahren. Du musst dich also gedulden. Nach deinem Praktikum wirst du ein paar Jahre als Sanitätsoffizier ins Feld geschickt, bis du auf der Warteliste ganz oben bist und deine Facharztausbildung beginnen kannst.«

»Drei Jahre?«, fragte ich.

»Ja, nur drei Jahre.«

»Tut mir leid, das kann ich nicht akzeptieren.«

Er lächelte mich an. »Du wirst warten müssen, Jim.«

»Das ist Bockmist und völlig inakzeptabel!«, rief ich lauthals. Ich vergriff mich deutlich im Ton.

»So laufen die Dinge nun einmal. Das ist kein Bockmist. Das ist die US Army!«

»Aber ich kann das nicht akzeptieren«, insistierte ich.

Er schüttelte den Kopf und gab mir zu verstehen, ich möge sein Büro verlassen.

Dann näherten sich die Sommerferien: dreißig Tage weg von der Armee. Ich verließ das Tripler und ging zum Walter-Reed-Forschungsinstitut in Maryland, um dort einen Monat zu verbringen.

Das war der Ort, wo ich hinwollte. Ich machte dort während der Ferien eine weitere Rotation und leistete gute Arbeit. Bevor meine »Ferien« zu Ende waren, fand ich mich zu einem Gespräch beim Leiter der Neurochirurgie ein.

»Ich mag Sie, Jim. Sie haben in Ihrer Rotation bei uns hervorragende Arbeit geleistet, ich bin überzeugt, Sie werden eine erfolgreiche Facharztausbildung absolvieren.«

»Danke sehr«, sagte ich. »Wenn ich Sie richtig verstehe, bedeutet das, ich kann im Herbst hier anfangen.«

»Jim, wie Sie wissen, beträgt die minimale Wartezeit drei Jahre. Ich werde Sie nach Ablauf der drei Jahre aufnehmen. Sie sollten dankbar sein, für den Platz gibt es bereits vier Bewerber. Außerdem haben Sie sich ja noch gar nicht offiziell beworben.«

Ich sah ihm geradewegs in die Augen und sagte: »Drei Jahre Wartezeit – das kann ich nicht akzeptieren. Wenn Sie mich im nächsten Jahr nicht aufnehmen, wird es der größte Fehler Ihres Lebens sein. Ich kann nicht drei Jahre warten. Tut mir leid, ich will Ihnen gegenüber nicht unhöflich oder forsch sein, aber das kann ich einfach nicht akzeptieren.«

Obwohl es bereits knapp war, reichte ich meine Bewerbungsunterlagen für die Facharztausbildung in Neurochirurgie ein. Ich glaubte an die Kraft meiner Magie.

Als ich ans Tripler Army Medical Center zurückkehrte, teilte ich dem leitenden Arzt für Allgemeinchirurgie mit, dass ich meine Bewerbung zurückzöge, um eine Ausbildung in Neurochirurgie am Walter Reed zu beginnen.

»Vergiss es, da kommst du nie rein!«, lautete seine Antwort. »Ich erlaube dir nicht, deine Bewerbung zurückzuziehen. Das ist die beste Bewerbergruppe, die ich je für dieses Programm hatte, und du bist einer von ihnen. Ich lass dich hier nicht abziehen.«

»Okay«, antwortete ich. »Aber ich sage Ihnen, dass ich keine allgemeine Chirurgie machen werde und aufs Walter Reed gehe.«

Während der Beendigung meines Praktikums visualisierte ich jeden Tag meine Facharztausbildung als Neurochirurg am Walter Reed. Jeden Morgen und jeden Abend sah ich vor meinem geistigen Auge, wie ich dort arbeitete. Ich machte mir keine Sorgen mehr über den Ausgang, ich hatte gelernt, das zu visualisieren, was ich erreichen wollte, und mich dennoch nicht am Endresultat festzuklammern. Auf die eine oder andere Art würde es geschehen. Das war alles, was ich wusste. Ich trainierte meinen Geist und vertraute darauf, dass sich die Einzelheiten genauso entwickeln würden, wie sie sich entwickeln sollten.

Wie sich herausstellte, waren diese Einzelheiten etwas schlüpfriger Natur. Der Mann, der für die Facharztausbildung angenommen worden war, hatte am Walter Reed eine Affäre mit einer Krankenschwester begonnen. Als die beiden Schluss gemacht hatten, stellte der Mann der Frau nach und belästigte sie. Offenbar gab es auch noch andere Gründe – jedenfalls kündigte der Leiter der Neurochirurgie dem Mann den Ausbildungsplatz. Er wurde zum Militär abgestellt und verbrachte die restliche Zeit seiner Ausbildung als Sanitätsoffizier in Südkorea. Weil die übrigen Bewerber bereits woanders verpflichtet waren, gab es vor mir niemanden mehr auf der Warteliste. Als die Dominosteine gefallen waren, stellte sich heraus, dass ich der Einzige war, der für die Ausbildungsstelle infrage kam.

Ich weiß nicht, ob es eine Folge meiner Visualisierungspraxis, eine Serie glücklicher Umstände oder etwas anderes war. Damals wusste ich nur, es hatte wieder einmal funktioniert.

Am selben Tag erhielt ich beide Aufnahmeschreiben, das für Allgemeinchirurgie am Tripler und das für Neurochirurgie am Walter Reed. Der Leiter der Allgemeinchirurgie hatte vier von uns angenommen, und an dem Tag, als wir die Briefe bekamen, ließ er uns in sein Büro rufen.

»Ich möchte, dass Sie wissen, jeder von Ihnen war meine erste

Wahl für die vier Plätze hier am Tripler, Sie waren mein bislang bester Praktikumsjahrgang.«

Ich warf einen Blick auf die anderen drei, die ebenfalls einen Ausbildungsplatz bekommen hatten. Sie versuchten, dem Chef der Allgemeinchirurgie, der gleichzeitig Leiter der chirurgischen Abteilung des Tripler war, nach allen Regeln der Kunst zu schmeicheln. Sie achteten penibel darauf, dass ihr Haarschnitt der Norm entsprach und ihre Schuhe blitzblank waren. Ich hatte mich nie um diese Dinge gekümmert. Ich wollte der beste Arzt im Praktikum sein, aber meine Haare waren meist zu lang, und meine Schuhe glänzten nicht. Katzbuckeln gehörte nicht zu meinen Talenten.

»Ich schlage vor, wir gehen jetzt erst mal ins Offizierskasino und stoßen auf Ihre Facharztausbildung an!«

»Sir«, unterbrach ich die Gratulation und das Schulterklopfen des Chefs, »ich muss Ihnen mitteilen, dass ich meinen Platz nicht antreten kann.«

Er sah mich an. »Warum zum Teufel können Sie nicht?« Noch nie hatte jemand einen Ausbildungsplatz ausgeschlagen, wenn er aufgenommen worden war.

»Ich habe die Zusage für Neurochirurgie am Walter Reed erhalten.«

Er wurde hochrot im Gesicht. Ihm fehlten die Worte.

»Ich hatte Sie zu warnen versucht«, erklärte ich. »Ich sagte Ihnen, ich würde meine Bewerbung am Tripler zurückziehen.« Ich stand auf, salutierte und verließ das Büro.

Der leitende Arzt am Walter Reed hatte mir während meiner einmonatigen Rotation zwar versichert, dass er mich gut leiden konnte, aber dann stellte sich heraus, dass ich ihm nur Schwierigkeiten bereitete. Ich war um keine Antwort verlegen und konnte meine Zunge als scharfe Waffe ins Spiel bringen. Am Walter Reed tat ich dies häufiger. Ich fühlte mich genötigt, egal, worum es ging, meinen Standpunkt zu vertreten und für die Wahrheit einzustehen. Und diese schonungslose Ehrlichkeit kam meiner Facharztausbildung nicht gerade entgegen.

Ich war arrogant geworden. Die Tatsache, alles erreichen zu können, was ich mir wünschte, zusammen mit meiner fachlichen Erfahrung in Neurochirurgie, gab mir das Gefühl, wichtig und außergewöhnlich zu sein, wie ich es nie zuvor empfunden hatte. Die Magie, die ich im Alter von zwölf gelernt hatte und inzwischen seit über zehn Jahren praktizierte, machte mich glauben, ich sei unbesiegbar. Immer häufiger verwickelte ich mich in Schwierigkeiten. Ich war im Umgang mit anderen noch nicht zurückhaltend oder einsichtig genug. Ich ging mit meinem Chef auf Konfrontationskurs, und das oft in Anwesenheit anderer. Bereits während meines ersten Ausbildungsjahres nahm ich meine Rolle als Arzt sehr ernst. Ich kümmerte mich um meine Patienten mehr als um irgendwelche Hierarchien oder Ausbildungsvorschriften. Mit dieser Haltung brüskierte ich meine Vorgesetzten und verscherzte es mir am Ende mit meinem Chef, weil ich mich weigerte, Regeln zu erfüllen, die mir nicht genehm waren oder die ich widersinnig fand. Es war mir egal, wenn die Fakultät oder ältere Auszubildende uns zu mobben oder herabzusetzen versuchten, das erinnerte mich zu sehr an meine Kindheit in Lancaster. Ich wusste, wie ich mich und andere zu verteidigen hatte, und tat es auch bei jeder Gelegenheit.

In meinem ersten Ausbildungsjahr wurde ich kurz vor Weihnachten zu einem Beurteilungsgespräch gerufen. Mein Chef saß an seinem Schreibtisch, die übrigen Oberärzte standen im Raum.

»Wir würden gern mit Ihnen über Ihre Beurteilung sprechen«, begann der Chefarzt. »Wir haben ernsthafte Bedenken, und es sind Fragen aufgetaucht über die Art und Weise, wie Sie Patienten behandeln.«

Ich stand unverzüglich auf und sagte: »Sie brauchen gar nicht weiterzureden. Wenn es Beschwerden über meine Behandlungsmethoden gibt, zeigen Sie mir bitte die entsprechenden Protokolle. Ich nehme meine Arbeit als Arzt sehr ernst und akzeptiere solche Anschuldigungen nicht ohne Beweise.«

Ich hatte selbst zu viele Jahre mit ansehen müssen, wie meine Mutter von Ärzten, die sich nicht richtig um sie kümmerten, respektlos und herablassend behandelt worden war. Ich hatte gesehen, wie man sie ablehnte. Wie man meine Familie ablehnte. Ich wusste, wie sehr ich mich um meine Patienten gekümmert hatte. Ich hatte ihnen zugehört. Ich hatte immer doppelt geprüft, ob sie die richtige Behandlung bekamen. Auch spätnachts war ich noch in deren Zimmer gegangen und hatte mich an ihr Bett gesetzt. Ich wusste, dass mein Chef unrecht hatte.

Im Büro herrschte Totenstille. Mein Chef kramte verlegen in einigen Protokollen auf seinem Schreibtisch herum.

»Nun …«, stammelte er. »Das ist nicht der eigentliche Grund. Es geht mehr um Ihr Verhalten im Allgemeinen. Wir haben den Eindruck, dass Sie eigentlich gar nicht hier sein wollen, weil Sie ständig auf Konfrontationskurs gehen. Deshalb haben wir beschlossen, Sie auf Probezeit zu setzen. Wir werden Ihr Verhalten innerhalb der nächsten sechs Monate beurteilen. Erfüllen Sie nicht die Erwartungen, verlieren Sie Ihren Ausbildungsplatz.«

Ich sah von einem zum anderen. Niemand wagte, mich anzuschauen.

»Wenn Sie mich rausschmeißen wollen, dann tun Sie es. Und zwar sofort. Eine Probezeit ist völlig inakzeptabel. Das mache ich nicht mit. Ich war noch nie irgendwo in meinem Leben auf Probezeit und denke gar nicht daran, jetzt damit anzufangen.«

Es hatte ihnen die Sprache verschlagen. Sie konnten mir meinen Ausbildungsplatz nicht wegnehmen, und ich wusste, dass sie es wussten. Sie würden in Erklärungsnot geraten, alle meine Patienten- und Fakultätsbeurteilungen waren ausgezeichnet. Nur mein Chef hatte mich negativ beurteilt. Außerdem wäre ein Rausschmiss für die Fakultät höchst peinlich.

»Warten Sie bitte draußen, wir werden Sie rufen, sobald wir eine Entscheidung getroffen haben.«

Ich saß anderthalb Stunden vor dem Büro. Ich schloss die Augen und konzentrierte mich auf meine Atmung. Ich versuchte, mich zu beruhigen und auf das zu vertrauen, was ich von Ruth gelernt hatte.

Als ich wieder hereingerufen wurde, räusperte sich mein Chef und teilte mir die Entscheidung der Ärzte mit. »Wir haben entschieden, keine Probezeit für Sie anzuberaumen, aber wir werden Ihnen auf die Finger sehen. Und zwar ganz genau!«

Ich musste an mich halten, um nicht laut loszulachen. Sie sahen mir schon seit Langem auf die Finger, und auch wenn meine Haltung gegenüber meinen Vorgesetzten nicht einwandfrei war, gab es an meinem Umgang mit den Patienten und meinen Fähigkeiten als Arzt keine Zweifel. Ich war selbstgefällig, ich glaubte nicht nur, unantastbar zu sein, sondern dass mich Ruths Magie niemals im Stich ließe. Heute ist mir klar, ich hatte Ruths Techniken gelernt, aber die Essenz ihrer Lehre hatte ich nicht begriffen.

»Na gut«, antwortete ich. »Das ist akzeptabel.«

Ich hatte meinen Chef jahrelang gegen mich aufgebracht. Ich war ein hervorragender Neurochirurg in Ausbildung. Er wusste es, und ich wusste es. Ich wurde niemals offiziell auf Probezeit gesetzt, aber nach meiner Abschlussprüfung schüttelte er mir die Hand, rückte ganz nahe an mich heran und meinte: »Ich wollte Ihnen nur sagen, für mich waren Sie die ganze Zeit über auf Probezeit.«

Mir fehlte es an jeglicher Bescheidenheit, mein Erfolg im weißen Kittel stieg mir zu Kopf.

Die Facharztausbildung war eine ernsthafte Angelegenheit, aber unsere Freizeit uferte zu einer einzigen langen Party aus, ohne Gedanken an irgendwelche Konsequenzen. Ich arbeitete viel und feierte viel. Ich ließ mich von niemandem unterkriegen. Endlich trug ich den weißen Kittel, wie ich es mir so lange im Geist vorgestellt hatte. Ich war Dr. Doty.

Nichts und niemand konnte mich aufhalten.

Facharztausbildungen waren Mitte der Achtzigerjahre sogar noch aufreibender als heutzutage, man kam sich vor wie in einem Ausbildungslager. 24-Stunden-Schichten waren an der Tagesordnung. Wir litten unter Schlafentzug, standen ständig unter Kontrolle und Druck. Es war ganz normal, dass man von Zeit zu Zeit Dampf ablassen musste – sich eine Pause nahm von den geistigen und körperlichen Anforderungen der Ausbildung. Manche meiner Kollegen begannen, mehr zu trinken, als ihnen guttat – bald schon bemerkte ich die ersten Anzeichen bei ihnen und bei mir. Ich wusste von zu Hause, was Alkoholismus bedeutete, aber ich bewegte mich auf Messers Schneide zwischen gelegentlichen Besäufnissen und Alkoholmissbrauch. Wenn ich in meiner spärlichen Freizeit einen draufmachte, bedeutete das noch lange nicht, dass ich die Kontrolle über mein Leben verlor, sagte ich mir. Manchmal spürte ich, wie meine erbliche Veranlagung in mir aufstieg, mich vor dem Druck und den Anforderungen der Arztausbildung in den Alkohol zu flüchten, aber ich war nicht mein Vater. Ich würde es niemals meinem Vater gleichtun.

Ganz allmählich hörte ich auf, zu meditieren und meine Wünsche und Ziele zu visualisieren. Die langen Arbeitsschichten im Krankenhaus ließen mir morgens und abends kaum noch Zeit für Ruths Übungen. Zunächst vergaß ich es ein paar Tage lang, zum Schluss übte ich nur noch einmal pro Woche. Schließlich fand ich, es sei überhaupt keine Zeit mehr dafür. Auch fügte ich meiner Liste keine neuen Wünsche hinzu. Ich wusste genau, was ich wollte, und ich wusste, dass das große Finale meiner Magier-Show kurz bevorstand. Bald wäre ich ein ausgebildeter Hirnchirurg, einer jener Elitespezialisten, die am wichtigsten Organ des menschlichen Körpers operieren durften. Das Gehirn hatte alles unter Kontrolle – das glaubte ich zumindest –, und ich hatte die Kontrolle über das Gehirn. Von Ruths Magie gab es nichts mehr zu lernen.

Eines Abends beschloss ich, mit drei Kollegen auszugehen, um das Ende einer besonders aufreibenden Rotation zu begießen. Wir waren eine verschworene Gemeinschaft. Wir arbeiteten zusammen, aßen gemeinsam zu Mittag, schlürften nachmittags unseren Kaffee in der Cafeteria. Wir hatten uns auf eine Weise zusammengetan, wie Menschen es tun, wenn sie ein traumatisches Erlebnis oder eine Naturkatastrophe durchstehen. Wir kämpften gemeinsam in derselben Schlacht – unserer Ausbildung zum Facharzt. Weil wir in unserem Leben praktisch für niemanden Zeit hatten, waren wir – der Not gehorchend – zu besten Freunden und einer Art Familie geworden.

Wir standen unter extremem Leistungsdruck, und unsere Art, Dampf abzulassen, war ähnlich extrem. Bei der Arbeit im Krankenhaus bekommt man Dinge zu sehen, die man häufig lieber nicht sähe, und unsere Zauberformel, diese Bilder aus unseren Köpfen zu vertreiben, war eine Mischung aus großen Mengen Alkohol, Kokain, dröhnender Musik und halb nackten Mädchen. Nicht unbedingt in dieser Reihenfolge.

An besagtem Abend begannen wir gegen 20 Uhr, uns in einer Stripteasebar in der Nähe des Krankenhauses zu betrinken. Wir steckten den Tänzerinnen Dollarscheine zu, als wären wir Männer, die Geld aus dem Fenster schmeißen konnten. Dann zogen wir weiter in ein spanisches Restaurant, wo wir Paella und Weißbrot mit Serrano-Schinken verschlangen. Wir bestellten einen Krug Sangria nach dem anderen. Ich bin mir nicht sicher, wann das Kokain ins Spiel kam, aber nachdem wir mehrere alte

Degen von der Wand genommen hatten und wie verrückt miteinander zu fechten anfingen, schmiss man uns kurzerhand aus dem Lokal.

Es war eine feuchtkalte Oktobernacht, und ich erinnere mich noch daran, wie ich nach dem Rauswurf meinen Kopf in den Nebel steckte und die kühle Feuchtigkeit auf meinen Wangen spürte. Es fühlte sich gut an, keinen Dienst schieben zu müssen. Es fühlte sich gut an, lebendig zu sein. Es fühlte sich gut an, ganz man selbst sein zu dürfen. Und es fühlte sich gut an, high zu sein.

Wir zwängten uns zu viert ins Auto, das mit leeren Bierdosen übersät war. So rasten wir durch die finstere Nacht, das Radio lief in voller Lautstärke. Ich hatte das Gefühl, in einer Art glückseligem Taumel zu versinken. Dann hörte ich eine Stimme in meinem Kopf, die sagte: »Schnall dich an. Jetzt. Sofort.« Ich fuhr im Sitz auf und blickte mich um. Der Kumpel vor mir grölte lauthals vor sich hin und warf Bierdosen aus dem Fenster. Der Kumpel am Steuer bewegte seinen Kopf im Rhythmus zu den schiefen Gesängen des ersten. Und mein Kumpel auf dem Rücksitz neben mir war eingenickt. Keiner von ihnen hatte mich darauf aufmerksam gemacht, mich anzuschnallen.

Der Wagen war ein roter Ford Fairlane, Baujahr 1964 – ein echter Klassiker, den sich einer meiner Kumpels von seiner Mutter geborgt hatte. Niemand von uns hatte gewusst, dass die Reifen völlig abgefahren waren. Auf dem Rücksitz gab es Sicherheitsgurte, die man sich ums Becken schnallen konnte, und als wir in eine enge Kurve fuhren, kramte ich meinen hervor. Der Wagen geriet ins Schlittern und rutschte über den feuchten Asphalt der Straße seitwärts auf die Gegenfahrbahn. Ich spürte, wie sich der Sicherheitsgurt spannte, als mein Körper durch die Fliehkraft gegen ihn gepresst wurde, und dann sah ich uns wie in einem Film frontal gegen einen großen Baum prallen.

Dann wurde alles um mich herum schwarz.

Mein Stöhnen holte mich aus der Bewusstlosigkeit. Ich lag auf dem nassen Asphalt neben der Fahrerseite des Autos. Ich wusste nicht, ob ich aus dem Auto geschleudert worden war oder ob meine Freunde mich herausgezogen hatten. Mein Kumpel, der den Wagen gefahren hatte, hing bewegungslos über dem Lenkrad. Ich spürte einen stechenden Schmerz meinen Rücken hinaufziehen, aber meine Beine waren völlig taub. Ich versuchte, sie zu bewegen, aber sie reagierten nicht.

Ich musste mich übergeben und versuchte aufzustehen. Ich hörte die Stimmen meiner Kumpel: »Rock Creek Park. Das ist anderthalb Kilometer entfernt. Einer von uns muss dorthin gehen. Mein Knie. Du bleibst bei ihm.« Ich konnte ihre Worte in keinen logischen Zusammenhang bringen. Dann schloss ich die Augen und kühlte meine Stirn am feuchten Asphalt. Mein Körper fühlte sich glutheiß an, aber ich glaubte, solange ich meine Stirn kühl hielt, könne mir nichts geschehen.

Das Walter Reed war nur eineinhalb Kilometer entfernt, mein Kumpel, der auf dem Rücksitz gesessen hatte und nur ein paar Schrammen und Abschürfungen davongetragen hatte, machte sich zu Fuß auf den Weg. Als er im Krankenhaus ankam, sagte er dem Notfalldienst, sie müssten sofort einen Krankenwagen rausschicken, der uns abholen sollte. Die Notärzte weigerten sich mit der Begründung, für diese Art von Autounfällen hätten sie keine Genehmigung.

Unbeeindruckt davon setzte er sich über die Bestimmungen hinweg, beschlagnahmte ein offizielles Fahrzeug und fuhr selbst zum Unfallort. Ich schrie vor Schmerzen laut auf, als er mich auf den Rücksitz hievte, um mich in die Notaufnahme zu bringen. Es war eine völlig surreale Situation, als mich meine eigenen Kollegen aus der Facharztausbildung in der Notaufnahme des Walter Reed untersuchten. Noch Stunden vorher waren wir die Ärzte gewesen, jetzt waren wir die Patienten. Meine Kumpel hatten Bänderrisse,

Schürfwunden, einer von ihnen hatte eine schwere Brust-Quetschung erlitten und eine Gehirnerschütterung, aber im Großen und Ganzen waren sie außer Gefahr.

Ich war als Einziger angeschnallt gewesen und hatte die schwersten Verletzungen davongetragen – mein Dünndarm und meine Milz waren angerissen, und ich hatte eine Wirbelsäulenfraktur im unteren Lendenbereich. Meine Bauchverletzungen mussten sofort operiert werden, und ich wurde umgehend in den OP geschoben.

Jetzt war ich selbst Patient, ich sah die grellen Scheinwerfer des Operationssaals über mir und glaubte plötzlich, all das zu fühlen, was jeder Chirurgie-Patient in diesem Raum vor mir gefühlt hatte. Jene Wellen von Schmerz, Furcht und Sorge, die über einem zusammenschlagen. Ich hörte Stimmen. Ich hatte das Gefühl, in einem Raum voller Menschen zu sein, die alle gleichzeitig sprachen. *Was, wenn ich nicht mehr aus der Narkose aufwache? Herr, sei mir gnädig. Lass es nichts Lebensbedrohliches sein. Hätte ich ihm doch nur einmal mehr gesagt, dass ich ihn liebe. Was, wenn ich nie wieder laufen kann? Was werden die anderen ohne mich machen? Bitte, hilf! Ich will nicht sterben.*

Die nächsten Stimmen, die ich hörte, diskutierten. Ich öffnete die Augen und sah, dass ich auf der Intensivstation lag. Ich hatte massive Schmerzen, sie waren schrecklicher als in meinen schlimmsten Träumen. Mein Oberbauch war bandagiert. Ich blinzelte, das Licht blendete mich, und ich hörte, wie der Leiter der Allgemeinen Chirurgie und der stellvertretende Leiter der Neurochirurgie miteinander stritten. Es ging um mich.

Mein Zustand war kritisch. Selbst unter den großen Schmerzen ließ mich meine Routine als Arzt aufhorchen. Mein Blutdruck war seit der Operation jäh abgesunken. Er war so niedrig, dass kaum noch ein diastolischer Wert gemessen wurde. Mein systolischer Wert, der obere Blutdruckwert, der den Druck in den Arterien während der Herzkontraktion bezeichnet, lag bei nur 40. Mein Blutdruck hätte mindestens zwei- bis dreimal so hoch sein müssen. Meine Herzschlagfrequenz lag dagegen bei über 160. Es war offensichtlich: Aufgrund des hohen Blutverlusts war ich im Schockzustand. Und ich verlor weiterhin Blut, und zwar sehr schnell, ein Hinweis auf innere Blutungen. Bald wäre mein Blutdruck zu gering, um die lebenswichtigen Organe zu versorgen. Ich wusste, was dies bedeutete. Ich würde einen Herz-Kreislauf-Stillstand erleiden. Mein Gehirn würde absterben. Ich würde sterben.

Ich dachte mir, dass das Schicksal unmöglich diesen Weg für mich vorgesehen haben konnte. Es konnte nicht sein, dass ich so aus dem Leben scheiden sollte.

Im nächsten Moment hatte ich das Gefühl, alles verschoben und gedreht zu sehen. Ich blickte plötzlich aus einer Ecke der Zimmerdecke auf mich selbst herab. Ich empfand nicht den geringsten Schmerz. Ich konnte sehen, wie die Lichtkegel im Zickzackmuster aus den Glühbirnen herabstrahlten. Ich konnte jeden einzelnen Flüssigkeitstropfen im Tropf erkennen. Ich konnte auf den Kopf des Chirurgiechefs herabschauen und sah kleine Schweißperlen auf seiner Stirn stehen. Ich blickte herab und sah mich selbst im Bett. Ich wirkte klein und verletzlich, mein Gesicht war extrem blass. Ich konnte die Monitore erkennen mit ihren Linien und Ziffern, die unregelmäßig hoch- und runterschnellten, und es schien, als könnte ich das Blut durch meine Gefäße rauschen hören; ich ahnte, es war nicht genug Blut vorhanden. Ich konnte meinen Herzschlag hören. Wie eine ferne Trommel, die in einem schnellen Rhythmus hämmerte. All das beobachtete ich ohne Empfindungen. Ich war nicht traurig, sondern nahm alles, was mit mir und um mich herum geschah, sehr bewusst wahr.

Der Leiter der chirurgischen Abteilung bestand darauf, dass er eine Blutung in meinem Bauch nicht übersehen haben konnte und dies unmöglich die Ursache für meinen Blutverlust sein könne.

»Du hast offensichtlich etwas übersehen«, fuhr ihn der stellvertretende Leiter an. »Er wird mit Sauerstoff versorgt, und er hat keine schwereren Brüche. Er blutet im Bauchraum. Du hast eine Blutung übersehen!«

Ich hatte das Gefühl, Zuschauer in einem Theaterstück zu sein, und gleichzeitig konnte ich die Frustration und die Furcht des stellvertretenden Leiters sowie die Selbstgefälligkeit und die Gewissheit des chirurgischen Leiters spüren. Ich spürte die Gefühle aller im Raum Anwesenden.

Ich sah, wie der stellvertretende Leiter die Hand auf mein Bein legte. »Du Idiot, wenn du ihn nicht in den OP zurückbringst, mache ich es. Jetzt sofort!«

Schließlich willigte der Leiter ein. Wieder sah ich von oben, wie sie mich in den Operationssaal zurückbrachten. Eine der Krankenschwestern beugte sich zu mir herab und flüsterte mir ins Ohr: »Bleib bei uns, Jim. Wir brauchen dich. Du wirst wieder gesund werden.«

Und dann wurde es schwarz um mich herum.

Die Erfahrung, die ich hatte, nachdem es dunkel geworden war, werde ich wahrscheinlich niemals angemessen erklären, noch werde ich sie jemals vergessen können. Es ist umso rätselhafter, da es sich um eine zugleich außergewöhnliche und gewöhnliche Erfahrung handelt, die schon viele Menschen erlebt haben. Eine Erfahrung, die im Lauf von Jahrhunderten wiederholt bezeugt worden ist.

Ich trieb plötzlich auf einem schmalen Fluss. Zuerst bewegte ich mich ganz langsam. Vor mir sah ich ein helles weißes Licht, das große Ähnlichkeit mit der Flammenspitze aufwies, die ich im Zauberladen anzuschauen pflegte. Dann wurde ich immer schneller. Bald schon raste ich auf das Licht zu. Zu beiden Seiten des Flusses sah ich Menschen, die ich gekannt hatte, sie drängelten sich regelrecht entlang des Flussufers. Ich glaubte, meinen Vater zu sehen.

Ich glaubte, Ruth zu sehen. Ich fühlte mich in einer Weise geliebt und angenommen, wie ich es nie zuvor erlebt hatte. Viele der Menschen, die ich sah, waren noch immer am Leben. Ich sah meine Mutter in ihrem Bademantel. Meinen Bruder, wie er mit mir aus unserem Schlafzimmer in Lancaster heraus lacht. Ich sah Chris, das Mädchen, in das ich während meines Junior-Jahrs in der Highschool verliebt gewesen war. Ich sah mein altes, orangefarbenes Bonanzarad. Ich sah mich im Bus nach Irvine sitzen, und ich sah mich zum ersten Mal einen weißen Arztkittel anziehen. Ich sah mich in dieser Nacht, wie ich meinen Kopf in den Nebel steckte. Ich spürte, wie das weiße Licht wärmer wurde und näher kam. Es wurde immer größer. In gewisser Weise wusste ich, dass dieses Licht Liebe und das Einzige war, worauf es in diesem Universum ankam. Ich musste es nur erreichen – ich wusste, wenn ich es tat, würde ich mit allen Dingen eins werden. Das war es, wonach ich gesucht hatte. Es war das Einzige, wonach es mich verlangte. Ich wollte mit diesem Licht verschmelzen. Und plötzlich wurde mir bewusst, wenn ich mit diesem warmen, einladenden Licht verschmolz, wäre ich nicht mehr Teil dieser Welt. Dann wäre ich tot.

Ich schrie: »Nein!« Oder zumindest glaubte ich zu schreien. Und mit einem Mal bewegte ich mich rückwärts, weg vom Licht. So, als hätte ich ein Gummiband maximal ausgedehnt und es dann losgelassen. Ich bewegte mich so schnell rückwärts, dass ich es kaum begreifen konnte. Ich fühlte, wie sich die Gegenwart all der Menschen, die mich vorher gegrüßt hatten, schlagartig auflöste.

Meine Augen waren noch geschlossen, aber ich hörte das Piepsen der Monitore.

Ich musste einfach nur die Augen öffnen.

»Kannst du mich hören, Jim?« Ich spürte, wie mich jemand in den Fuß zwickte, dann öffnete ich die Augen. Das helle Licht des Aufwachraums schien mir direkt ins Gesicht, rasch blinzelte ich ein paarmal.

Dann sagte die Stimme zu mir: »Jim! Ich sagte dir doch, dass wir dich hier brauchen. Wer bringt uns denn sonst zum Lachen und hält für uns den Kopf hin, wenn es Ärger gibt?«

Ich streckte die Hand aus und berührte ihren Arm. »Lebe ich?«

»Natürlich lebst du. Eine ordentliche Bluttransfusion war nötig, aber du bist über den Berg. Dein Zustand ist stabil.«

»Geht es meinen Freunden gut?«

»Es geht ihnen gut. Ihr seid alle ziemlich miserable Patienten, aber es wird euch bald besser gehen. Es sei denn, wir murksen euch heute Nacht ab, wenn ihr schlaft.« Sie lachte.

»Bin ich gestorben?«, fragte ich sie.

»Du lebst doch.«

»Nein, ich meine, ob ich klinisch tot war? Musstet ihr mich im OP reanimieren?«

»Nein. Dein Zustand war kritisch, dein Blutdruck war zeitweise extrem niedrig, aber kein Herz-Kreislauf-Stillstand. Du hattest im Bereich der Milz eine innere Blutung, die sie zuerst übersehen hatten. Insgesamt vier Liter Blut im Bauch. Kein Wunder, dass dein Blutdruck so niedrig war. Wir mussten dir eine Transfusion von sechzehn Blutkonserven verabreichen. Aber, nein, du warst in keinem Moment klinisch tot. Zumindest nicht dass ich wüsste.«

Sie blickte mich fragend an.

»Ach, nichts weiter. Es war nur merkwürdig. Ich war auf einem Fluss.« Dann sagte ich nichts mehr. Was auch immer diese Erfahrung bedeutete, ich musste sie nicht erklären. Der Wissenschaftler in mir begann die physiologische Seite des Erlebnisses zu analysieren. Konnte meine Erfahrung eine extreme Form von niedriger Sauerstoffversorgung im Gehirn gewesen sein? War es in meinem Gehirn zu einer massiven Ausschüttung von biochemischen Botenstoffen gekommen? War alles nur eine Halluzination gewesen aufgrund des Schocks, der offenen Wunde im Bauch und des Blutverlusts? Als ich mich mitten in der Erfahrung befand, war ich nicht der Neurochirurg, der mit seinem medizinischen Fachwissen auf das Ereignis schaut. Aber jetzt war ich es wieder. War dies ein Rätsel des menschlichen Gehirns, das ich jemals lösen würde?

Schätzungsweise haben rund fünfzehn Millionen Amerikaner schon einmal eine Nahtoderfahrung (NTE) gemacht. 2001 publizierte die Fachzeitschrift *The Lancet* eine Studie, aus der hervorgeht, dass zwischen zwölf und achtzehn Prozent der Patienten, die einen Herz-Kreislauf-Stillstand erlitten oder zu atmen aufhörten, eine Nahtoderfahrung gemacht haben könnten; die medizinischen Bedingungen dafür seien niedriger Blutdruck, verminderte Sauerstoffversorgung im Gehirn oder eine allgemeine Beeinträchtigung der Hirnfunktionen durch Verletzung oder Krankheit. Diese ganz ähnlichen Erfahrungen beinhalten oft Gefühle, sich außerhalb des eigenen Körpers zu befinden, im Wasser zu treiben, einen Flashback des eigenen Daseins zu erleben, mit geliebten verstorbenen Menschen zusammen zu sein und deren Stimmen zu hören, Wärme und bedingungslose Liebe zu verspüren. Oftmals sind diese Menschen innerlich auf einem Fluss oder in einem Tunnel unterwegs, während sie durch ein Licht angezogen werden. Solche Beschreibungen finden sich in zahlreichen Kulturen wieder und ziehen sich durch die gesamte Menschheitsgeschichte.

In Platons *Der Staat* gibt es den »Mythos von Er«, in dem ein getöteter Soldat unverwest gefunden wird und zwölf Tage später bei der Totenfeier auf dem Scheiterhaufen plötzlich erwacht. Er liefert eine ganz ähnliche Beschreibung seiner Nahtoderfahrung (bzw. Todeserfahrung), einschließlich mehrerer häufig vorkommender Elemente in modernen Nahtoderfahrungen. Manche behaupten, das berühmte Gemälde *Der Aufstieg in das himmlische Paradies* des niederländischen Malers Hieronymus Bosch vom Beginn des 16. Jahrhunderts stelle eine Nahtoderfahrung dar: mit dem Tunnel, der in ein helles Licht führt, mit Gestalten und Formen, die möglicherweise die Welt jenseits des Lebens auf der Erde repräsentieren. Und es gibt die Schilderung des britischen Admirals Beaufort, der einen Moment im Jahr 1795 beschreibt, in dem er beinahe ertrunken wäre; es gibt die des nordamerikanischen Arztes A. S. Wiltse, der 1889 seine ganz ähnlichen Erfahrungen während einer Typhusepidemie schildert. Jede dieser Beschreibungen beinhaltet verschiedene Komponenten, die mit den klassischen Nahtoderfahrungen in Zusammenhang gebracht werden können.

Im späten 19. Jahrhundert benutzte der französische Psychologe und Vertreter der Erkenntnistheorie Victor Egger auf Französisch den Begriff *expérience de mort imminente* (bevorstehende Todeserfahrung), um ein ähnliches Phänomen zu beschreiben, das Bergsteiger erlebten, die »sahen«, wie ihr Leben an ihnen vorüberzog, als sie einen Abhang hinunterstürzten und mit dem sicheren Tod rechnen mussten. Jüngeren Datums ist die 1968 von Celia Green publizierte Untersuchung von vierhundert Berichten sogenannter außerkörperlicher Erfahrungen, die die Frage aufwarf, ob unser Bewusstsein auch außerhalb unseres Körpers existieren könne. 1975 veröffentlichte der US-amerikanische Psychiater Raymond Moody ein Buch über diese Art von Erfahrungen und prägte den Begriff »Nahtoderfahrung«, wodurch er das Interesse der Wissenschaft auf ein Phänomen lenkte, das vorher nur im Bereich der Religion, Philosophie und Metaphysik beschrieben worden war. Viele der Berichte erwähnen auch religiöse Symbole, etwa Engel, oder historische Figuren wie Jesus oder Mohammed. Normalerweise stehen solche Symbole in direktem Bezug zum Glauben oder den religiösen Überzeugungen eines Menschen. Für viele sind derartige Erfahrungen lebensverändernd. Atheisten berichten in ähnlicher Weise über häufig vorkommende Bestandteile der Nahtoderfahrung wie gläubige Menschen. Eines der bekanntesten Beispiele ist das des britischen Philosophen A. J. Ayer, Autor des Buches *Sprache, Wahrheit und Logik*, ein überzeugter Atheist, der 1988 während des Essens beinahe erstickt wäre. Nach diesem Ereignis wurde er mit den Worten zitiert: »Meine Erfahrungen haben meine Überzeugung, dass es kein Leben nach dem Tod gibt, nicht geändert, aber meine unnachgiebige Haltung gegenüber dieser Überzeugung.« Ein Teil der Atheisten, die Nahtoderfahrungen hatten, berichten, sie hätten keinerlei Auswirkungen auf ihre Glaubensüberzeugungen gespürt, andere dagegen erfuhren dadurch eine Wandlung hin zum Spirituellen.

Aufgrund der Arbeiten Moodys und anderer existiert in der Wissenschaft ein wachsendes Interesse an diesem Phänomen. Des Weiteren wissen wir, dass man so ähnliche Erfahrungen auch künstlich hervorrufen kann, etwa durch Medikamente wie das in der Anästhesie verwendete Ketamin oder einige psychedelische Drogen. Die Erfahrungen können durch elektrische Stimulation des Schläfenlappens und des Hippocampus im Gehirn ausgelöst werden. Sie können während Episoden verminderten Sauerstoffgehalts im Hirn auftreten aufgrund von Blutunterversorgung (wie bei Düsenjäger-Piloten festgestellt wurde) und sogar während einer Hyperventilation. Obwohl künstlich hervorgerufene Erfahrungen Bestandteile von Nahtoderfahrungen enthalten, haben sie auf die Betroffenen – außer bei psychedelischen Drogen – in der Regel keine transformativen oder lebensverändernden Auswirkungen. Ist wirklich der drohende Tod (oder zumindest der Teil des Gehirns, der dies so interpretiert) der gemeinsame Nenner, der diese Situationen so lebensverändernd macht?

Die britische Psychologin Susan Blackmore postulierte, die Erfahrung, sich durch einen Tunnel auf ein helles Licht zuzubewegen, sei Ergebnis einer verstärkten neuronalen Aktivität, die dadurch zustande komme, dass im Gehirn immer mehr Nervenzellen aufgrund von Sauerstoffmangel zu feuern begännen. Sie behauptet auch, die Empfindung von Ruhe und Frieden sei auf eine massive Endorphinausschüttung zurückzuführen, die durch den Stress des Erlebnisses ausgelöst werde. In einer jüngeren Studie konnte die Physiologin Jimo Borjigin am Beispiel der Sauerstoffunterversorgung bei Nagern zeigen, dass es bei den Tieren in den ersten dreißig Sekunden nach einem Herzstillstand zu einem vorübergehenden Anstieg von synchronen Gamma-Hirnwellen kam. Mit anderen Worten: Hirne von Ratten unter Sauerstoffmangel, deren Herz-Kreislauf-System kollabiert und die sterben, weisen ein erhöhtes Bewusstsein nach dem Tod auf. Diese messbaren Gamma-Hirnwellen konnten sowohl im Wachbewusstsein als auch in höheren Bewusstseinszuständen nachgewiesen werden wie bei der Meditation oder im Schlaf während des *Rapid Eye Movement (REM)* – jener Phase des Schlafes, in der das prozedurale Gedächtnis aufgebaut wird. Zweifellos existieren eine ganze Reihe gut dokumentierter neurophysiologischer Ereignisse, die während einer Nahtoderfahrung auftreten, die sich aber auch bei anderen Arten von Reizeinwirkungen auf das Gehirn beobachten lassen oder mithilfe unterschiedlicher Methoden hervorgerufen werden können, die in keinem direkten Zusammenhang mit einer Nahtoderfahrung stehen.

Wie so vieles im Leben spiegeln unsere Glaubensüberzeugungen unsere Lebenserfahrungen wider. Und unsere Gehirne sind der Ort, wo sich diese Erfahrungen festigen. Aber wie verhält es sich mit den Erfahrungen unseres Herzens? Noch interessanter für mich als die Wissenschaft, die Forschung und die Fragen, die sich mit einem Leben nach dem Tod aufgrund von Nahtoderfahrungen beschäftigen, ist der rote Faden, der sich durch all diese Erfahrungen zieht. Warum bewegen sich so viele Menschen auf Licht, Wärme und Liebe zu? Vielleicht sind die Erlebnisse während einer Nahtoderfahrung nur Ausdruck der größten Sehnsüchte unseres

Herzens: bedingungslos geliebt zu werden. Willkommen zu sein. Die Wärme eines Zuhauses und einer Familie zu spüren. Dazuzugehören.

Ich weiß nicht genau, was nach jenem Autounfall mit mir geschehen ist, als mein Blutdruck so jäh absank; am Ende wurde mir bewusst, dass es im Grunde ganz egal war. Ich musste es nicht herausfinden oder erklären. Vielleicht war ich klinisch tot, vielleicht nicht.

Ich weiß es schlicht und einfach nicht.

Was ich aber mit Sicherheit weiß, ist, dass ich in meinem Leben mehrere Tode gestorben bin. Der verlorene und hoffnungslose Junge starb im Zauberladen. Der junge Erwachsene, dem sein Vater gleichermaßen Scham wie Schrecken einflößte, der diesen mit einem Faustschlag niedergestreckt hatte, an dessen Hand das Blut dieses Vaters klebte, starb an dem Tag, als er aufs College ging. Und obwohl ich es zur Zeit des Autounfalls noch nicht wusste, der arrogante, selbstgefällige Hirnchirurg, der ich werden sollte, würde am Ende ebenfalls sterben. Wir können im Lauf eines Lebens tausend Tode sterben, das ist eines der größten Geschenke des Lebens. In jener Nacht im OP starb in mir der Glaube, durch Ruths Magie unbesiegbar zu sein, und der Glaube, ich sei allein auf der Welt.

Ich hatte die Wärme dieses Lichts gespürt und mich mit dem ganzen Universum verbunden gefühlt. Ich war umhüllt von Liebe, und obwohl es meine religiösen Einstellungen nicht veränderte, bestärkte es mich in dem Glauben, dass wir schon morgen ein ganz anderer sein können, als wir heute sind, und dass wir mit allem und jedem verbunden sind.

Ich wachte im Krankenhausbett auf und erinnerte mich daran, welche Strecke ich seit meinem orangefarbenen Bonanzarad und dem Sommer im Zauberladen zurückgelegt hatte. Allerdings hatte ich damals keine Ahnung, welche Strecke mir noch bevorstand. Ruth am Ufer jenes Flusses zu sehen, Liebe und Verbundenheit für so viele zu empfinden war vielleicht eine Warnung, dass ich mich zu weit von dem entfernt hatte, was sie mir beizubringen versucht hatte. Aber es mussten noch viele Jahre vergehen, und ich musste noch viele schmerzliche Fehler machen, bis ich mir dessen bewusst wurde.

# 9
# Der besitzlose Sultan

*Newport Beach, Kalifornien, 2000*

Eines Morgens erwachte ich und war um fünfundsiebzig Millionen Dollar reicher. Allerdings hatte ich das Geld nicht in Händen. Tatsächlich habe ich es niemals gesehen oder gezählt, aber es existierte an einem Ort, der noch mächtiger war als jede Bank – meinem Geist.

Ich lebte als Single, war bereits einmal verheiratet gewesen und wieder geschieden. Die langen Arbeitsschichten als Hirnchirurg und das Streben nach Reichtum und Erfolg hatten keinen besonders guten Ehemann aus mir gemacht und auch keinen besonders guten Vater für meine Tochter. Die Scheidungsrate bei Ärzten ist um zwanzig Prozent höher als beim Rest der Bevölkerung, und bei Neurochirurgen liegt sie sogar noch höher. Ich bildete keine Ausnahme dieser Regel.

Ich streckte meinen Arm im Bett aus, bis meine Hand auf dem warmen Körper neben mir zu liegen kam. Sie hieß Allison oder vielleicht auch Megan. Ich erinnere mich nicht mehr genau, aber ihre Haut fühlte sich warm, glatt und weich an. Ich hörte sie leise murmeln, als sie sich auf die andere Seite drehte.

Ich schlich mich aus dem Bett und ging nach unten. Ich brauchte einen Kaffee und musste dringend nachsehen, wie sich der Aktienmarkt entwickelt hatte, während ich schlief. Ich schaltete den Computer an und wartete, bis er unter leisem Summen hochgefahren war. Ich war vierundvierzig und hatte die Absicht, mich im nächsten Jahr aus dem Berufsleben zurückzuziehen. Mein Leben in Newport Beach hatte nur noch wenig mit meinem Leben in Lancaster zu tun. Ich war zu einem der erfolgreichsten Neurochirurgen in Orange County geworden. Ich lebte in einem Siebenhundert-Quadratmeter-Haus auf einem Felsvorsprung über der Newport Bay. In meiner Garage stand nicht nur der Porsche, von dem ich als Junge geträumt hatte, sondern auch ein Range Rover, ein Ferrari, ein BMW und ein Mercedes.

Ich hatte alles, was auf meiner Liste gestanden hatte, und mehr – viel mehr.

Einige Jahre zuvor hatte mir ein Freund seine Idee einer Technologie vorgestellt, die den Bereich der Radiotherapie und die Behandlung von soliden Tumoren im Gehirn revolutionieren würde. Er war gerade mit seiner Ausbildung zum Arzt fertig und hatte eine Stelle in Stanford angenommen, wo er sein Konzept von einer bloßen Idee in ein Produkt umwandeln wollte. Er hatte eine Firma gegründet. Ich war davon so beeindruckt, dass ich zu einem seiner ersten Investoren wurde. Ich erklärte ihm, dass ich die erste Apparate-Einheit außerhalb von Stanford nach Newport Beach zu holen gedachte. Ich konnte nicht ahnen, dass eine einzige Interaktion mein ganzes Leben verändern sollte. Ich siedelte die erste Einheit jener frisch auf den Namen CyberKnife getauften Technologie in Newport Beach an. Schließlich konnte ich einen anderen mit mir befreundeten Arzt, der über ein großes Familienvermögen verfügte, davon überzeugen, dass diese Technologie die Welt verändern könne. Er glaubte daran und erwarb nicht nur die erste Einheit, sondern kaufte außerdem ein Gebäude, in dem wir die Firma unterbrachten, sowie zusätzliche MRT- und CT-Scanner. Er investierte mehrere Millionen Dollar, beflügelt durch meinen Enthusiasmus und mein Vertrauen in diese Technologie.

Zum damaligen Zeitpunkt musste das medizinische Gerät noch von der amerikanischen Zulassungsbehörde FDA genehmigt werden, und es gab noch keine Kodierungen für die Abrechnung derartiger medizinischer Leistungen. Zwei Jahre nach der Investition meines Freundes meldete die Herstellerfirma Accuray, bedingt durch Managementfehler und die Unfähigkeit, das entsprechende Kapital an Land zu ziehen, Insolvenz an. Mehrere Jahre später hatte die Firma es immer noch nicht geschafft, eine behördliche Genehmigung zu bekommen, und kein einziges Produkt war verkauft. Die Firma hatte, was künftige Investitionen betraf, nicht nur im Silicon Valley, sondern USA-weit sämtliche Chancen verspielt. Die Sache sah schlecht aus. Diejenigen, die an das Potenzial der neuen Technologie geglaubt und Millionen von Dollar investiert hatten, schienen nun ihr Geld zu verlieren, und ja, die Welt schien diese außergewöhnliche Technologie zu verlieren. Ich musste etwas unternehmen. Ich beschloss, die Firma zu retten.

Ich hatte so gut wie keine Erfahrung als Unternehmer, auch wenn ich während meiner Ausbildungszeit eine Elektrode zur Kontrolle der Gehirnaktivität konzipiert hatte, die auf der ganzen Welt vertrieben wurde. Aber das hier war etwas ganz anderes. Es war die Chance schlechthin. Meinem Freund sagte ich, ich hätte eine Idee. Ich bin mir nicht sicher, ob er an meine Hilfe glaubte oder ob er einfach keine andere Lösung sah – wie auch immer: Er unterstützte mein Vorhaben. Die Firma war von sechzig auf sechs Angestellte geschrumpft. Ich erklärte mich bereit, die Firma selbst zu finanzieren, während ich versuchte herauszufinden, auf welche Weise ich sie retten konnte. Ich hatte keine Ahnung, wie ich vorgehen sollte. Aber wie das Leben so spielt, kam mir die Lösung, als ich gerade einen Drink an der Bar des Four Seasons Hotel nahm, das damals im Einkaufszentrum Fashion Island in Newport Beach lag. Während ich auf eine Frau wartete, mit der ich zum Abendessen verabredet war, kam ich mit dem Mann neben mir ins Gespräch. Ich erzählte ihm von der aktuellen Situation der CyberKnife-Technologie und dass diese Hunderttausende von Menschenleben retten könnte. Ich benötigte lediglich jemanden, der das nötige Geld investierte, um die Technologie vor dem Niedergang zu bewahren. Der Mann erklärte sich schließlich dazu bereit, mir bei der Sanierung der Firma zu helfen und dafür achtzehn Millionen Dollar seines Kapitals zur Verfügung zu stellen. Allerdings nur unter einer Bedingung: dass ich die Geschäftsführung übernähme. Ich hatte nicht nur das Konzept verkauft, sondern war selbst zum entscheidenden Erfolgsfaktor der Firma geworden. Also gab ich meine florierende Privatpraxis in Newport Beach auf und wurde Geschäftsführer der Firma. Eine Tätigkeit, für die ich weder Erfahrung noch Kompetenz mitbrachte. Doch war ich der festen Überzeugung, dass ich die Firma retten könnte, ja, retten musste.

Innerhalb von achtzehn Monaten war die Firma vollständig saniert, die FDA-Genehmigung wurde erteilt, und der Kapitalwert des Unternehmens war von einer Insolvenzerklärung auf hundert Millionen Dollar gestiegen. In dieser Zeit lernte ich viele neue Leute kennen, darunter auch Risikokapitalgeber und Unternehmensgründer aus dem Silicon Valley. Sie alle glaubten, ich besäße eine Art magisches Geheimnis, mit dem ich Accuray auf die Beine geholfen hatte und mit dem ich jeden Flop in einen Erfolg verwandeln würde. Aber dem war nicht so. Ich versuchte, ihnen zu erklären, dass ich keine unternehmerische Erfahrung hatte, dennoch baten sie mich mehr als einmal, in ihre Unternehmen zu investieren, Firmenpartner zu werden oder sie zu beraten. Diese Investitionen und Beziehungen brachten mir schließlich das notwendige Kapital ein. Viel Kapital. Und als der Dotcom-Boom 2000 seinen Höhepunkt erreichte, hatte Kapital in einem Dotcom-Unternehmen in den Augen der Öffentlichkeit einen höheren Stellenwert als Gold und sicherte einem Kredit bei allen Banken.

Endlich war mein Computer hochgefahren, und ich checkte meine Aktien. Ich war immer noch fünfundsiebzig Millionen Dollar wert – Tendenz steigend! Als Junge hatte ich davon geträumt, eine Million Dollar zu verdienen, aber die Erregung, die ich bei meiner ersten Million verspürt hatte, war nichts im Vergleich zu dem Gefühl, Besitzer von fünfundsiebzig Millionen zu sein. Ich war reich. Ich schaltete den Computer aus und sah durchs Fenster auf die Weiten des Pazifiks.

Im Haus war es still. Megan oder Allison war noch nicht aufgewacht, aber ich hatte sowieso nicht vor, meine Neuigkeit mit ihr zu teilen. Allein der Gedanke an sie machte mich ein bisschen traurig. Wir wussten so gut wie nichts voneinander. Ich wusste von ihr nur, dass sie Pharma-Vertreterin war, und sie wusste von mir, dass ich reich war und auf meinen Namen stets ein Tisch im besten Restaurant von Orange County reserviert war. Sie war die Nacht zuvor mit einer Gruppe Freundinnen an meinen Tisch gekommen. Wir hatten Wodka und Champagner getrunken, und als ich sie fragte, was sie von diesem ganzen verrückten Zirkus eigentlich hielt, hatte sie lediglich gelacht und gesagt, sie fände mich toll. Ich wusste, auch sie hatte ihre Geschichte, aber sie war nicht bereit gewesen, sie mit mir zu teilen, und sie schien ihrerseits nicht besonders daran interessiert, meine zu erfahren. Und so, wie es in vielen anderen Nächten mit vielen anderen Frauen geschehen war, spielten wir uns gegenseitig eine Intimität vor, die nicht existierte. Wir teilten unsere Körper miteinander, aber wir ließen Geist und Herz außen vor. Ich fühlte mich einsam und innerlich leer, aber ich hatte ja vor langer Zeit gelernt, wie ich die Stimmen der Zweifel und der Verzweiflung in meinem Kopf ignorieren konnte.

Ich besaß alles, wovon ich je geträumt hatte. Die Menschen brachten mir Respekt entgegen. Sie bewunderten mich. Ich hatte soeben dem Kauf einer privaten Insel in Neuseeland zugestimmt und per Banküberweisung die Anzahlung gemacht. Ich besaß ein Penthouse in San Francisco und eine Villa in Florenz mit Blick auf den Ponte Vecchio. Ich hatte mehr finanzielle Macht, als ich es mir in meinen kühnsten Träumen vorgestellt hatte, ich feierte Erfolge, die weit größer waren als die der meisten Ärzte oder Unternehmer, aber Einsamkeit war ein Gefühl, das sich nicht mit Geld vertreiben ließ.

Meine Absicht war, mich aus dem aktiven Geschäftsleben zurückzuziehen, einen Teil meiner Zeit der Tätigkeit als Arzt in Ländern der Dritten Welt zu widmen und die übrige Zeit zwischen San Francisco, Florenz und Neuseeland hin und her zu jetten. Immer wenn ich das Gefühl hatte, dass mir etwas fehlte, zerbrach ich mir darüber nicht lange den Kopf. Was immer mir fehlte, ich würde es auf meinen Reisen schon finden.

Allison oder Megan war inzwischen die Treppe heruntergekommen, und während wir auf das Taxi warteten, das ich für sie bestellt hatte, standen wir leicht verlegen im Raum herum. Vor mir lag ein Meeting mit meinen Anwälten, und im Anschluss daran würde ich mich auf eine einwöchige Geschäftsreise nach New York begeben. Ich versprach, mich bei meiner Rückkehr bei ihr zu melden. Sie schrieb ihre Telefonnummer auf einen Zettel. Nach einem unterkühlten Abschiedskuss verließ sie das Haus, ich nahm den Zettel und legte ihn in die Küchenschublade. Über die Telefonnummer hatte sie ihren Namen geschrieben. Sie hieß weder Allison noch Megan. Ihr Name war Emily. Aber es war auch egal. Wir wussten beide, dass ich gelogen hatte und mich nicht bei ihr melden würde.

Die beiden Anwälte begleiteten mich unter Höflichkeitsbezeugungen in ihre Büros. Einer meiner Investoren-Freunde hatte mir die Rechtsanwaltskanzlei empfohlen, weil das Gerücht umging, sie verwalteten die US-Holdings des Sultans von Brunei. Ich wusste nicht, ob das stimmte, denn sie mussten in Bezug auf ihre Klientel ja höchste Diskretion wahren. Mein Steuerberater hatte mir empfohlen, eine auf Ewigkeit angelegte gemeinnützige Stiftung zu gründen und gewisse Vermögensanteile des Unternehmens für wohltätige Zwecke zu bestimmen, um meine Steuerlast zu verringern. Die Kanzlei würde sich um den notwendigen Papierkram kümmern.

»Dr. Doty, wir haben Ihren Wertpapierbestand geprüft. Ihr Aktienbesitz ist beachtlich«, sagte einer der Anwälte. »Es gibt unterschiedliche Typen von Stiftungen. Haben Sie mit Ihrem Steuerberater schon darüber gesprochen? Es ist keine unwichtige Entscheidung für einen Mann von Ihrem Wert.«

Ich ließ seine Worte auf mich wirken. *Ein Mann von Ihrem Wert.* Ich atmete tief durch und hörte, wie mich die Stimme in meinem Hinterkopf fragte, wem ich eigentlich meinen Wert beweisen wollte – mir selbst oder der Welt?

»Ja, das habe ich. Er hat mir geraten, eine auf Ewigkeit angelegte gemeinnützige Stiftung zu gründen.«

»Kennen Sie die rechtlichen Konsequenzen einer solchen Stiftung?«, fragte mich der zweite Anwalt.

»Dass sie auf Ewigkeit angelegt ist?«, bemerkte ich scherzhaft.

Firmenanwälte zeichnen sich selten durch ihren Sinn für Humor aus. »Damit Steuervergünstigungen unmittelbar wirksam werden, muss die Stiftung auf Ewigkeit angelegt sein. Das bedeutet, Sie können nach der Gründung nichts mehr an ihr ändern und auch keine Vermögensanteile mehr zurückfordern. Ich meine damit Ihre Accuray-Aktien.«

Ich hatte beschlossen, meine Accuray-Aktien der Stiftung zu übertragen – es waren nicht meine teuersten Aktien, aber ihr Schätzwert lag bei einigen Millionen Dollar. Den größten Teil davon wollte ich der Universität Tulane und einen weiteren Teil der Universität Stanford zukommen lassen; an Letzterer war ich inzwischen Fakultätsmitglied, und dort war ja auch das CyberKnife-Projekt entwickelt worden. Damals war mein Bruder gerade an Aids gestorben, weshalb ich unbedingt einen Teil des Aktienvermögens für HIV-/AIDS-Projekte spenden wollte sowie für diverse Wohltätigkeitsorganisationen und Programme, die sozial benachteiligte Kinder und arme Familien unterstützten. Einen letzten Teil hatte ich für Gesundheitszentren in verschiedenen Gegenden der Welt bestimmt.

»Ich verstehe«, sagte ich.

»Falls Sie mit der Unkündbarkeitsklausel nicht einverstanden sind, können Sie die Stiftung auch als widerruflich auf Lebenszeit erklären lassen. Es gibt Leute, die bevorzugen diese Möglichkeit, dadurch verändern sich natürlich die steuerlichen Bedingungen.«

»Ich möchte eine auf Ewigkeit angelegte Stiftung gründen«, bekräftigte ich. Mir war es wichtig, diese Gelder zu spenden. Ich würde meine Meinung nicht mehr ändern.

»Abgemacht«, sagte der erste Anwalt. »Wir werden alles Weitere in die Wege leiten.« Die nächsten beiden Stunden verbrachten wir damit, meine Wertpapierbestände zu prüfen und die Wohltätigkeitsorganisationen unter die Lupe zu nehmen, denen ich das Vermögen stiften wollte. Am Ende fühlte ich mich wichtig. Großzügig. Und das Gefühl von Leere und Einsamkeit, mit dem ich an diesem Tag aufgewacht war, war verflogen.

Der Sultan von Brunei konnte mir nicht das Wasser reichen.

Ich flog erster Klasse nach New York und bezog eine Suite im Palace Hotel, das sich zu dieser Zeit tatsächlich im Besitz des Sultans von Brunei befand. Der Hotelmanager war ein guter Freund von mir, er hatte veranlasst, dass ich eine prächtige Suite bekam. Der Höhepunkt meiner Woche in New York war ein Treffen mit einem Hedgefonds-Manager, der mich und einen anderen mit mir befreundeten Investor dafür gewinnen wollte, ihm bei der Finanzierung eines Unternehmens zu helfen, das er im Silicon Valley gegründet hatte. Er war der festen Überzeugung, dass unsere Beteiligung an seinem Unternehmen dessen Erfolg garantiere. Ich hatte es ihm auszureden versucht – ich hatte ihm meine Zweifel genannt, ihm helfen zu können –, aber das tat er als falsche Bescheidenheit meinerseits ab. Bei meiner Bemerkung hatte mir mein Freund unter dem Tisch gegen das Schienbein getreten.

Bei dem Treffen ging es um unsere potenzielle Zusammenarbeit sowie um die Möglichkeit, einen Teil meiner Aktien durch einen sogenannten Collar abzusichern. Die Aktien waren mehrere zehn Millionen Dollar wert, aber auf dem Markt ging das Gerücht um, dass der Boom nicht andauern würde. Versah ich meine Wertpapiere mit einem Collar – was hieß, ich sicherte mein Investment durch den gleichzeitigen Kauf von Put- und Call-Optionen auf den entsprechenden Wert ab –, könnte ich eventuelle Verluste bis zu einem gewissen Grad begrenzen. Erkauft wurde dieser Schutz vor einem potenziellen Crash durch niedrigere Gewinne, falls die Aktie weiter steigen sollte. Mehrere Leute hatten mir empfohlen, meine Investitionen auf diese Weise zu schützen.

Wir trafen uns im Le Cirque, einem exklusiven Restaurant, das damals im Palace Hotel untergebracht war. Wir tranken Bellinis und Sidecars. Unser Treffen war eine reine Formalität, da wir uns bereits geeinigt hatten: Der Hedgefonds-Manager würde uns fünfzig Prozent des Unternehmens überlassen, wir würden weitere Investitionen tätigen und ihm mit strategischem Rat zur Seite stehen. Wir sprachen kurz darüber und diskutierten anschließend meinen Wunsch, meine wertvollste Aktie – Neoforma – mit einem Collar zu versehen. Nachdem wir das Thema abgehandelt und die Bedingungen festgelegt hatten, drückte der Hedgefonds-Manager mir einige Dokumente in die Hand, die ich lesen und ausfüllen sollte.

Mein Freund, der bisher geschwiegen, aber kräftig gebechert hatte, platzte plötzlich mit der Bemerkung heraus: »Wir möchten sechzig Prozent am Unternehmen!«

Offenbar waren ihm die Bellinis zu Kopf gestiegen, und nun glaubte er, dass unsere unternehmerischen Fähigkeiten und unser Einfluss viel größer seien, und hatte kurzerhand beschlossen, dass wir die Mehrheit am Unternehmen besitzen sollten.

»Wovon reden Sie eigentlich?«, fragte der Hedgefonds-Manager. »Wir hatten uns vor zwanzig Minuten doch auf fünfzig Prozent geeinigt.«

»Wenn Sie auf unsere Erfahrung zurückgreifen wollen, bekommen wir sechzig Prozent, oder Sie können es vergessen!« Mein Freund war unter dem Einfluss von Alkohol habgierig geworden, und sein Verhalten war völlig unlogisch. Er wollte einen Vorteil aus der Situation ziehen, und ich verstand nicht, warum er sich so verhielt. Ich wäre sogar mit dreißig Prozent Beteiligung zufrieden gewesen, das hatte ich ihm vor dem Treffen auch mitgeteilt.

»Wir haben eine Vereinbarung über fünfzig Prozent.«

»Wenn Sie noch ein Wort sagen, erhöhe ich auf fünfundsiebzig Prozent, oder wir beenden unsere Zusammenarbeit mit Ihnen!« Inzwischen war er laut geworden, und ich sah, wie die anderen Gäste uns nervöse Blicke zuwarfen.

»Sie Pisser!«, sagte der Hedgefonds-Manager.

Dann eskalierte die Situation. Beide fuhren von ihren Stühlen auf, und ich hatte gerade noch Zeit, dazwischenzugehen, bevor sie handgreiflich wurden. Es war nicht üblich, dass sich Gäste im Le Cirque in lautstarke Auseinandersetzungen verwickelten, und die ganze Situation war mir entsetzlich peinlich.

Wir verließen das Restaurant, und am nächsten Tag flog ich nach Hause. Ich war stinksauer auf meinen Freund und betrübt, dass ich den Hedgefonds-Manager nicht ans Telefon bekam, um mich bei ihm zu entschuldigen. Ich versuchte mehrmals, ihn zu erreichen, aber mir wurde mitgeteilt, er sei außer Haus, ich solle eine Nachricht bei seiner Sekretärin hinterlassen. Kein Zweifel, er wollte nicht mit mir sprechen.

Ich ging in meinem Haus in Newport Beach auf und ab. Ich hatte, was das ganze Geschäft anging, ein ungutes Gefühl, und erst nach sechs Wochen meldete sich der Mann bei mir.

Da war es schon zu spät.

Der Aktienmarkt war zusammengebrochen, und die Leute waren völlig verzweifelt. Die Aktienwerte fielen drastisch, viele machten Millionenverluste, und auch wenn wir es damals nicht wussten oder einen Namen dafür hatten – die Dotcom-Blase war geplatzt. Meine Vermögenswerte lagen am Boden, ich las eine Bilanz nach der anderen, die alle nur das bestätigten, was ich bereits ahnte: Meine fünfundsiebzig Millionen Dollar waren futsch.

Sie waren nicht nur futsch, sondern ich stand, weil meine Bankkredite direkt von meinem Aktienvermögen abhingen, plötzlich mit mehreren Millionen Dollar in der Kreide und war insolvent.

Der einzige Aktivposten, der mir geblieben war, die einzige Aktie, die noch ihren Betrag auf dem Papier wert war, war jenes Unternehmen, das ich vor dem Bankrott gerettet und von Grund auf saniert hatte – Accuray.

Aber das Vermögen war auf eine auf Ewigkeit angelegte gemeinnützige Stiftung übertragen worden.

Ich war nichts mehr wert.

Ja, noch weniger als das.

Es schien, dass alle meine Freunde genauso schnell aus meinem Leben verschwanden wie die Nullen auf meinem Kontoauszug. Ich bekam keine Drinks mehr spendiert, wurde nicht mehr zum Essen eingeladen, und die VIP-Plätze in den besten Restaurants gehörten der Vergangenheit an. Fast zwei Jahre musste ich aufs Härteste kämpfen – und nachdem ich das Penthouse, die Autos und die Villa verkauft sowie den Ankauf der Insel storniert hatte, hatte ich noch immer Schulden. Monat für Monat konnte ich mit ansehen, wie das, wofür ich so hart gearbeitet hatte, wieder aus meinem

Leben verschwand. Das ganze Geld, die Macht, der Erfolg, von denen ich immer geträumt und die ich seit meiner Zeit als Teenager für mich visualisiert hatte, waren verschwunden – sie waren in einer einzigen großen Blase zerplatzt. Zuerst hatte ich alles herbeigezaubert, und dann hatte es sich wieder in Luft aufgelöst.

»Mach dir keine Sorgen«, sagte mir einer der wenigen Freunde, die mir noch geblieben waren. »Du wirst die Doty-Magie schon wieder erzeugen!«

War es wirklich Magie gewesen? Meine sämtlichen Investitionen in Start-up-Unternehmen und der anschließende Erfolg erschienen mir jetzt wie zufällige Glückstreffer. Das Anhäufen von Vermögen und die Macht, die ich dadurch bekam, hatten mich regelrecht berauscht. Aber im Endeffekt war ich doch Hirnchirurg und kein Experte für neue Technologien. Ich hatte ein gewisses Talent, Kapital zu investieren, und ich konnte sehr gut Ideen umsetzen und Menschen von Projekten überzeugen. Ich verstand es, auf meine Ziele hinzuarbeiten, konnte mich gut konzentrieren, war in der Lage, in größeren Zusammenhängen zu denken und andere mit ins Boot zu holen – diese Dinge hatten mich sehr erfolgreich gemacht. Aber im Grunde meines Herzens lag meine größte Stärke doch darin, Menschen zu heilen.

Ich betrauerte den Verlust meines Vermögens und meines Lebensstils, und an dem Tag, als ich mein Haus in Newport Beach ausräumte, fühlte ich mich leer, verloren und einsamer als je zuvor. Meine Ehe war in die Brüche gegangen. Ich nahm nicht am Leben meiner Tochter teil. Es gab keinen einzigen Menschen, den ich in diesem Moment hätte anrufen können, um mein Leid mit ihm zu teilen. In meinem Streben nach Erfolg hatte ich die sozialen Beziehungen vernachlässigt. Und jetzt, da ich dringend jemanden gebraucht hätte, gab es niemanden.

Während ich das Haus ausräumte, stieß ich in einem Wandschrank auf meine alte Kiste für besondere Dinge. Ich hatte sie seit meiner Zeit auf dem College nicht wieder geöffnet. Ich zog mein altes Notizbuch heraus, schlug die erste Seite auf und las noch einmal die Liste der Dinge, die ich mit zwölf erreichen wollte. Ich hatte weitere Seiten vollgeschrieben – Stellen, an denen stand, was Ruth mir beigebracht hatte, all die Sätze, die sie gesagt und die ich zur damaligen Zeit nicht ganz verstanden hatte. Alles auf meiner Liste hatte sich materialisiert, und nun war alles verschwunden.

Als Magier hatte ich völlig versagt.

Ich hatte die sechs Wochen mit Ruth in vier Abschnitte unterteilt. *Entspanne deinen Körper. Zähme deinen Geist. Öffne dein Herz. Formuliere eine klare Absicht.* Auf den Rand über dem dritten Abschnitt hatte ich »Kompass des Herzens« mit Fragezeichen dahinter geschrieben, außerdem den Satz: »Das, wovon du glaubst, du wünschst es dir, ist nicht immer das Beste für dich.« Und dahinter standen drei Fragezeichen.

Ich setzte mich auf den Boden vor dem Wandschrank in meinem fast vollkommen ausgeräumten Haus, und zum ersten Mal seit vielen Jahren tat ich drei tiefe Atemzüge und begann, jeden Teil meines Körpers zu entspannen. Ich konzentrierte mich auf meine Atmung – ich atmete ein und wieder aus, ein und aus. Ich merkte, wie die Stimmen in meinem Kopf leiser wurden. Dann konzentrierte ich mich darauf, mein Herz zu öffnen. Ich schickte dem Jungen von einst und dem Mann, der ich geworden war, meine Liebe. Ich öffnete mein Herz der Tatsache, dass ich nicht der Einzige war, der einen Verlust zu betrauern hatte, ich öffnete mein Herz für alle, die täglich darum kämpften, eine Mahlzeit zu bekommen, ein Dach über dem Kopf zu haben, ihre Kinder durchzubringen. Schließlich visualisierte ich das Fenster in meinem Geist und fand es völlig beschlagen. Sosehr ich mich auch bemühte, auf der anderen Seite des Fensters konnte ich nichts erkennen – es gab nicht einen Hinweis auf meine Zukunft. Zum ersten

Mal seit meiner Begegnung mit Ruth hatte ich nicht die geringste Vorstellung davon, was ich mir als Nächstes wünschte oder wer ich in Zukunft sein wollte. Ich hatte keine Ahnung, wer oder was ich auf der anderen Seite des Fensters sein wollte.

In diesem Moment wurde mir klar, was ich zu tun hatte. Ich musste zurück in den Zauberladen – zurück nach Lancaster. Vielleicht war Neil ja immer noch dort. Vielleicht lebte Ruth noch. Ich klemmte mir mein Notizbuch unter den Arm und griff nach dem Schlüssel des einzigen Autos, das mir geblieben war. Es war der Porsche. Das erste Auto, von dem ich geträumt hatte, und ich besaß es immer noch.

Lancaster lag nur ein paar Autostunden entfernt.

Ich könnte noch vor Anbruch der Dunkelheit dort sein.

TEIL 3

# Die Geheimnisse des Herzens

# 10
# Der Verzicht

Wäre mein Leben ein Film gewesen, hätte Ruth bei meiner Ankunft in Lancaster schon im Zauberladen auf mich gewartet. Sie wäre bereits auf die neunzig zugegangen, aber anstelle einer gebrechlichen Greisin hätte ich eine weise Frau vorgefunden. Sie hätte meine Ankunft längst vorausgesehen gehabt und mich mit einigen bedeutungsvollen Worten empfangen, die mir dabei geholfen hätten, meine Fehlschläge besser zu verstehen.

Aber das Leben ist nun mal kein Film, und als ich in Lancaster eintraf und zu dem Ort fuhr, wo der Zauberladen gewesen war, gab es diesen nicht mehr. Das gesamte Einkaufszentrum war verschwunden. Ich rief die Auskunft an und fragte nach Telefonnummern von Zauberläden. Es war keine einzige Nummer registriert. Es gab nur die Nummer eines Zauberers im nahe gelegenen Palmdale, der sich für Kindergeburtstage engagieren ließ. Ich wählte die Nummer.

»Entschuldigen Sie, ich suche einen Zauberladen, den es einmal in Lancaster gab«, sprach ich in den Hörer. »Der Besitzer hieß Neil. Seinen Nachnamen kenne ich leider nicht.«

Am anderen Ende der Leitung herrschte Schweigen.

»Suchen Sie einen Zauberer?«

»Ja, mit dem Namen Neil. Er war der Besitzer des ›Cactus Rabbit Magic Shop‹.«

»Hier gibt es niemanden, der Neil heißt. Ich glaube, Sie haben sich in der Nummer geirrt.«

Ich bemühte mich, mir meine Enttäuschung nicht anmerken zu lassen. »Waren Sie einmal in einem Zauberladen in Lancaster?«

»In Lancaster gibt es keinen Zauberladen.« Seine Stimme ließ einen Anflug von Verärgerung erkennen. »Wenn Sie einen richtigen Zauberladen suchen, müssen Sie schon bis nach Los Angeles fahren.«

»Aber es gab mal einen. In den späten Sechzigern. Ich wollte Sie nur fragen, ob Sie irgendetwas über den Laden wissen oder was aus seinem Besitzer geworden ist.«

»Na ja, ich bin erst 1973 geboren.«

Ich seufzte auf. Es hatte keinen Sinn. »Haben Sie vielen Dank. Und entschuldigen Sie die Störung.«

»Hören Sie, ich erinnere mich daran, mal etwas über ein Geschäft für Zauberer in Lancaster gehört zu haben, das in den Achtzigerjahren zugemacht hat. Ich glaube, sein Besitzer stellte Trickkarten oder etwas in der Art her. Soll dadurch ziemlich berühmt geworden sein, aber an seinen Namen kann ich mich nicht erinnern. Versuchen Sie es doch beim ›Magic Castle‹ in Los Angeles. Da hängen ein paar von den alten Jungs rum.«

Nachdem ich mich erneut bei ihm bedankt hatte, legte ich auf.

Ich machte mich zu Fuß auf den Weg durch Lancaster und bemerkte, dass ich dieselbe Strecke ging, die ich jeden Tag mit meinem Rad zum Zauberladen und wieder nach Hause gefahren war. Alles hatte sich verändert. Lancaster glich nun einer richtigen Stadt und war längst nicht mehr jener gottverlassene Ort in der Wüste, den ich aus meiner Kindheit kannte. Ich lief über das immer noch frei liegende Feld, wo ich einst auf die Schläger gestoßen war. Jetzt spielten dort Kinder und lachten. Die Kirche nebenan stand auch noch an ihrem Platz, sie sah genauso aus wie früher. Manche Dinge hatten sich nicht geändert. Ich ging den ganzen Weg bis zu dem Wohnblock, wo wir in jenem Sommer gelebt hatten. Er hatte sich nur wenig verändert, schien nur etwas älter und baufälliger geworden zu sein. Unsere Wohnung war im Erdgeschoss gewesen, vor dem Eingang lag ein Fahrrad, genau wie meines dort vor über dreißig Jahren gelegen hatte. Ich ging um die Ecke zu dem Zimmer, das mein Bruder und ich uns geteilt hatten. Zerrissene Gardinen verdeckten Teile des Fensters, aber auf dem Fensterbrett konnte ich einige Spielfiguren erkennen. Ich näherte mich durch den Vorgarten, der eher einer Schlammpiste als einer Rasenfläche glich. Am Fenster standen Captain America und die Avengers. Ich erinnerte mich daran, dass auch ich meine Actionfiguren auf dieses Fensterbrett gestellt hatte, nur waren es G. I. Joe, Captain Action und der Held aus »Solo für O.N.C.E.L.« gewesen. Ich drehte mich um, auf der Suche nach dem Baum, auf den ich häufig geklettert war, wenn ich den Streitgesprächen meiner Eltern aus dem Weg ging oder wenn ich allein sein wollte oder weinte, weil ich mich so verlassen fühlte. Ich lief noch ein Stück weiter, bis ich zu einem Feld kam, auf dem Strauchballen rollten und Schrott lag, und warf einen Blick in die Umgebung. Für ein paar Sekunden stand ich einfach da und blickte über das Feld. Ich fühlte mich wieder wie jener Zwölfjährige, und ich hätte Lust gehabt, auf mein Rad zu springen und Ruth einen Besuch abzustatten. Ich folgte dem Weg durch das Feld, über das ich so oft gefahren war, bis mich das plötzliche Dröhnen einer Hupe wieder in die Realität zurückholte.

Ich merkte, eigentlich wusste ich gar nicht so genau, wonach ich suchte oder weshalb ich nach Lancaster gekommen war. Ruth lebte nicht hier. Sie stammte ja aus Ohio, wenn sie überhaupt noch am Leben war. Ich wusste nicht einmal ihren Nachnamen. Ich kehrte zu meinem Wagen zurück mit dem Gefühl, dass mir etwas Wichtiges fehlte. Aus welchem Grund war ich hierhergekommen? Was war es, wonach ich *wirklich* suchte?

Auf dem Beifahrersitz lag mein Notizbuch. Ich nahm es zur Hand und begann in meinen Aufzeichnungen zu lesen. *Kompass des Herzens.* Die Worte hatte ich unterstrichen. Ich konnte mich nicht daran erinnern, dass die Worte unterstrichen gewesen waren, als ich sie an diesem Tag zum ersten Mal gelesen hatte, ich musste es schlichtweg übersehen haben. Außerdem hatte ich vor und hinter die Worte mit roter Tinte Sterne gemalt. Ich blätterte durch den Rest meiner Aufzeichnungen. Sonst war nichts unterstrichen, und ich hatte auch nirgendwo anders Sterne gemalt. Warum dieser Satz? Ich schloss die Augen und versuchte, mich daran zu erinnern, wann Ruth ihn mir gesagt hatte. Es war am Tag der Schlägerei gewesen. Dem einzigen Tag, an dem ich zu spät gekommen war. Der Tag, an dem sie mir beigebracht hatte, mein Herz zu öffnen. Ich erinnerte mich daran, wie ich im Hinterzimmer des Ladens auf meinem Stuhl gesessen hatte, ich erinnerte mich an den Geruch im Raum, und plötzlich kamen mir ihre Worte wie die Strophen eines Liedes oder Gedichts wieder in den Sinn.

*Jeder von uns erlebt Situationen im Leben, die schmerzen.*
*Ich nenne sie Wunden des Herzens.*
*Wenn du dich nicht um sie kümmerst, werden sie nicht verheilen.*
*Aber in den Momenten, in denen unsere Herzen verwundet sind, sind sie auch offen.*
*Häufig sind es die Wunden unseres Herzens, die uns die größte Chance zum Wachsen bieten.*
*Schwierige Situationen.*
*Ein magisches Geschenk.*

Ich öffnete die Augen. Ich erinnerte mich, dass Ruth mir an jenem Tag, als ich den Laden bereits verlassen hatte, bis auf den Parkplatz gefolgt war, um mich etwas zu fragen.

»Weißt du, was ein Kompass ist?«

»Ja natürlich«, antwortete ich. »Ein Kompass zeigt einem die Richtung, in die man gehen muss.«

»Dein Herz ist ein Kompass, und es ist das größte Geschenk, das du besitzt, Jim. Wenn du dich einmal verläufst, benutze es einfach, es wird dich immer in die richtige Richtung führen.«

Dann las ich den Satz noch einmal, den ich auf den Rand über dem Abschnitt geschrieben hatte: »Das, wovon du glaubst, du wünschst es dir, ist nicht immer das Beste für dich.« Ruth hatte mich gewarnt. Sie hatte mir beigebracht, mein Herz zu öffnen, bevor ich meine Wünsche visualisierte, und die Technik mit Weisheit und Verstand einzusetzen. Das hatte ich nicht getan. Hatte ich also alles verkehrt gemacht? Ich dachte, Geld sei das Wünschenswerte gewesen. Und Geld hatte ich ja in der Tat bekommen, aber es war nie genug, damit ich das Gefühl hatte, es genüge wirklich. Es war, als sei die Zaubershow, die ich vor so vielen Jahren begonnen hatte, abrupt zu einem Ende gelangt. Ich hatte einen Trick nach dem anderen aus dem Hut gezaubert, damit der Applaus nicht versiegte, die Show weiterging und die Millionen sich stapelten. Und ich war immer noch genauso allein, ängstlich und verloren wie an dem Tag, als ich Ruth zum ersten Mal begegnete. Wenn ich ganz ehrlich war, musste ich mir eingestehen, dass sich ein Teil von mir, nun, da mein Geld verschwunden war, völlig frei fühlte.

Kein Zaubertrick währt für immer.

Am nächsten Morgen weckte mich das Klingeln des Telefons. Es war nach zehn Uhr. Keine Frau lag in meinem Bett, und ich brauchte nicht früh aufzustehen, um das Börsengeschehen zu prüfen. Ich war über der Visualisierungsübung eingeschlafen, als ich mein Herz öffnete und den Kompass meines Herzens darum bat, mich in die richtige Richtung zu lenken. Danach hatte ich tief und fest geschlafen wie seit Jahren nicht mehr.

Am Apparat war einer meiner Anwälte, der mir mitteilte, er habe gute Nachrichten für mich.

»Was gibt's denn?«, fragte ich.

»Ich habe die Unterlagen zur Gründung Ihrer Stiftung noch einmal geprüft, und da fiel mir auf, dass der Vertrag niemals rechtskräftig geworden ist oder weitergeleitet wurde und damit nie geschlossen worden ist. Aus irgendwelchen Gründen wurde die Angelegenheit nicht weiterbearbeitet, aber der genaue Grund lässt sich den Unterlagen nicht entnehmen. Jemand scheint es schlicht und einfach vergessen zu haben. Ich habe mit einem unserer Seniorpartner gesprochen, und er sagte mir, dass Sie unter diesen Umständen aller Verpflichtungen enthoben sind, die Aktien zu spenden.«

Ich setzte mich auf die Bettkante. Sollte die Magie wieder funktioniert haben – wie beim ersten Mal, als das Geld für die Wohnungsmiete im allerletzten Augenblick wie aus dem Nichts auftauchte? Mit dem Telefonhörer in der Hand saß ich da und schwieg.

»Jim, sind Sie noch dran? Haben Sie gehört, was ich Ihnen gesagt habe?«

»Ja, ich habe Sie verstanden«, erwiderte ich schließlich. »Danke für Ihren Anruf.«

»Und was soll ich jetzt machen?«, fragte er, erstaunt darüber, dass ich nicht wie ein frischgebackener Lottogewinner vor Freude Luftsprünge machte. Ich hatte keine Vorstellung davon, wie hoch der Wert der Aktien war, aber ich wusste, dass ich erneut Millionär sein würde. Das Einzige, was ich tun musste, war, nichts zu tun.

»Ich rufe Sie zurück«, sagte ich und legte auf.

Einer der hartnäckigsten Mythen der Menschheit ist der, dass Reichtum glücklich macht und Geld die Lösung aller Probleme ist. Ich hatte mein Geld verloren, und das war ein Problem für mich gewesen. Jetzt hatte ich womöglich eine beträchtliche Summe zurückgewonnen und stand ebenfalls vor einem Problem. Ich hatte den Wohltätigkeitsorganisationen mein Wort gegeben. Mein Vater war ein Mann leerer Versprechungen gewesen, und ich hatte mir geschworen, niemals jemand zu sein, der sein Wort nicht hält.

Ich wusste, die Menschen würden Verständnis aufbringen. Niemand würde von mir erwarten, dass ich in meiner Lage freiwillig den letzten Cent meines verbliebenen Vermögens abgäbe. Niemand würde mir Vorwürfe machen. Der Vorsitzende der Spendenbüros zweier der größten Wohltätigkeitsorganisationen hatte mir erzählt, dass Leute immer wieder bedeutende Spendensummen nicht bezahlten, obwohl sie die Unterlagen dazu schon unterschrieben hatten. Das war eine anerkannte Tatsache. Die finanzielle Situation von Menschen konnte sich von heute auf morgen ändern. Meine Situation hatte sich geändert. Ich war nicht mehr in der Lage, Millionen von Dollar einfach so wegzugeben.

Oder vielleicht doch?

Ich schloss die Augen und stellte mir vor, dass ich mein Herz öffnete. Ich schickte mir selbst Liebe und Vergebung für all die Fehler, die ich gemacht hatte. Ich schickte meinen Eltern Liebe, und ich schickte ihnen Dankbarkeit dafür, dass sie alles getan hatten, was ihnen möglich war. Ich schickte Ruth Liebe, wo immer sie jetzt sein mochte, denn sie war die gütigste Person, die ich in meinem Leben kennengelernt hatte. Ich schickte jedem Kind Liebe, das mit Armut zu kämpfen hatte, das Eltern hatte, die drogensüchtig oder alkoholabhängig waren, die sich allein fühlten oder glaubten, sie seien an allem schuld. Ich schickte allen Menschen Liebe, die in ihrem Leben jemals ihren eigenen Wert oder ihre

Bedeutung infrage gestellt hatten, und ich schickte jedem Einzelnen Liebe, der glaubte, er könne sich ausschließlich über sein Geld definieren.

Ich schloss die Augen und öffnete mein Herz. Ich fühlte etwas, das ich bislang nur einmal im Leben gespürt hatte – ein Gefühl, in Wärme und Liebe gehüllt zu sein … ein Gefühl von tiefem inneren Frieden und der absoluten Gewissheit, dass alles gut werden würde – nur diesmal trieb ich nicht auf einem Fluss auf ein weißes Licht zu, und mein Körper verblutete nicht auf einem Operationstisch.

Ich öffnete die Augen, griff zum Hörer und rief den Anwalt zurück. »Ich halte an meiner Übereignung der Aktien an die Stiftung fest, und ich spende alles wie geplant.«

Er sagte: »Sie machen Witze, oder?«

»Nein, ich meine es ernst. Veranlassen Sie alle notwendigen Schritte!«

Als ich auflegte, hörte ich noch, wie der Anwalt sagte: »Ach du heilige Scheiße!« Und dann war nur noch Schweigen in der Leitung. Zwar besaß ich nicht mehr Millionen von Dollar, aber ich war nach wie vor Hirnchirurg. Ich würde nicht am Hungertuch nagen müssen. An normalen Maßstäben gemessen war ich noch immer ein vermögender Mensch, auch wenn ich keine Reichtümer mehr besaß. Es war an der Zeit, einen Neuanfang zu machen und wirklich zu einem Menschen von Wert und Bedeutung zu werden, der sich nicht über irgendwelche Dollarbeträge definieren musste. Das war es, was Ruth dem Zwölfjährigen beizubringen versucht hatte, aber bestimmte Lektionen lernt man erst, wenn die eigene Lebenserfahrung sie einen lehrt.

Ich konnte nicht ahnen, dass Accuray bei seinem Börsengang 2007 auf einen geschätzten Wert von rund 1,3 Milliarden Dollar ansteigen und meine Wohltätigkeitsstiftung etwa 30 Millionen Dollar wert sein würde. Doch selbst wenn ich es gewusst hätte,

hätte ich mich genauso entschieden. In diesem Moment fühlte ich mich frei; ich war frei, um dem Kompass meines Herzens zu folgen, und diese Freiheit war unbezahlbar. Jener Affe, der mir so hartnäckig im Nacken gesessen und mich zu dem falschen Glauben verführt hatte, Geld allein könne mich glücklich machen und mir die Kontrolle über mein Leben verleihen, war plötzlich verschwunden. Ich hatte gelernt, dass es nur einen Weg gab, Reichtum in Glück zu verwandeln: indem man ihn anderen Menschen abgab. Ich war frei.

Unser Gehirn ist voller Rätsel, aber unser Herz birgt Geheimnisse, die ich nun unbedingt erkunden wollte. Meine Entdeckungsreise, die im Zauberladen begonnen hatte, war zu einer inneren Reise geworden, und sie war noch längst nicht zu Ende. Ich wusste, jetzt war es an der Zeit, nach außen zu gehen.

Der Verstand versucht, uns von anderen zu trennen und uns zu isolieren. Er gaukelt uns vor, wir müssten uns mit anderen vergleichen, uns von anderen abgrenzen, uns das Stück vom Kuchen sichern, das uns zusteht. Das Herz hingegen möchte, dass wir uns mit anderen verbinden, dass wir teilen. Es möchte uns zeigen, dass es keine Unterschiede gibt und wir letztendlich alle gleich sind. Das Herz besitzt seine eigene Intelligenz, und folgen wir ihm, werden wir bald feststellen, dass wir das, was wir haben, nur behalten können, indem wir es abgeben. Wollen wir selbst glücklich sein, müssen wir andere glücklich machen. Wollen wir Liebe, müssen wir selbst Liebe geben. Wollen wir Freude, müssen wir andere froh machen. Wollen wir, dass man uns vergibt, müssen wir selbst vergeben. Wollen wir Frieden, müssen wir in unserer Umgebung Frieden schaffen.

Wollen wir, dass unsere eigenen Wunden heilen, müssen wir die Wunden anderer heilen.

Der Zeitpunkt war gekommen, mich wieder auf meine Arbeit als Arzt zu konzentrieren.

Was Ruth als *Kompass des Herzens* bezeichnete, ist in Wirklichkeit eine Form der Kommunikation zwischen Hirn und Herz, die über den Vagusnerv stattfindet. Die Forschung zeigt, dass das Herz wesentlich mehr Signale ans Hirn sendet als das Hirn ans Herz, und obwohl beide Systeme des Körpers – das kognitive wie das emotionale – intelligente Systeme sind, existieren bei Weitem mehr Nervenverbindungen vom Herzen ins Hirn als umgekehrt. Sowohl unsere Gedanken als auch unsere Gefühle besitzen eine große Kraft, aber ein starkes Gefühl kann einen Gedanken vertreiben, wohingegen es uns nur selten gelingt, uns durch die Kraft unserer Gedanken von einem starken Gefühl zu befreien. In der Tat sind starke Gefühle der Auslöser dafür, dass wir ins Grübeln kommen oder ununterbrochen über dieselbe Sache nachdenken. Wir unterscheiden den *rationalen* Geist vom *relationalen* Herzen, aber im Grunde sind beide – Geist und Herz – Teil einer einzigen großen Intelligenz. Das Nervengeflecht, das unser Herz umgibt, ist ein wesentlicher Bestandteil unseres Denkens und unseres Verstandes. Unser persönliches Glück und das Wohlergehen aller hängen von ihrer Integration und von beider Zusammenspiel ab – Geist und Herz. Ruths Lektionen sollten mir helfen, beide Hirne in meinen Körper zu integrieren, das Geist-Hirn und das Herz-Hirn, aber ich ignorierte die Intelligenz meines Herzens jahrzehntelang. Ich glaubte, mein Gehirn dafür nutzen zu können, mich aus der Armut zu befreien, mich zum Erfolg zu führen und mich zu einem bedeutenden Menschen zu machen, aber im Grunde vermochte mir nur mein Herz wahren Reichtum zu geben.

Das Hirn weiß viel, aber die schlichte Wahrheit ist, es weiß noch viel mehr, wenn es sich mit dem Herzen verbindet.

»Achtsamkeit« und »Visualisierung« sind die gängigen Begriffe für die Methoden, die ich von Ruth lernte. Sie sind wunderbare Techniken, um sich zu beruhigen, weniger abgelenkt zu sein und sich in sich selbst zu versenken. Sie können uns helfen, unsere

Konzentrationsfähigkeit zu steigern und schneller Entscheidungen zu treffen, aber ohne Weisheit und Verständnis (die Öffnung des Herzens) können diese Techniken in Selbstbefangenheit, Narzissmus und Vereinsamung münden. Unsere Reise soll nicht nur zu einer inneren Reise werden, sondern zu einer nach außen gerichteten, die uns für zwischenmenschliche Beziehungen öffnet. Wenden wir uns nach innen und haben ein offenes Herz, verbinden wir uns mit ihm, und es wird uns antreiben, hinauszugehen und mit anderen in Verbindung zu treten. Unsere Reise ist eine Reise der Transzendenz, nicht der endlosen Selbstreflexion. Es gibt einen bestimmten Grund, weshalb Börsenmakler Meditationstechniken nutzen; diese Techniken steigern ihre Konzentrationsfähigkeit, machen sie leider aber auch manchmal rücksichtsloser. Das war es, wovor Ruth mich gewarnt hatte, bevor sie mir die Visualisierungsübung zeigte. Natürlich können wir erschaffen, was immer wir uns wünschen, aber allein die Intelligenz des Herzens weiß, was zu erschaffen sich lohnt.

Vereinsamung, Furcht und Depression nehmen immer mehr zu auf der Welt, vor allem in unserer westlichen. Wir verarmen zunehmend seelisch und in unseren zwischenmenschlichen Beziehungen. Studien zeigen, dass fünfundzwanzig Prozent der nordamerikanischen Bevölkerung niemanden haben, dem sie sich nahe genug fühlen, um mit ihm ihre Probleme zu besprechen. Das heißt, eine von vier Personen, die wir heute auf der Straße sehen oder treffen, hat niemanden zum Reden, und diese fehlenden zwischenmenschlichen Bindungen wirken sich auf die Gesundheit der Menschen aus. Unser Gehirn ist für soziale Bindungen geschaffen, wir sind dafür entwickelt, mit anderen zu kooperieren und Verbindungen einzugehen. Werden wir von diesen Bindungen abgeschnitten, werden wir krank. Forschungen konnten nachweisen, dass wir länger leben und schneller von Krankheiten genesen, je stärker wir in ein soziales Gefüge eingebunden sind. Tatsächlich setzen uns Abgrenzung und Einsamkeit einem höheren Risiko für frühzeitige Erkrankung oder Tod aus als etwa Rauchen. Zuverlässige soziale Bindungen wirken sich eminent auf die geistige Gesundheit eines Menschen aus – und übertreffen sogar die positive Wirkung von Sport und idealem Körpergewicht auf unsere Gesundheit. Sie lösen beim Menschen Wohlgefühl aus. Soziale Bindungen aktivieren dieselben Belohnungszentren im Gehirn wie Drogen, Alkohol oder Schokolade. Mit anderen Worten: Allein werden wir krank, in Gemeinschaft geht es uns gut.

Als ich mich von dem letzten mir noch verbliebenen Vermögen trennte, lernte ich die Lektion, die zu begreifen ich noch zu jung gewesen war, als Ruth sie mir beizubringen versuchte. Der krönende Abschluss ihrer Magie war die endgültige Erkenntnis, dass der einzige Weg, unser eigenes Leben wirklich zu verändern und zum Besseren zu wenden, darin besteht, das Leben anderer zu verbessern.

Ruth brachte mir Techniken und Übungen bei, aber indem sie sich die Zeit dafür nahm, indem sie mir ihre Zeit und Aufmerksamkeit schenkte, lehrte sie mich echte Magie, die größte Magie, die es überhaupt gibt – die Kraft des Mitgefühls, nicht nur die Wunden unseres eigenen Herzens zu heilen, sondern auch die Herzen der Menschen um uns herum.

Es ist das größte Geschenk, die größte Magie, die es gibt.

# 11
# Das Alphabet des Herzens

*Mississippi, 2003*

Aus der Distanz betrachtet erscheinen alle Dinge schön. Nachdem ich wieder in meinen Beruf als Arzt zurückgekehrt war, konnte ich auf mein Leben in Newport Beach zurückblicken und erkannte das Schöne in jedem meiner Fehler, in jeder Verirrung und in den falschen Vorstellungen von dem, worauf es im Leben wirklich ankam. Das Erste, was ich 1968 Ruth gegenüber geäußert hatte, war mein Wunsch, Arzt zu werden; und nachdem ich miterlebt hatte, wie mein gesamtes Vermögen und die meisten meiner Freunde sich in Luft aufgelöst hatten, wusste ich, dass mein Beruf als Arzt die größte Magie war, die ich besaß.

Ich wusste nicht genau, wie ich nach der Dotcom-Krise weitermachen sollte und ob ich weiterhin in Stanford als Professor für Hirnchirurgie arbeiten wollte. Mein Interesse an unternehmerischer Tätigkeit war an einem Tiefpunkt angelangt. In der Vergangenheit hatte ich als Berater für Krankenhäuser gearbeitet, die entweder auf dem Gebiet der Hirnchirurgie nur unzureichend Leistungen anbieten konnten oder aber Interesse daran hatten, sich zu Kompetenzzentren in diesem Bereich zu entwickeln. Ich wollte die Versorgung dort entscheidend verbessern, insbesondere in Gegenden, in denen ein Großteil der Bevölkerung in Armut lebte.

Eines Tages bekam ich völlig unerwartet das Angebot, ein staatliches Krankenhaus im Süden des Bundesstaates Mississippi zu beraten. Da es nur eine Autostunde von New Orleans entfernt lag – eine Stadt, die ich sehr schätzte und in der ich studiert hatte – und mir die Reise bezahlt wurde, sagte ich zu. Das Krankenhaus war der einzige öffentliche Gesundheitsversorger für die in Armut lebende Bevölkerung in dieser Gegend, und wie so oft wollten nur wenige Ärzte so etwas anbieten, weil die Vergütung sehr gering war. Außerdem kam hinzu, dass ein privates Krankenhaus der Gegend, das zu einer größeren Krankenhauskette gehörte, vielen Fachärzten finanzielle Anreize bot, in ihre Institution zu wechseln, wodurch sich die Lage noch verschärfte. Es mangelte nicht nur an einer adäquaten Versorgung im Bereich der Hirnchirurgie, sondern ebenso im Bereich der Neurologie, Orthopädie und bei Schlaganfallpatienten. Ich eruierte die aktuelle Lage und erklärte der Krankenhausleitung anschließend, dass ihr Problem vor allem in der Art läge, wie sie neue Ärzte anwarben. Sie müssten den Ärztinnen und Ärzten erklären, sie hätten die Chance, an der Entwicklung eines regionalen Kompetenzzentrums mitzuwirken; damit sollte nicht nur ihr Ego angesprochen werden, sondern auch der Teil, der sie einst dazu bewogen hatte, Arzt zu werden … nämlich die Möglichkeit, etwas zu bewirken.

Für den Aufbau eines regionalen Kompetenzzentrums waren hohe Geldsummen erforderlich. Im Anschluss an meine Präsentation beschloss der Krankenhausvorstand einstimmig die Finanzierung der Idee eines regionalen Überweisungskrankenhauses für Hirnchirurgie, mit der Bedingung, dass ich es leitete. Es war die Chance, ein Projekt zu leiten, das etwas an einem Ort bewirken konnte, der es dringend nötig hatte. Ich befragte Kollegen und Freunde dazu, doch keiner konnte verstehen, warum ich freiwillig das angenehme Klima Nordkaliforniens und das rege intellektuelle Umfeld einer großen medizinischen Fakultät verlassen wollte. Nach mehreren Besuchen in Mississippi, bei denen ich viele wunderbare Menschen kennenlernte, und nachdem ich die dringende Notwendigkeit eines solchen Zentrums erkannt hatte, beschloss ich, den Schritt zu wagen. In relativ kurzer Zeit konnte ich eine hervorragende Belegschaft von Spezialisten anwerben, die mit großem Enthusiasmus gemeinsam mit mir das Zentrum aufbauten.

Viele Menschen in den USA wissen nicht, dass ihr Land bei fast allen Qualitäts- und Effizienzkriterien der Gesundheitsversorgung den letzten Platz belegt, die teuerste Versorgung aller industrialisierten (Erste-Welt-)Staaten hat und die meisten unzufriedenen Patienten. Was ebenfalls viele nicht wissen, ist die Tatsache, dass jede andere Industrienation der Welt ihren Bürgern eine allgemeine Gesundheitsversorgung bietet, die zugleich effizienter und kostengünstiger ist als die der USA.

Es ist nachgewiesen, dass Kinderarmut tief greifende Folgen für die Gesundheit und in letzter Konsequenz für die Zukunft eines Menschen hat. Das wusste ich aus eigener Erfahrung, aber als ich nach Mississippi zog, wurde ich noch einmal heftig mit dieser Tatsache konfrontiert. Ich hatte gerade Bereitschaftsdienst in der Notaufnahme, als ein Kind hereingebracht wurde, das einen epileptischen Anfall erlitten hatte und bewusstlos war; es musste mithilfe eines Schlauches in der Luftröhre künstlich beatmet werden. Eine Notfall-Computertomografie zeigte einen größeren Fremdkörper im rechten Schläfenlappen, der Druck auf die übrige Struktur des Gehirns und den Hirnstamm ausübte. Ich sprach mit den Eltern des Kindes, die erklärten, es habe über längere Zeit hinweg an einer Mittelohrentzündung gelitten. Weil die Familie keine Krankenversicherung besaß, war das Kind von einer Krankenschwester in einem gebührenfreien Gesundheitszentrum untersucht worden.

Danach hatte es mehrfach in das Gesundheitszentrum zurückkehren müssen, weil es auf die Behandlung mit Antibiotika nicht reagierte. Seine Ohrenschmerzen wurden immer heftiger, und schließlich klagte es über starke Kopfschmerzen. Die Eltern hatten kein Geld für einen Arzt. Am Tag zuvor war das Kind verwirrt und orientierungslos gewesen, die Eltern vermuteten, aufgrund des hohen Fiebers. Nachdem es den epileptischen Anfall bekommen hatte, entschlossen sich die Eltern, es in die Notaufnahme des Krankenhauses zu bringen. Sie hatten einen Nachbarn gebeten, sie dorthin zu bringen, denn sie selbst besaßen kein Auto.

Als ich in das Untersuchungszimmer kam, sah ich dieses wunderbare Kind, das am Beatmungsschlauch hing. Seine erschrockenen Eltern standen neben seinem Bett. Ich stellte mich vor und untersuchte das Kind. Seine rechte Pupille war stark geweitet, die linke nur wenig. Das Kind war bewusstlos, und alle Symptome deuteten auf einen drohenden Hirntod hin. Ich informierte die Eltern, um ihr Kind zu retten, müsste ich sofort operieren, und bat sie, den Raum zu verlassen. Auf dem Hirnscan war eine Materie zu erkennen, die sich von der Region des rechten Warzenfortsatzes, dem Teil des Schädels, in dem der Gehörgang sitzt, bis in den Schädellappen ausbreitete. Die Krankengeschichte zeigte, dass dieses Kind, dessen Ohrenentzündung man leicht hätte behandeln können, eine Infektion des Warzenfortsatzes erlitten hatte, die sich schließlich bis ins Gehirn ausgebreitet und zu einem Hirnabszess entwickelt hatte. Hirnabszesse dieser Art kommen in der heutigen Zeit nur sehr selten vor.

Ich bereitete das Kind eilig für die Operation vor, rasierte sein Haar im Bereich der Schläfe ab, betäubte die Haut, nahm einen Schnitt an der Kopfhaut vor und bohrte ein Loch in den Bereich über dem Abszess. Dann führte ich eine Nadel ein, und als ich absaugte, füllte sich die Spritze mit Eiter. Es war so viel Eiter, dass ich die Spritze dreimal entleeren musste.

Als ich das Kind in den OP einschleuste, war es schon zu spät. Es war hirntot. Ich verließ den Operationssaal und ging zum Wartezimmer, wo die Eltern standen. Ich merkte an der Art, wie sie mich anblickten, dass sie schlechte Nachrichten gewohnt waren. Ich erklärte ihnen, dass ich alles in meiner Macht Stehende getan hatte, um das Leben des Kindes zu retten, und es mir dennoch nicht gelungen war. Ihr Sohn sei hirntot – sein Körper würde nur noch mit der Hilfe von Apparaten künstlich am Leben erhalten. Trotz ihres Kummers fanden sie die Kraft, sich bei mir für meine Bemühungen zu bedanken, und es brach mir das Herz, als ich an die vielen Momente dachte, in denen jemand versäumt hatte, sich zu bemühen.

Eine Mittelohrentzündung oder eine fehlende Krankenversicherung darf nie die Ursache für den Tod eines Kindes sein.

Fast zwei Jahre später trieb Hurrikan Katrina sein Unwesen. Für viele, die die Möglichkeit hatten, die Gegend zu verlassen, war es eine leichte Entscheidung. Aber weit mehr Menschen mussten bleiben, an einem Ort der Verwüstung, wo der Wiederaufbau Jahre, wenn nicht Jahrzehnte in Anspruch nehmen würde. Auch ich kämpfte mit der Entscheidung, ob ich nach der Katastrophe am Ort bleiben oder ihn verlassen sollte. Ich war gekommen, um die Menschen hier zu unterstützen, und genoss es, Patienten zu helfen, die auf diese Hilfe wirklich angewiesen waren. Wir hatten für die Gemeinde eine Ressource mit nachhaltiger Wirkung geschaffen.

Zu dieser Zeit hatte ich in zweiter Ehe eine wunderbare Frau geheiratet, die ich kennengelernt hatte, kurz bevor ich meine Accuray-Aktien spendete. Wir hatten einen kleinen Sohn, und für meine Frau wurde es zunehmend schwierig, mit meinen langen Arbeitszeiten zu leben und täglich mit den Folgen der Verheerungen durch Hurrikan Katrina konfrontiert zu sein. Schließlich trafen wir die Entscheidung, dass sie gemeinsam mit unserem

Kind nach Kalifornien zurückkehren sollte und ich weiterhin in Mississippi arbeiten würde. Alle sechs bis acht Wochen wollte ich nach Kalifornien kommen, um Zeit mit meiner Familie zu verbringen.

Vielen meiner Kollegen und Freunde wollte es einfach nicht in den Kopf, dass ich meinen Posten nicht aufgab und gemeinsam mit meiner Frau zurückkehrte. Es wäre wirklich die einfachste Lösung gewesen, aber dann hätte ich all den Menschen der Gemeinde nicht mehr ins Gesicht sehen können; viele von ihnen waren inzwischen zu engen Freunden geworden und hatten an meine Vision geglaubt, das Krankenhaus in ein regionales Überweisungszentrum zu verwandeln.

Ich blieb für zwei weitere Jahre, und auch später stand ich noch in engem Kontakt mit dem Krankenhaus, das schließlich zu dem Kompetenzzentrum heranreifte, das ich mir viele Jahre zuvor ausgemalt hatte. Als ich ging, hatte ich in der Tat etwas geschaffen, das viel wichtiger war als meine eigenen Interessen. Nach dem Verlust meines Vermögens hatte ich mir geschworen, anderen zu helfen, und ich empfand jenes Kompetenzzentrum, das den Bedürfnissen des ärmeren Teils der Bevölkerung diente, als eine Art von Wiedergutmachung für all die Jahre, in denen ich nur hinter Geld und Macht her gewesen war.

Zu der Zeit, als ich mit dem Gedanken spielte, wieder nach Kalifornien zurückzukehren, merkte ich recht schnell, dass ich gern wieder in Stanford arbeiten würde. Außerdem stellte ich mir damals immer wieder die Frage, was mich an Ruths Praktiken eigentlich so fasziniert hatte. Schließlich erkannte ich, dass es im Grunde darum ging, das Herz zu öffnen. Wie man bewusst gütig und mitfühlend handelte. Besonders faszinierte mich in diesem Zusammenhang, wie Hirn und Herz funktionierten und zusammenspielten. Hatten Mitgefühl, Güte und Zuwendung etwa signifikante Auswirkungen auf das menschliche Gehirn?

Als ich an die Fakultät für Neurochirurgie in Stanford zurückkehrte, befragte ich Kollegen aus der Psychologie und den Neurowissenschaften, welche Grundlagenforschung es in diesem Bereich gebe. Wie sich herausstellte, hatte eine kleine Gruppe von Wissenschaftlern bahnbrechende Pionierarbeit auf diesem Gebiet geleistet. Sie hatten untersucht, welchen Einfluss eine mitfühlende, altruistische und gütige Lebenseinstellung auf die Belohnungszentren im Gehirn hatte und wie sie sich positiv auf die allgemeine Physiologie des Menschen auswirkte. Mitgefühl und Güte waren, wie sich herausstellte, gut für die Gesundheit. Diese Forschungen erhielten bei mir Priorität. Ich griff dabei auf Ruths Erkenntnisse zurück, entwickelte sie jedoch für mich weiter, um ihre Lehren besser zu verstehen. Mein Notizbuch war zerstört worden, als unser Haus nach Hurrikan Katrina unter Wasser gestanden hatte, aber ich rief mir Ruths Übungen immer wieder ins Gedächtnis zurück und versuchte – Jahrzehnte später –, zu einem neuen Verständnis ihrer Lehren zu gelangen. Ich stürzte mich auf die Forschung, die die Bedeutung und den großen Nutzen von Ruths Lehren jetzt aus wissenschaftlicher Sicht beweisen konnte. Ich wollte herausfinden, was es eigentlich bedeutete, wenn man sein Herz öffnete, und ich wollte verstehen, weshalb Ruth dies immer wieder als die wichtigste Übung bezeichnet hatte. Und so, wie ich viele Jahre zuvor eine Liste mit meinen Wünschen erstellt hatte, schrieb ich jetzt eine weitere Liste. Es war eine Liste von zehn Dingen, die das Herz öffnen.

Ich brütete darüber. Ich las die Liste rauf und runter, und plötzlich erkannte ich darin eine Mnemotechnik – CDEFGHIJKL. Es war eine Möglichkeit, jeden einzelnen Aspekt, den ich von Ruth gelernt hatte, im Gedächtnis zu behalten. Das *Alphabet des Herzens*. Ich praktizierte weiterhin die Bestandteile der Meditation, die ich vor vielen Jahren im Hinterzimmer des Zauberladens gelernt hatte, und begann eine neue Übung: Nachdem ich meinen Körper entspannt und meinen Geist beruhigt hatte, sagte ich jeden Morgen das neu entdeckte *Alphabet* auf und wählte eine der Eigenschaften von meiner Zehn-Punkte-Liste als Vorsatz für den jeweiligen Tag aus. Ich sprach sie mir im Kopf immer wieder vor. Ich fand, dass mir dies nicht nur in meinem Beruf als Arzt half, sondern auch, um ein inneres Gleichgewicht zu erlangen. Es gab mir die Möglichkeit, meinen Tag mit einem wirkungsvollen Vorsatz zu beginnen.

## DAS ALPHABET DES HERZENS

C: COMPASSION (Mitgefühl) bedeutet, das Leiden anderer zu erkennen und dieses Leiden lindern zu wollen. Um Mitgefühl für andere zu entwickeln, ist es jedoch notwendig, mitfühlend zu sich selbst zu sein. Viele Menschen machen sich selbst fertig, indem sie sich gegenüber sehr kritisch sind und sich nicht mit derselben Güte begegnen, mit der sie anderen begegnen würden. Solange man sich selbst keine Güte schenken kann, ist es oft unmöglich, anderen Liebe und Güte zu schenken.

D: DIGNITY (Würde) ist etwas, was allen Menschen von Natur aus gegeben ist. Sie verdient es, anerkannt und akzeptiert zu werden. Oft beurteilen wir andere Menschen aufgrund ihres Aussehens oder der Art, wie sie sprechen oder sich benehmen. Und häufig sind solche Beurteilungen negativ oder schlicht falsch. Wir sollten andere Menschen ansehen und denken: »Sie sind genau wie ich. Sie wollen dasselbe wie ich – sie möchten glücklich sein.« Sehen wir uns selbst beim Betrachten anderer Menschen, wächst in uns der Wunsch, mit ihnen in Verbindung zu treten und ihnen zu helfen.

E: EQUANIMITY (Gleichmut) bedeutet, auch in schwierigen Zeiten einen ausgeglichenen Gemütszustand zu bewahren. Gleichmut ist in guten wie in schlechten Zeiten angebracht; in guten Zeiten neigen wir häufig dazu, das Gefühl von Begeisterung, das wir empfinden, festhalten zu wollen, damit es andauere. Indem wir versuchen, an den guten Gefühlen festzuhalten, verlieren wir allerdings den gegenwärtigen Moment aus den Augen, ebenso, wenn wir vor negativen Gefühlen zu flüchten versuchen. Ein Gefühl von Begeisterung festhalten zu wollen ist nicht realistisch, es funktioniert nicht und führt bloß zu Enttäuschung. Höhen und Tiefen im Leben sind nur von vorübergehender Dauer. Ein Gleichmaß des Gemüts macht es möglich, einen klaren Kopf zu bewahren und die eigenen Vorsätze im Blick zu behalten.

F: FORGIVENESS (Vergebung) ist eines der größten Geschenke, das wir einander machen können. Es ist auch eines der größten Geschenke, das wir uns selbst machen können. Das Festhalten an Wut und Feindseligkeit gegenüber jemandem, von dem man glaubt, er habe einem Leid zugefügt, ist, als tränke man Gift und warte darauf, dass der andere daran stirbt. Das funktioniert nicht. Es vergiftet uns selbst. Es vergiftet unseren Umgang mit anderen. Es vergiftet unseren Blick auf die Welt. Im Grunde macht es uns zu Gefangenen in einem Kerker, dessen Schlüssel wir in der Hand halten, aber dessen Tür wir nicht öffnen wollen. Die Wahrheit ist, jeder von uns hat schon einmal einem anderen unrecht getan. Wir sind schwache, zerbrechliche Geschöpfe, die sich im Leben nicht immer auf der Höhe ihrer eigenen Ideale befinden; aus diesem Grund beleidigen oder verletzen wir andere.

G: GRATITUDE (Dankbarkeit) ist die Einsicht, dass das eigene Leben ein Segen ist – trotz Schmerz und Leid. Es ist unschwer zu erkennen, wie viele Menschen auf der Welt leiden und schmerzgeplagt sind. Menschen, deren Lebensumstände nur wenig Hoffnung auf ein besseres Leben zulassen. Vor allem in unserer westlichen Gesellschaft vergleichen wir uns allzu oft mit anderen, sind eifersüchtig oder neidisch. Schon ein kurzer Moment der Dankbarkeit kann eine große Wirkung auf unsere innere Einstellung haben … Und plötzlich merken wir, wie gesegnet wir sind.

H: HUMILITY (Bescheidenheit) ist eine Eigenschaft, die vielen Menschen schwerfällt. Wir sind stolz auf das, was wir sind und was wir erreicht haben. Wir wollen anderen mitteilen und zeigen, wie wichtig wir sind. Wie viel besser wir sind. Im Grunde sind solche Empfindungen nur Ausdruck unserer eigenen Unsicherheit. Wir möchten unseren eigenen Wert im Außen bestätigt sehen. Aber genau das trennt uns von den anderen. Es ist wie ein Leben in Einzelhaft, ein ziemlich einsamer Ort. Erst wenn wir erkennen, dass jeder Mensch – genau wie wir – über positive und negative Eigenschaften verfügt, und nur wenn wir einander als ebenbürtig betrachten, können wir echte Bindungen eingehen. Es ist diese uns allen gemeinsame Menschlichkeit, die uns frei macht, unser Herz zu öffnen und uns bedingungslos um andere zu kümmern. Und den jeweils anderen als ebenbürtig zu betrachten.

I: INTEGRITY (Integrität) erfordert einen klaren Vorsatz. Man muss zunächst die Werte, die einem selbst wichtig sind, für sich definieren und sie anschließend im Zusammenleben mit anderen konsequent in die Tat umsetzen. Unsere Werte können leicht in sich zusammenbrechen, oft bemerken wir dies am Anfang gar nicht. Haben wir unsere Integrität einmal aufgegeben, wird es beim nächsten Mal leichter sein, dies wieder zu tun. Nur wenige machen sich dies am Anfang bewusst. Deshalb gilt es, wachsam und aufmerksam zu bleiben.

J: JUSTICE (Gerechtigkeit) ist die Einsicht, dass jeder den Wunsch hat, das Recht verwirklicht zu sehen. Wer über genügend Geld und Privilegien verfügt, kann sein Recht leicht einfordern. Doch Gerechtigkeit muss auch für Schwächere und Benachteiligte garantiert sein. Wir stehen in der Verantwortung, gerechte Bedingungen für Benachteiligte zu schaffen, uns um Schwächere zu kümmern und Ärmere zu unterstützen. Das zeichnet unsere Gesellschaft und unser Menschsein aus, das verleiht unserem Leben Sinn.

K: KINDNESS (Güte) ist eine zuvorkommende Haltung anderen gegenüber, sie wird oft als aktiver Bestandteil von Mitgefühl bezeichnet. Sie besteht in dem Wunsch, sich um andere kümmern zu wollen, ohne Nutzen oder Anerkennung für sich selbst zu suchen. Das Besondere daran ist: Die Forschung konnte mittlerweile zeigen, dass Handeln aus Güte nicht nur den Empfänger begünstigt, sondern auch den Handelnden selbst. Ein Akt der Güte breitet sich aus wie eine Welle und wird unsere Freunde und die Menschen in unserer Umgebung ebenfalls gütiger werden lassen. Güte ist eine ansteckende Tugend, die unsere Gesellschaft heilt. Güte kehrt am Ende zu uns zurück in Form von guten Gefühlen, die sie erzeugt, und in der Art, wie andere uns behandeln … mit Güte!

L: LOVE (Liebe) – wird sie freiwillig gegeben – kann jeden und alles verändern. Liebe vereint alle Tugenden in sich. Liebe heilt alle Wunden. Letztlich sind weder Technologie noch Medizin imstande, uns wirklich zu heilen, sondern nur die Liebe. Die Liebe macht uns erst zu Menschen.

* * *

Diese Mnemotechnik schafft eine direkte Verbindung zu meinem Herzen und erlaubt es ihm, sich zu öffnen. Sie erlaubt mir, jeden Tag mit einer klaren Absicht und einem Vorsatz zu beginnen. Während des Tages, wenn ich mich gestresst oder angreifbar fühle, hilft sie, mein inneres Gleichgewicht wiederherzustellen. Sie ist die Sprache meiner guten Absichten. Die Sprache meines Herzens.

Ich glaube, wäre Ruth jetzt hier gewesen, hätte sie festgestellt, dass ich endlich gelernt hatte, mein Herz zu öffnen. Und das hat alles verändert.

Unser Herz schlägt hunderttausendmal pro Tag, dabei schickt es rund 7500 Liter Blut durch ein kompliziertes System von Blutgefäßen, das, wenn man es von einem Ende zum anderen aufklappen würde, eine Strecke von 96 000 Kilometern ergäbe – was mehr als zweimal dem Umfang der Erde entspricht.

Die alten Ägypter glaubten, das Herz – das sie *ib* nannten – überlebe den Tod und spreche im Jenseits über seinen Besitzer ein Urteil. *Awt-ib,* im Altägyptischen das Wort für Glück, heißt wörtlich »ein weites Herz«. Das Wort für Traurigkeit, *ab-ib,* bedeutet so viel wie »abgestumpftes oder verstimmtes Herz«. In vielen Kulturen – antiken wie modernen – wird das Herz als Sitz der Seele und als geheimer Ort betrachtet, an dem die Geister verweilen. Wenn wir eine Geschichte über den Tod eines Kindes lesen, schmerzt es uns im Herzen. Wenn eine Liebe zu Ende geht, kann es sich anfühlen, als bräche es einem das Herz, und manchmal bricht es wirklich. Wenn wir uns zurückgewiesen, schamerfüllt oder vergessen fühlen, fühlt sich unser Herz beengt und eingezwängt an, als würde es sich in sich selbst verschließen und kleiner werden. Andererseits kann unser Herz unter starkem Druck – ausgelöst durch großes Glück oder intensiven Schmerz – aufbrechen und wird nie wieder dasselbe sein, das es einmal war. Dies ist nicht nur metaphorisch gemeint, sondern ganz wörtlich. Es gibt tatsächlich eine Erkrankung, die man als »Gebrochenes-Herz-Syndrom« bezeichnet.

Mein Herz brach nicht auf, weil ich mein Geld verlor – ich empfand sogar Erleichterung, als ich das Vermögen, hinter dem ich so lange her gewesen war, loswurde –, sondern aufgrund des Drucks, der entstanden war, da ich mein Herz so lange verschlossen gehalten hatte. Wie oft hatte Ruth mir gesagt: »Das, wovon du glaubst, du wünschst es dir, ist nicht immer das Beste für dich.« Ich war den falschen Dingen hinterhergerannt, und ein Herz, das man zu lange ignoriert, verschafft sich irgendwann Aufmerksamkeit.

Ich erinnerte mich auch an mein Versprechen an Ruth: ihre Magie irgendwann anderen Menschen beizubringen. Ich wusste zwar nicht genau, wie dies geschehen könnte, aber es war das, worauf ich mich jeden Abend bei meiner Visualisierungsübung konzentrierte. Manchmal sah ich mich selbst im weißen Kittel, wie ich einen Patienten oder einen Angehörigen umarmte, manchmal sah ich mich auf einer Bühne stehen, und wieder ein anderes Mal stellte ich mir vor, wie ich mit Philosophen und geistlichen Oberhäuptern sprach. Und obwohl ich mein Leben lang Atheist war und es auch jetzt noch bin, habe ich häufig über meine Erfahrung mit Ruth nachgedacht und über das, was ich in der Folge des Autounfalls erlebt habe. Ich kam zu der Überzeugung, dass ich einen offenen Geist besitzen, ein Mensch ohne Dogmen sein kann und dennoch daran glauben darf, dass es in diesem Leben mehr gibt, als ich erklären kann. Auch das war in gewisser Weise eines von Ruths Geschenken. Zu akzeptieren, dass ich nicht für alles eine hundertprozentige Erklärung brauche.

Ich glaube, wir sind alle miteinander verbunden; sehe ich einen anderen Menschen, dann sehe ich mich selbst. Ich sehe meine Schwächen, meine Mängel, meine Unsicherheiten. Ich sehe die Kraft der menschlichen Seele und die Kraft des Universums. In meinem tiefsten Inneren weiß ich, es ist die Liebe, die uns alle zusammenschweißt. Der Dalai-Lama hat einmal gesagt: »Meine Religion ist Güte.« Und das habe auch ich zu meiner Religion gemacht.

Ich habe mich immer um andere gekümmert, und als Arzt bin ich ganz für meine Patienten da. Aber die Methode, das eigene Herz mit einem bestimmten Ziel zu öffnen, kann auch schmerzhaft sein. So schmerzhaft, dass es zeitweilig unerträglich wird. Manchmal hat mich dieser Schmerz daran gehindert, immer da oder so präsent zu sein, wie ich es mir gewünscht hätte. Öffne ich mein Herz jedoch wirklich, wie ich es von Ruth gelernt habe, begegne ich dem Schmerz mit einer veränderten Haltung. Ich laufe nicht mehr vor dem Schmerz weg, sondern stelle mich ihm. Und dies erlaubt mir, mit mir selbst und anderen auf authentische Weise in Verbindung zu treten. Die Beziehung zu meinen Patienten hat sich verändert. Ich nehme mir mehr Zeit, ihnen zuzuhören, und versuche, mein Herz für jeden Einzelnen von ihnen zu öffnen. Ich höre mir ihre Symptome an, und anschließend höre ich ihre Herzen ab – nicht mit dem Stethoskop, sondern mit meinem eigenen Herzen.

Das Stethoskop wurde erfunden, weil ein französischer Arzt es 1816 peinlich fand, sein Ohr an die Brust seiner Patientinnen zu legen, um deren Herzschlag und Lungenfunktion abzuhören (wie es zu dieser Zeit üblich war); stattdessen rollte er vierundzwanzig Papierbogen zu einem Trichter zusammen, womit er eine gewisse Distanz zu seinen Patientinnen schuf. Ich glaube, diese Distanz zwischen Arzt und Patient ist über die Jahre noch gewachsen. Ich habe die Erfahrung gemacht, dass sich meine Patienten oft schon dadurch besser fühlen, dass ich ihnen zuhöre und ihnen meine Zeit, Aufmerksamkeit und Konzentration schenke. Ich lasse jeden von ihnen seine Geschichte erzählen, dann erkenne ich ihre Probleme, ihre Erfolge, ihre Leiden an. In vielen Fällen erleichtert das ihre Schmerzen mehr als jedes Medikament, das ich ihnen verschreiben könnte, ja, manchmal mehr als eine Operation. Auch heute noch erzähle ich meinen Studenten und Assistenzärzten, dass trotz der großen Menge an Technologie und hoch entwickelter Geräte, die man in der Neurochirurgie braucht, mein größter Erfolg als Arzt daher rührt, dass ich meinen Patienten ein offenes Herz schenke und mit meiner ganzen Aufmerksamkeit bei ihnen bin.

Eine weitere bemerkenswerte Veränderung war, dass ich, wo immer ich hinkam, die Menschen so sah wie mich selbst. Den Verkäufer im Lebensmittelladen. Den Hausmeister, der das Krankenhaus spätnachts reinigte. Die Frau an der Ampel, die mit einem Pappschild in der Hand um Geld bat. Den Typen, der in seinem Ferrari zu schnell an mir vorbeifuhr. Und jeder von ihnen hatte seine eigene Geschichte, genau wie ich. Jeder musste seinen Weg gehen. Jeder von ihnen hatte manchmal zu kämpfen, manchmal zu leiden. Vom ärmsten Schlucker bis zum Superreichen – sie waren alle wie ich.

Ich hatte angefangen, mich von der Geschichte zu verabschieden, die mein bisheriges Leben geprägt hatte. Ich hatte mich über meine Armut definiert, und egal, wie viel Reichtum ich auch anhäufte, solange ich diese Identität mit mir herumschleppte, fühlte ich mich arm. In meinen täglichen Übungen öffnete ich mein Herz meiner Mutter und meinem Vater und vergab ihnen. Ich öffnete mein Herz dem Jungen, der ich einmal gewesen war, und schenkte ihm Mitgefühl. Ich öffnete mein Herz all den Fehlern, die ich gemacht hatte, und all den Wegen, die ich törichterweise beschritten hatte, um mir meinen Wert in der Welt zu beweisen, und fand Bescheidenheit. Und da wurde mir klar, dass ich nicht der Einzige auf der Welt war, der Hunger gelitten hatte. Dass ich nicht der Einzige war, der Furcht empfunden hatte. Dass ich nicht der Einzige war, der Einsamkeit kennengelernt, sich isoliert oder sich anders als die anderen gefühlt hatte. Ich öffnete mein Herz und fand, dass es die Fähigkeit hatte, sich mit jedem anderen Herzen zu verbinden, auf das es traf.

Es war strapaziös und schön und eigenartig.

Alles gleichzeitig.

# 12
# Mitgefühl zeigen

Ich hatte stets ein Faible für die Oper, auch wenn ich den genauen Grund dafür nicht benennen kann. Ohne ein Wort zu verstehen, werde ich von den Aufführungen oft zu Tränen gerührt. Vielleicht liegt es am reinen Gefühl, der mutigen Zurschaustellung leidenschaftlicher Emotion, die noch weit über Sprache hinausgeht. Die Oper kann man nicht mit intellektuellen Begrifflichkeiten erfassen oder mit dem Verstand erkunden – sie kann nur mit dem Herzen gefühlt werden.

Die meisten Chirurgen lassen im Operationssaal Musik laufen – es kann den Patienten beruhigen und besänftigen oder dem OP-Team dabei helfen, sich zu konzentrieren und seine Energien zu mobilisieren. Studien haben gezeigt, dass durch das Abspielen von Musik vor einer Operation bei Patienten weniger Angstsymptome festgestellt wurden und ein geringerer Einsatz von Schmerz- und Beruhigungsmitteln erforderlich war. Ähnlich wie durch Meditationstechniken kann durch Musik die Herzfrequenz gemindert, Stress verringert und der Blutdruck gesenkt werden. Diese beruhigende Wirkung erfährt nicht nur der Patient, sondern auch der Arzt.

Wenn ich während einer Operation Musik höre, regle ich die Lautstärke herunter und wähle für die entscheidende Operationsphase normalerweise klassische, ruhige Musik aus. Gegen Ende einer Operation kann es schon einmal vorkommen, dass ich die Lautstärke hochdrehe und einen Rock-Klassiker auflege. Allerdings höre ich dort nie Oper. Wenn ich operiere, funktioniere ich wie eine Maschine. Meine Patienten mögen sich vor der Operation von mir Empathie und emotionale Verbundenheit wünschen, aber während der Operation erwarten sie meine Erfahrung, mein technisches Geschick, die richtigen Entscheidungen. Sie wollen nicht, dass ich am Operationstisch in Tränen ausbreche. Sie wollen, dass ich emotional Anteil nehme, aber nicht, wenn es darum geht, ihr Leben zu retten.

June war eine meiner ersten Patientinnen in meiner neuen Privatpraxis, nachdem ich meinen Posten als Arzt bei der US-Armee aufgegeben hatte, und ihr Leben stand ganz im Zeichen der Oper. Als sie zum ersten Mal in die Sprechstunde kam, strahlte sie pure Lebensenergie und große Herzlichkeit aus. Sie trug für ihr Leben gern hochhackige Schuhe und ließ mich von Anfang an wissen, dass es ihr egal sei, wie groß meine Erfahrung als Arzt sei, sie würde deshalb auf keinen Fall ihre beiden Leidenschaften – Oper und Spaghetti – aufgeben, nicht einmal, wenn ihr Leben davon abhinge.

June war Sopranistin in einem Tournee-Ensemble, die Oper war ihre Berufung und die Liebe ihres Lebens. Wir unterhielten uns während ihrer Arzttermine häufig über ihre Lieblingsstücke – »Aida«, die Operetten von Strauß, »Carmen«. Unsere gemeinsamen Sprechstunden dauerten oft länger als gewöhnlich, und ich hatte großes Vergnügen daran, ihren Geschichten über das Leben als tourende Sängerin zu lauschen. Sie genoss es, ihr Publikum zu begeistern.

»Es mag sich verrückt anhören, aber ich liebe es, die Leute durch meinen Gesang zum Weinen zu bringen – dann weiß ich, dass ich sie berührt habe. Dann weiß ich, ich habe eine Verbindung zu meinem Publikum geschaffen.«

June litt unter heftiger Migräne, und obwohl ihr Neurologe die Kopfschmerzen mit Medikamenten in den Griff bekommen hatte, konnte er das relativ große Aneurysma nicht heilen. Es saß unmittelbar neben dem linken Inselcortex und damit dem Teil des Gehirns, der mit der Bewegung der Gesichtsmuskulatur in der dominierenden Hirnhälfte zusammenhängt. Wir waren während der Untersuchungen für die Ursache ihrer Kopfschmerzen darauf gestoßen. Auch wenn es nicht der eigentliche Grund für ihre Kopfschmerzen war, konnte das Aneurysma ihr nicht nur das nehmen, was sie am meisten liebte, sondern es konnte sie das Leben kosten.

»Was es auch ist, was ich habe«, sagte sie, »ich möchte nicht, dass irgendetwas unternommen wird, was meine Stimme oder meine Fähigkeit zu singen in Gefahr bringt – sie ist das Wichtigste, was ich besitze.«

Ich musste June die Nachricht beibringen.

Während mehrerer Sitzungen erklärte ich ihr, das Aneurysma müsse wegen seiner Größe von über einem Zentimeter Durchmesser dringend operiert werden. Aus meiner Sicht drängte die Zeit, aber ich wusste, dass ich June eine so heikle Operation wiederholt und in Ruhe erklären musste. Ich ermutigte sie, auch andere Hirnchirurgen zurate zu ziehen, einschließlich Kollegen, die noch mehr Erfahrung hatten als ich, auch wenn ich solche Operationen schon mehrmals durchgeführt hatte. Bedauerlicherweise beschreiben manche Hirnchirurgen ihren Patienten, auch in schweren Fällen, die Operation und die damit verbundenen Risiken in allzu nüchterner Form, ohne zu verstehen, dass diese Operation, obgleich sie für uns Ärzte eine Routine ist, für den Patienten und seine Familie oft das bedeutendste Ereignis im Leben darstellt. Die beiden anderen Hirnchirurgen, von denen June eine zweite Meinung einholte, hatten genau das getan. Sie kehrte erschrocken zurück – mit dem Gefühl, sie sei kein Mensch, sondern nur eine Diagnose.

June benötigte Zeit, um die Nachricht zu verarbeiten, sie brauchte viel länger als die meisten anderen Patienten, und ich versuchte, ihr all die Zeit zu geben, die ihr Zustand erlaubte. Mir war schon als junger Arzt bewusst, dass ein Teil der medizinischen Kunst darin bestand, sich Zeit für den Patienten zu nehmen.

Je länger ich mit June sprach, desto mehr bemerkte ich, wie sich ihre Ängste verflüchtigten. Sie musste ihre Geschichte loswerden, und sie brauchte das Gefühl, dass ich ihr dabei zuhörte und sie als Mensch kennenlernte. Zwischen uns entwickelte sich eine Freundschaft. Schließlich erklärte sie mir, ich sei der Einzige, dem sie sich für einen chirurgischen Eingriff anvertraute. Obwohl es wundervoll ist, wenn ein Patient so großes Vertrauen in deine Fähigkeiten als Arzt hat, ändert sich die Situation doch, wenn dich mit ihm eine Freundschaft verbindet. Am Tag vor der Operation gab June mir eine CD, auf der sie ihre Lieblingsarien sang. An jenem Abend setzte ich mich in mein Arbeitszimmer und lauschte ihrer Stimme mit geschlossenen Augen.

Am Morgen des Eingriffs wählte ich als Hintergrundmusik für die OP Rock-Klassiker aus meiner eigenen Kindheit. June lächelte mich herzlich an, als sie auf der Krankenliege in den Operationssaal geschoben wurde und »All You Need Is Love« aus dem Lautsprecher drang; es waren die letzten Worte, die sie hörte, bevor sie einschlief. Nach der Anästhesie hoben wir June von der Krankenliege auf den Operationstisch, und ich fixierte ihren Kopf für die Operation in der Kopfhalterung mit den spitzen Schrauben. Ich hörte, wie die Schrauben ihre Kopfhaut durchdrangen und den Schädel festklemmten. Ich drehte ihren Kopf nach rechts und dehnte vorsichtig ihren Hals. Ich wusste, ihre äußere Erscheinung war ihr sehr wichtig, deshalb entfernte ich so wenig Haare wie möglich. Ich prüfte noch einmal das Angiogramm, auf dem an der

Stelle der Arterie, die einen Großteil der Blutversorgung unserer linken Gehirnhälfte gewährleistet, eine dicke Blase zu sehen war. Es war ein Aneurysma, das an der Abzweigung der mittleren Hirnarterie begann. Ich schnitt die Kopfhaut auf und hob den Hautlappen ab, um an Junes Schädel heranzukommen. Normalerweise hat der Schädel eine schützende Funktion, aber in diesem Fall stand er im Weg. Mit einem Kraniotom öffnete ich ihn, das entfernte Knochenstück legte ich vorsichtig in ein steriles Tuch. Ich konnte ihre Dura mater sehen, jenes faserige Gewebe, von dem das Gehirn umgeben ist, und wusste, dass direkt darunter das Aneurysma im Gleichklang mit dem pulsierenden Rhythmus ihres Herzens schlug.

Riss das Aneurysma, würde June einen Schlaganfall erleiden, sie würde ihre Stimme verlieren oder sogar sterben.

Ich schnitt die Dura mater langsam auf, dabei sah ich die Kuppel des Aneurysmas zwischen dem Frontal- und dem Schädellappen aus der Sylvischen Furche herausragen. Nun begann ich meine eigentliche Arbeit – ich richtete das Mikroskop aus und ritzte mit einem kleinen Skalpell die empfindliche Membran der Hirnoberfläche, was mir ermöglichte, die Sylvische Furche zu öffnen und Zugang zum Aneurysma-Hals zu bekommen, wo ich einen Clip befestigen würde. Ich musste das Aneurysma vom Rest des Gefäßes abklemmen. Als ich es komplett freigelegt hatte, erkannte ich, wie hauchdünn seine Gefäßwand war. Mithilfe des hochintensiven Lichts des Mikroskops sah ich durch die prall gefüllte, pulsierende Gefäßwand, wie in seinem Inneren das Blut herumwirbelte. Die Wand konnte jeden Augenblick aufplatzen. Ein Teil der Gefäßwand und des Aneurysma-Halses hafteten an umliegenden Bereichen des Gehirns, wodurch es noch schwerer wurde, das Aneurysma zu entfernen, ohne dass es riss. Ich fuhr ganz langsam mit dem Sezieren fort, bis ich einen schmalen Pfad zwischen dem benachbarten Narbengewebe und dem Aneurysma-Hals geschaffen hatte, wo ich den Clip anbringen konnte. Ich hatte nicht einen Millimeter Spielraum. Wenn ich einen Fehler machte, würde das Aneurysma platzen. Mein Fehler konnte June der Sache berauben, die sie am meisten auf der Welt liebte – des Singens. Ich drehte und wendete verschiedene Clips, wählte einen davon aus und näherte ihn dem pulsierenden Aneurysma, das ihr Leben beenden konnte.

Plötzlich sah ich Junes Gesicht vor mir und stellte sie mir singend vor. Ich konnte ihre melodische Stimme hören. Und dann stellte ich sie mir gelähmt vor, unfähig zu sprechen oder zu singen. Meine Hand mit dem Clip begann zu zittern. Es war nicht nur ein leichtes Zucken, sondern ein starkes Zittern. Ich konnte nicht weiteroperieren.

Sie war eine Freundin. Die Frau, die zu mir gesagt hatte, ihre Stimme sei für sie die wichtigste Sache der Welt. Ich hatte ihr versprochen, dass ihr nichts passieren würde. Ich hatte ihr versprochen, dass alles gut gehen würde.

Es ist fatal für einen Chirurgen, wenn er während einer Operation an den Patienten als Mensch denkt. Eine Operation muss eine rein technische Angelegenheit bleiben. Der Patient muss zum reinen Objekt werden. Beginnt man, darüber nachzudenken, was diesem Menschen alles passieren könnte, wird man wahrscheinlich nicht in der Lage sein, ihn zu operieren. Die Nähe ist zu groß. Ich erschrak. Das war mir noch nie zuvor passiert.

Meine Hände zitterten so stark, dass ich eine Pause benötigte und mich für einen Moment hinsetzte. Ich schloss die Augen und konzentrierte mich auf meinen Atem – ich atmete ein und ganz langsam wieder aus –, bis der Abstand zwischen meinen Gedanken so groß geworden war, dass es nichts mehr gab, woran die Angst sich festhalten konnte. Es gab Momente, in denen ich mein Herz öffnete, und es gab Momente, in denen ich auf mein Geschick und meine Fähigkeiten als Chirurg vertrauen musste. Auf meine Fähigkeiten als reiner Techniker. Es war eine Operation, die ich schon öfter durchgeführt hatte. Eine Operation, die ich perfekt beherrschte. Meine Angst verließ mich, und ich gelangte wieder in den ruhigen Zustand, in dem ich meine Absicht klar vor Augen hatte. Ich sah vor meinem geistigen Auge, wie ich den Clip anbrachte und das Aneurysma unschädlich machte. Ich kehrte zu Junes geöffnetem Schädel zurück und richtete das Mikroskop erneut auf das Aneurysma, während ich den Clip langsam in die winzige Lücke schob, die ich geschaffen hatte, und als ich ihn dort hatte, schloss ich ihn ganz langsam. Anschließend führte ich die Nadel der Absaugspritze in die Kuppel des Aneurysmas ein und saugte das gestaute Blut ab. Das Aneurysma füllte sich nicht wieder. Das Biest war definitiv erledigt und stellte keine Gefahr mehr dar. June würde wieder singen können. Ich vernähte vorsichtig die Dura mater, setzte das Knochenstück wieder ein und verschloss die Kopfhaut darüber. Als ich Junes Kopf verband, merkte ich, dass die Musik im Hintergrund dasselbe Lied spielte, mit dem ich die Operation begonnen hatte. »Love is all you need, love is all you need.«

Wir entfernten June den Beatmungsschlauch und fuhren sie in den Aufwachraum. Ich setzte mich erschöpft hin und schloss die Augen für einige Minuten, bevor ich meinen OP-Bericht schrieb. Ich dachte an June und daran, wie meine Hände gezittert hatten. Dann hörte ich plötzlich ihre Stimme.

»Wo ist Dr. Doty? Ich muss unbedingt mit ihm sprechen. Sofort.«

Ich ging zu ihrem Bett hinüber und nahm ihre Hand. »Hallo, June. Wie geht es Ihnen?«

Sie blickte mir in die Augen, und darin sah sie, was sie sehen wollte.

»Gut, ganz gut. Danke.« Dann richtete sie sich auf, um mich zu umarmen, und als ihr klar wurde, dass die Operation gut verlaufen war, brach sie in Tränen aus.

Ein paar Stunden später legte ich im Auto die CD ein, die June mir am Vortag gegeben hatte. Kaum waren die ersten Töne erklungen, gab ich ordentlich Gas. Ich war auf dem Weg nach Hause.

Plötzlich erfüllte Junes Stimme das Auto mit einer Arie aus »Carmen«: »Habanera – Die Liebe ist ein wilder Vogel«. Ich drehte die Lautstärke auf, öffnete die Fenster und ließ mir den Wind ins Gesicht wehen. June hatte eine große Begabung. Sie sprach mit ihrem Gesang die Gefühle der Menschen an. Ihre Stimme ging den Menschen direkt ins Herz – sogar über eine CD konnte sie diese Verbindung herstellen.

Wir alle haben dieses Talent und die Fähigkeit, mit anderen in Verbindung zu treten. Ob durch Musik, Kunst, Dichtung oder einfach, indem wir einander zuhören. Es gibt Millionen kleiner Wege für unsere Herzen, miteinander zu kommunizieren, und dieser war Junes Weg, zu meinem Herzen zu gelangen.

Ich war von der Musik ergriffen. In ihrer Stimme lag eine große Schönheit. Meine Gedanken schweiften ab – was wäre mit June geschehen, wenn die Operation nicht positiv verlaufen wäre? Ich merkte, wie mir Tränen in die Augen traten. Ich war dankbar dafür, dass sie ihr Talent weiterhin mit der Welt teilen konnte, und diese Dankbarkeit trieb mir noch mehr Tränen in die Augen. Ich konnte zwar keine Opern singen, aber ich konnte fühlen, wie viel die Oper für June bedeutete. In diesem Moment wollte ich zu Hause ankommen. Ich wollte die Menschen, die ich liebte, in die Arme schließen. Und ich war dankbar. Dankbar dafür, dass ich June hatte helfen können. Dankbar dafür, Arzt zu sein.

Es kann schmerzhaft sein, wenn man mit offenem Herzen durchs Leben geht, aber noch mehr schmerzt es, wenn das Herz verschlossen ist. Ich kämpfte immer noch damit, meine Rolle als emotional unbeteiligter Neurochirurg mit jenem Teil von mir in Einklang zu bringen, der sich verpflichtet hatte, mit anderen Menschen in Verbindung zu treten.

Ich erwischte mich häufig dabei, wie ich über Ruth nachdachte. Ich wünschte mir, ich hätte sie als Erwachsener noch einmal dasselbe fragen können, was ich sie als Kind gefragt hatte: Warum? Warum hatte sie sich meiner angenommen, wenn es so viele andere Menschen gab, die so etwas nicht taten? Ruth war nicht vermögend und hatte ihre eigenen Probleme im Leben, aber ihr Herz war offen. Sie hatte jemanden gesehen, der Hilfe brauchte, und etwas dagegen unternommen. Es brachte mich zu der Frage, warum Menschen, die so viel besitzen, so wenig für andere tun, die es schwerer im Leben haben. Und woran es lag, dass manche, die kaum über materiellen Besitz verfügten, noch ihr letztes Hemd für jemanden gaben, der weniger hatte als sie. Warum tun Menschen wie Ruth alles, um zu helfen, und warum wenden andere jemandem, dem es schlecht geht, den Rücken zu?

Dies waren nicht nur müßige philosophische Betrachtungen. Ich hatte begonnen, mich einer gründlichen wissenschaftlichen Forschung zu widmen und mit anderen zusammenzuarbeiten, die auf ähnlichen Gebieten forschten. Ich hatte die Rätsel des Gehirns erkundet, und nun war es an der Zeit, genauso viel akademische Gründlichkeit und wissenschaftlichen Ehrgeiz auf die Erkundung des Herzens zu verwenden.

Was ich seither gelernt habe: Mitgefühl ist ein Instinkt, vermutlich der grundlegendste menschliche Instinkt überhaupt. Aktuelle Forschungen zeigen, dass selbst Tiere weder Anstrengungen noch Mühe scheuen, Artgenossen – oder sogar Tieren anderer Arten – zu helfen, wenn diese in Not geraten. Affen helfen einander, wenn sie verletzt sind, Eulenbabys füttern die weniger begünstigten Nestlinge mit Teilen ihrer eigenen Nahrung, und ein Delfin beteiligt sich an der Rettung eines gestrandeten Buckelwals. Wir Menschen sind vom Instinkt her gesehen sogar noch mitfühlender, unsere Gehirne sind darauf programmiert, anderen helfen zu wollen. Dieser Wunsch zu helfen besteht bereits bei ganz kleinen Kindern.

Ein Bereich unseres Gehirns, das sogenannte periaquäduktale Grau oder zentrale Höhlengrau und seine Verbindungen zum orbitofrontalen Cortex, einem Teil des Frontallappens im präfrontalen Cortex, sind zu großen Teilen für dieses fürsorgliche Verhalten verantwortlich. Wenn wir sehen, dass es anderen schlecht geht oder dass sie leiden, wird dieser Teil des Gehirns aktiviert. Das heißt, wir sind darauf programmiert, andere zu unterstützen und ihnen zu helfen, wenn sie sich in Not befinden. Kommen wir anderen zu Hilfe, werden gleichermaßen die Lust- wie die Belohnungszentren im Gehirn aktiviert, und zwar in noch viel stärkerem Maße, als wenn wir selbst die Empfänger dieser Hilfe wären. Sehen wir jemanden, der gütig handelt oder hilfsbereit ist, veranlasst es uns, selbst mitfühlender zu handeln.

Viele interpretieren Darwin falsch, wenn sie ihm unterstellen, *the survival of the fittest,* also das Überleben des Tüchtigsten, bedeute, dass nur die Stärksten und Rücksichtslosesten überleben. In Wirklichkeit ist es das Überleben der Gütigen und Hilfsbereiten, was langfristig gesehen das Überleben einer Spezies sichert. Wir haben uns dahingehend entwickelt, einander zu helfen, die auf uns angewiesenen Nachkommen zu ernähren und großzuziehen und schließlich gemeinsam und zum Vorteil aller zu gedeihen.

Ich weinte an jenem Tag wegen June, und bis heute muss ich bei manchen meiner Patienten weinen, aber nie wieder habe ich eine Operation erlebt, die aufgrund einer so starken Gefühlsregung unterbrochen werden musste. Man braucht sich nicht dafür zu schämen, wenn man sich um jemanden sorgt oder weil einen dessen Leiden berührt. Es ist etwas Schönes, und meiner Ansicht nach ist es der einzige Grund, weshalb wir auf Erden sind.

Während der Arbeit an diesem Buch fand ich heraus, dass Ruth 1979 an Brustkrebs gestorben ist, und obwohl ich es nicht mehr überprüfen kann, bin ich mir doch sicher, sie wäre stolz auf mich gewesen, dass ich mich auf das Abenteuer eingelassen habe, mein Herz und die Herzen anderer zu öffnen. Ich glaube, sie hätte meinen Wunsch unterstützt, wissenschaftlich zu beweisen, was sie intuitiv wusste. Arbeiten unsere Hirne und Herzen zusammen, sind wir fröhlicher und gesünder und bringen unsere Liebe, Güte und Sorge füreinander automatisch zum Ausdruck. Das war mir intuitiv klar, aber ich wollte es wissenschaftlich überprüfen. Dies war der direkte Anlass für meine Forschungen zu Mitgefühl und Altruismus. Ich wollte nicht nur die Entwicklung verstehen, warum wir uns solche Verhaltensweisen angeeignet haben, sondern auch, wie sie sich auf das menschliche Gehirn und letztlich auf unsere Gesundheit auswirken. Es gab bereits deutliche Hinweise darauf, dass die Auswirkungen positiv waren. Ich hatte die Absicht, bei einer kleinen Gruppe von Wissenschaftlern mitzuarbeiten, die schon auf dem Gebiet tätig waren. Persönlich kannte ich die Wirkungen von Mitgefühl und Altruismus ja bereits, aber ich fragte mich, ob wir etwas schaffen konnten, womit sich das Leben anderer Menschen durch dieses Wissen verbessern ließe. Würde ich etwas dazu beitragen können?

Ich hatte bereits einige vorläufige Studien mit Kollegen aus den Neurowissenschaften und der Psychologie begonnen. Die Ergebnisse waren ermutigend. Wir trafen uns alle paar Wochen, um über die neuesten Forschungsergebnisse und mögliche Forschungsprojekte zu diskutieren. Unserer informellen Initiative gaben wir den Namen *Project Compassion*. Zu Beginn finanzierte ich diese Forschungen aus eigener Tasche. Während einer unserer Treffen fiel der Name des Dalai-Lama, denn er hatte eines der führenden Forschungsinstitute auf dem Gebiet dazu ermutigt, die Auswirkungen von Meditation und Mitgefühl auf das menschliche Gehirn zu untersuchen.

Als ich einige Tage später über den Universitätscampus von Stanford lief, kam mir urplötzlich der Dalai-Lama wieder in den

Sinn. Ich dachte, es wäre doch großartig, wenn er nach Stanford käme, um mit meinen Kollegen und mir über das Thema Mitgefühl zu diskutieren. Es war eine kuriose Geschichte, denn ich war weder am Buddhismus interessiert, noch wusste ich besonders viel über den Dalai-Lama; ich konnte mich lediglich daran erinnern, dass er 2005 in Stanford gewesen war und an einer Konferenz über Sucht, Begierde und Schmerz teilgenommen hatte. Aber die Idee, dass er wieder nach Stanford kommen könnte, ließ mich nicht mehr los. Ich fand heraus, dass seinen Besuch im Jahr 2005 unter anderem die Frau des Dekans der medizinischen Fakultät angeregt hatte, eine Verehrerin des Dalai-Lama. Sie erzählte mir, dass ein Fakultätsmitglied der Initiative für Tibetische Studien von Stanford den formellen Kontakt hergestellt hatte. Als ich ihn fragte, ermutigte er mich sofort zu meinem Vorhaben. Er verwies mich an den Englisch-Dolmetscher des Dalai-Lama, Thupten Jinpa, einen früheren Mönch, der zur damaligen Zeit schon ein knappes Vierteljahrhundert mit Seiner Heiligkeit zusammenarbeitete. Ich rief ihn an, und er organisierte für uns ein Treffen mit dem Dalai-Lama während dessen Aufenthalts in Seattle 2008.

Und von einem Tag auf den anderen war der Dalai-Lama in mein Leben gelangt.

Mehrere offizielle Vertreter der Universität begleiteten mich auf meiner Reise nach Seattle – ein Vertreter der medizinischen Fakultät, der Dekan für Religiöses Leben, der Leiter des Instituts für Neurowissenschaften, der Professor für Tibetische Studien, der den ersten Kontakt hergestellt hatte, und ein möglicher Sponsor. Ursprünglich hatte ich nicht mit einer so großen Gruppe gerechnet.

Wir trafen uns im Hotelzimmer Seiner Heiligkeit, die offiziellen Begrüßungen fanden statt, und im Anschluss daran erklärte ich ihm mein Interesse am Thema Mitgefühl, erzählte von meinem wissenschaftlichen Hintergrund als Arzt und Neurochirurg und von unseren vorläufigen Forschungen über Mitgefühl, mit denen wir gerade begonnen hatten, und dass ich den Wunsch hatte, ihn als Redner nach Stanford zu holen. Er stellte einige kenntnisreiche Fragen zu unseren Forschungen und den wissenschaftlichen Untersuchungen zum Mitgefühl. Nachdem ich sie ihm beantwortet hatte, sah er mich an und lächelte. Er sagte: »Ja, natürlich werde ich kommen.«

Es ist eine ganz besondere Erfahrung, in Gegenwart des Dalai-Lama zu sein. Er strahlt diese absolute und bedingungslose Liebe aus, die sich anfühlt, als atme man zum ersten Mal tief ein, nachdem man für lange Zeit die Luft angehalten hat. Man braucht niemand anders zu sein, als man ist, und man wird vollständig angenommen. Es ist ein ergreifendes Gefühl, und es gibt keine Worte, mit denen es sich angemessen beschreiben ließe. Kurz darauf schleppte ein Mönch einen schweren Terminkalender herbei, damit wir ein Datum für den Besuch festlegen konnten. Schließlich einigten wir uns auf einen Termin. Plötzlich begann der Dalai-Lama eine intensive und angeregte Diskussion mit seinem Dolmetscher. Diese nahm eine ganze Weile in Anspruch, währenddessen die Abordnung aus Stanford schweigend dasaß. Hatte ihm etwas an meinen Worten missfallen? Hatte ich den Dalai-Lama beleidigt? Worüber redeten sie?

Ich begann zu schwitzen, mir wurde mulmig zumute.

Die Konversation endete jäh, Jinpa, sein Dolmetscher, wandte sich mir zu und sagte: »Jim, Seine Heiligkeit ist so beeindruckt von Ihrem Vorhaben und der Aufgabe, die Sie begonnen haben, dass er Ihre Arbeit durch eine persönliche Spende unterstützen möchte.«

Er nannte mir den Betrag, und mir verschlug es die Sprache. Es war außergewöhnlich und beispiellos. Aus dem Verkauf seiner Bücher verfügt der Dalai-Lama über Privatmittel, die er normalerweise für tibetische Initiativen oder Angelegenheiten spendet.

Er hatte in der Vergangenheit bereits andere Initiativen mit geringeren Beträgen unterstützt, aber dies war die größte Summe, die er je für eine nicht tibetische Sache gegeben hat.

Am Ende des Treffens schwebten wir alle wie auf Wolken. Seine Heiligkeit hatte uns nicht nur zugesagt, in Stanford zu sprechen, sondern war außerdem noch unser Sponsor geworden. Es war verblüffend. Anschließend erklärte mir einer der Teilnehmer unseres Treffens, dass er sich durch die Art, wie Seine Heiligkeit auf mich reagiert habe, dazu veranlasst fühle, meine Arbeit gleichermaßen durch einen Geldbetrag zu unterstützen. Eine Woche später rief mich ein Ingenieur von Google an, den ich einmal getroffen hatte und der sich für meine Tätigkeit interessierte, und erzählte mir, er habe von dem Treffen erfahren und sei so beeindruckt von der Spende Seiner Heiligkeit, dass er ebenfalls etwas beisteuern wolle. Schließlich spendete jeder der drei eine beträchtliche Summe. Was als informelles Projekt begonnen hatte, wurde jetzt vom Dekan der medizinischen Fakultät zur offiziellen Einrichtung erklärt, unterstützt durch den Leiter des Instituts für Neurowissenschaften und den Vorsitzenden meiner Abteilung, und auf den Namen *CCARE – Center for Compassion and Altruism Research and Education* (Zentrum zur Erforschung und Vermittlung von Mitgefühl und Altruismus) getauft. Und so außergewöhnlich es sich anhören mag: Jinpa, der, außer ehemaliger Mönch zu sein, auch einen Doktortitel der Universität Cambridge besaß, wurde zu einem guten Freund und kam während der nächsten drei Jahre eine Woche im Monat nach Stanford, um mir beim Aufbau von CCARE zu helfen. Gleichzeitig war er gemeinsam mit den Kollegen aus der Psychologie an der Entwicklung eines Trainingsprogramms zur Kultivierung von Mitgefühl beteiligt, das inzwischen bereits von mehreren Tausend Personen durchlaufen wurde und hinsichtlich seiner Langzeitwirkungen von uns erforscht wird. Außerdem haben wir Trainer ausgebildet, die die Wirkungskraft dessen, was sie gelernt haben, bereits in viele Teile der Welt getragen haben und ohne Zweifel noch in viele bringen werden.

Seit seiner Gründung spielt CCARE eine Pionier- und Führungsrolle auf dem Gebiet der Mitgefühls- und Altruismus-Forschung und propagiert die tief greifenden Wirkungen, die diese Verhaltensweisen im Leben von Einzelpersonen, in der Schule, im Geschäftsalltag, im Gesundheitswesen, auf dem Gebiet der sozialen Gerechtigkeit und in der lokalen Verwaltung haben können. Wir hoffen, dass CCARE als eine Art Signalfeuer dient für die Wirkungskraft, die jeder Einzelne von uns auf das Leben anderer haben kann, und in empirischer Weise die Bedeutung dieser Verhaltensweisen bezüglich Gesundheit, Wohlbefinden und Langlebigkeit aufzeigen kann.

Ich habe selbst erfahren, welche ungeheure Auswirkung die Kraft eines Menschen auf das Leben eines anderen haben kann. Meine Hoffnung ist, dass CCARE andere Menschen dazu inspiriert, die gleiche Kraft zu erfahren. Für mich ist es eine Möglichkeit, das zu tun, wozu Ruth mich aufgefordert hatte: ihre Magie anderen Menschen beizubringen. Eine andere Möglichkeit sehe ich in der Ausbildung von Ärzten.

# 13
# Das Antlitz Gottes

Vor über 2500 Jahren verlangte Hippokrates, der in unserer westlichen Kultur als »Vater der Medizin« gilt, von jedem seiner Schüler, einen Eid zu leisten, in dem sie schwören mussten, bei der Ausübung des Arztberufes die höchsten ethischen Regeln einzuhalten. Viele erinnern sich an den lateinischen Satz *Primum non nocere* (»Erstens nicht schaden«) als einen medizinischen Grundsatz, der Hippokrates zugeschrieben wird – was womöglich aber gar nicht stimmt. Es wird vermutet, der Satz stamme aus dem 17. Jahrhundert von dem englischen Arzt Thomas Sydenham, dem Verfasser eines medizinischen Lehrwerks, das über zweihundert Jahre in Gebrauch war und ihn zum »englischen Hippokrates« machte.

In den vergangenen zwanzig Jahren wurde vor allem in den USA und in einigen anderen Teilen der Welt die Tradition, dass Medizinstudenten vor Beginn der ersten Vorlesung den hippokratischen Eid ablegen, dadurch abgelöst, dass sie ihn während der sogenannten *White Coat Ceremony* sprechen, einer akademischen Feier, während der die Studierenden einen weißen Kittel überreicht bekommen. Anschließend ist es üblich, dass jemand, der die hohen Ideale der Medizin verkörpert, eine inspirierende Rede hält, mit der die Studenten in ihrem neuen Beruf willkommen geheißen werden.

Dreißig Jahre nach meinem Abschluss an der Universität Tulane in New Orleans rief mich der Dekan der medizinischen Fakultät an, die mich seinerzeit ohne College-Abschluss und mit dem schlechtesten Notendurchschnitt des Jahrgangs aufgenommen hatte, und fragte mich, ob ich bereit wäre, die Rede für die diesjährige *White Coat Ceremony* zu halten. Ich kann kaum mit Worten beschreiben, wie sehr mich diese Anfrage bewegte. Ich, Jim Doty, der einstige Student mit dem nicht bestandenen College-Abschluss, dem man gesagt hatte, seine Bewerbung für die medizinische Fakultät sei »reine Zeitverschwendung«, wurde gefragt, ob ich der Redner der *White Coat Ceremony* an meiner Alma Mater sein wollte, und würde einem ganzen Jahrgang angehender Ärztinnen und Ärzte als Vorbild präsentiert werden?

Ich bin häufig verblüfft über die Wendungen, die mein Leben genommen hat.

Die Einzelpunkte eines Lebens im Rückblick zu einer durchgängigen Linie zu verbinden ist einfach, aber wenn man mitten im Chaos des Lebens steckt, ist es weit schwerer, darauf zu vertrauen, dass sich die Einzelpunkte am Ende zu einem wunderschönen Bild verbinden werden. Ich hätte niemals die Erfolge oder die Misserfolge in meinem Leben voraussagen können, aber alle zusammen haben sie mich zu einem besseren Ehemann, einem besseren Vater, einem besseren Arzt und einem besseren Menschen gemacht.

Ich habe meine Rolle als jemand, der andere heilt, immer sehr ernst genommen. Ruths Übungen erlaubten mir, mein Herz zu öffnen und der Ernsthaftigkeit meines Berufs Güte und Mitgefühl hinzuzufügen. Ihre Magie ermöglichte es mir, nicht nur daran zu glauben, dass ich in der Lage sei, aufs College zu gehen und später Medizin zu studieren, sie gab mir auch die Hilfsmittel an die Hand, meine Ausbildung zum Hirnchirurgen abzuschließen – eine der mühsamsten Facharztausbildungen überhaupt – und Professor an einer der angesehensten medizinischen Fakultäten des Landes zu werden.

Ihre Magie gab mir auch den Mut, Risiken einzugehen und trotzdem sicher zu sein, dass ich mich, wie immer die Sache für mich ausginge, am Ende gut fühlen konnte. Das Risiko, einen erfolglosen Medizingerätebetrieb zu übernehmen, aus der tiefen Überzeugung, dass diese Technologie Menschenleben retten könne, und dabei alles auf eine Karte zu setzen. Das Risiko, das abzugeben, wovon ich glaubte, es sei das, was ich mir im Leben am meisten wünschte – nämlich Geld –, das, wovon ich glaubte, dass es mich glücklich machen und mir Kontrolle über mein Leben verleihen würde. Ruths Magie machte mir bewusst, dass es okay war, ich selbst zu sein, ob reich oder nicht, und dass in Wahrheit niemand von uns die absolute Kontrolle über sein Leben erlangen kann. Ich war einem Trugbild hinterhergerannt, und es loszulassen brachte mir die wertvollsten Geschenke ein, die es überhaupt gibt: Klarheit, Zielsetzung und Freiheit.

Wie im Fall des Dalai-Lama ist Güte auch meine Religion. Sie ist eine Religion, die keinen Gott erfordert, der über einen urteilt oder sich hinter langen dogmatischen Texten versteckt. Sie ist auch eine Religion, die niemandem gestattet, sich über andere zu stellen, die verlangt anzuerkennen, dass wir alle gleich sind. Diese Religion hat mich dazu angeregt, die maßgebliche Bedeutung von Mitgefühl und Güte für unsere geistige und körperliche Gesundheit und unsere Lebensdauer zu erforschen.

Als ich an der Rede arbeitete, ging mir all das und noch vieles mehr durch den Sinn. Was konnte ich diesen Studenten für ihren mühsamen Weg zum Arztdasein mitgeben? Was konnte ich ihnen mitgeben, das sie während ihrer gesamten beruflichen Laufbahn begleiten würde? Ich dachte an Ruth und alles, was sie mir beigebracht hatte, das mich jeden Tag begleitete. Ich dachte an jene

Mnemotechnik, die sich für mich als so nützlich erwiesen hatte, die ich mir jeden Morgen nach dem Aufstehen und häufig mehrmals am Tag vorsagte. Ich dachte an meine Patienten, die mich lehrten, mich um meine Mitmenschen zu kümmern und ihnen mit Liebe zu begegnen. Und ich dachte an den Tod und wie wenig Zeit uns tatsächlich in dieser Welt gegeben ist.

Ich hatte gelernt, meinen Körper zu entspannen, meinen Geist zu beruhigen, mein Herz zu öffnen und zu visualisieren, was ich in meinem Leben verwirklicht sehen wollte. Ich fand heraus, dass es mein größter Wunsch war, eine Welt verwirklicht zu sehen, in der die Menschen einander nicht nur nicht schadeten, sondern sich gegenseitig halfen. Ich hatte gelernt, den Kompass meines Herzens zu benutzen, damit er mir den Weg wies, und darauf zu vertrauen, dass er mich immer an den Ort führen würde, an dem ich sein sollte. Ich lernte, dass wir alle grundsätzlich über die gleichen Hirne und Herzen und die gleiche Fähigkeit verfügten, sie zu ändern, sie umzuformen und zum Wohle aller einzusetzen. Ich lernte, Menschen nicht danach zu beurteilen, wo sie geboren sind, was sie beruflich machen oder wie viel Geld sie haben. Und ich lernte, mich selbst nicht danach zu beurteilen.

Früher hatte ich immer gedacht, irgendetwas stimme wegen meiner Herkunft nicht mit mir. Ich war überzeugt, ich sei nichts wert ohne Geld. Erst später wurde mir bewusst, dass ich nicht die Verantwortung dafür trug, in welches Leben ich hineingeboren worden war, und dass es falsch war, wenn man mich danach beurteilte. Jeder ist wertvoll und bedeutend und hat es verdient, dass man ihm mit Würde und Respekt begegnet. Jeder verdient es, geliebt zu werden. Und jeder hat das Recht, eine Chance zu bekommen, und auch eine zweite.

Jeder von uns hat eine Geschichte, und jede dieser Geschichten hat schmerzvolle und traurige Seiten. Wir haben immer die Wahl, die Menschen, denen wir gegenüberstehen, als die zu sehen, die sie sind, oder als die, die sie sein können. Ruth sah in mir einen ängstlichen und einsamen Jungen, aber sie sah auch die Wunden in meinem Herzen. Jeder von uns trägt Wunden in sich. Und jeder von uns besitzt die Fähigkeit, zu heilen. Ruth half mir dabei, meine Wunden zu heilen. Jeder von uns ist dazu in der Lage. Liebe zu schenken ist immer möglich. Jedes Lächeln einem Fremden gegenüber kann ein Geschenk sein. Jeder Augenblick, in dem wir einem Menschen urteilsfrei begegnen, ist ein Geschenk. Jeder Augenblick, in dem wir uns selbst oder jemand anderem vergeben, ist ein Geschenk. Jede Handlung aus Mitgefühl, jede Absicht zu dienen ist ein Geschenk an die Welt und an uns selbst.

Wir stehen am Anfang eines Zeitalters des Mitgefühls. Menschen sehnen sich danach, ihren Platz in der Welt zu finden, sie sehnen sich nach Zufriedenheit und Glück, und sie suchen nach einer Methode für diese Umwandlung. Ruth lehrte mich eine Methode, die mir half, und vielleicht lag es an ihren Einsichten und Fähigkeiten, dass diese Methode sich so entfalten konnte, wie sie es schließlich tat. Andere haben ihre eigenen Methoden gefunden, ihren Geist zu beruhigen und ihre Herzen zu öffnen. Noch ist die Welle, die von Mitgefühl ausgelöst wird, im menschlichen Bewusstsein sehr klein, aber sie hat das Zeug zum Tsunami.

Wir befinden uns auf einer Reise, die uns miteinander in Verbindung bringt. Es ist die Reise der Öffnung unseres Herzens für unsere Mitmenschen auf diesem Planeten und der Erkenntnis, dass sie unsere Schwestern und Brüder sind. Der Erkenntnis, dass eine Handlung aus Mitgefühl eine weitere Handlung aus Mitgefühl nach sich zieht und so fort, rund um den Globus. Am Ende wird das Überleben unseres Planeten und unserer Spezies dadurch entschieden werden, wie groß unsere Liebe füreinander ist und wie sehr wir uns umeinander kümmern.

Seine Heiligkeit, der Dalai-Lama, sagt: »Liebe und Mitgefühl sind Notwendigkeiten; ohne sie kann die Menschheit nicht überleben.« Ich merkte, dass dies nicht nur in der Medizin zutraf, sondern auch im täglichen Leben. Wie sollte ich diese Werte mit der Gruppe junger Studenten teilen, die in Kürze einen Beruf ausüben würden, mit dem sie sich ganz in den Dienst ihrer Mitmenschen stellten?

Als ich die Treppe zur Bühne des Hörsaals der Universität Tulane hinaufging, sah ich mir die zwölfhundert Studenten, die Fakultätsangehörigen und anwesenden Familien an. Ich musterte die erwartungsvollen Gesichter der Studenten. Ich erinnerte mich daran, wie ich viele Jahre zuvor selbst in diesem Hörsaal gesessen hatte bei meiner eigenen *White Coat Ceremony,* aber leider konnte ich mich weder an den Redner erinnern noch daran, was er gesagt hatte. Das Einzige, woran ich mich erinnerte, war der Moment, als ich den weißen Kittel überreicht bekam und den Eid schwor.

Als ich zu reden begann, erfasste mich eine Woge der Ergriffenheit. Ich erzählte dem Publikum aus meinem Leben, ich erzählte von jenem Arzt, der einen so bleibenden Eindruck bei mir hinterlassen hatte, als ich in der vierten Klasse war, und ich erzählte von Ruth – jener Frau, die an mich geglaubt hatte. Jeder von denen, die hier versammelt seien, sagte ich den Studenten, verfüge über die Kraft, das Leben anderer zum Besseren zu wenden, nicht nur das Leben seiner Patienten, sondern auch das Leben all derer, die um ihn herum seien. Manchmal genüge schon ein Lächeln oder ein freundliches Wort. Ich erklärte ihnen, dass der Beruf des Arztes noch immer ein edler Beruf sei, auch wenn sich das medizinische Handwerk stark verändert habe. Anschließend erzählte ich vom *Alphabet des Herzens,* ging jeden Buchstaben durch und erläuterte ihn. Als ich zum Schluss zum »L« und dem Wort »Liebe« kam, versagte mir die Stimme, und ich merkte, wie mir Tränen in den Augen standen.

»Wir werden nicht in ein perfektes Leben hineingeboren, wir können der schmerzhaften Realität des Leids nicht entgehen. Genauso wenig können wir uns dem wunderbaren Gleichklang der Herzen entziehen.« Ich hielt kurz inne und stimmte mich auf den Schluss meiner Rede ein. Unter den Zuhörern sah ich einen jungen Mann – und sah mich selbst vor vielen Jahren.

»Heute habt ihr euren Pfad mithilfe eines Eids besiegelt. Dieser Pfad wird euch in die tiefsten und dunkelsten Täler des Lebens führen, wo ihr erkennen werdet, wie Verletzungen und Krankheit das Leben zerstören können, und leider werdet ihr auch sehen, was Menschen einander antun können und – was noch trauriger ist – was ein Mensch sich selbst antun kann. Aber er wird euch auch auf die höchsten Gipfel des Lebens führen, wo ihr sehen werdet, wie Schwache unvorstellbare Stärke beweisen, Heilungen stattfinden, für die ihr keine Erklärung findet, und die Kraft des Mitgefühls und der Güte menschliche Gebrechen heilt. Und in solchen Momenten seht ihr das Antlitz Gottes.«

Ich merkte, dass ich mich so sehr auf diese letzten Worte konzentriert hatte, dass ich darüber das Publikum völlig vergaß. Als ich meine Rede beendet hatte, sah ich, dass viele im Publikum weinten. Dann blickte ich zu meinen Kollegen auf der Tribüne hinüber, und auch sie weinten. Ich merkte, wie mir selbst die Tränen über die Wangen liefen. Plötzlich standen alle Menschen im Saal auf und applaudierten. Sie applaudierten nicht nur mir oder meinem Weg, es war ein Applaus für unseren gemeinsamen Weg zu größerem Mitgefühl und einer ständig wachsenden Menschlichkeit.

Viele Leute warteten am Rand der Tribüne, um sich bei mir zu bedanken – in ihren Augen standen Tränen, sie erzählten mir, wie meine Rede ihr Herz geöffnet habe.

Ich dachte über mein Leben und über Ruth nach. Einmal mehr wurde mir die Kraft ihrer Worte und die Kraft ihrer Magie bewusst. Es ist eine Kraft, die wir alle in uns tragen, die nur darauf wartet, herausgelassen zu werden. Es ist das Geschenk, das wir einander geben können.

Als ich den Saal verließ, spürte ich auf meinem Gesicht die wärmenden Strahlen der Sonne. Ich hielt inne, schloss die Augen und erlaubte mir selbst, einfach da sein zu dürfen.

Es war okay.

Ich war okay.

Meine Reise, die Rätsel des Gehirns und die Geheimnisse des Herzens zu erkunden, hatte in einem Zauberladen begonnen, aber die Wahrheit ist, um sie zu entdecken, müssen wir nicht in einen Zauberladen gehen. Ein Blick in unseren eigenen Geist und unser eigenes Herz genügt.

Jetzt ist es an Ihnen, Ihre eigene Magie zu erschaffen. Und sie anderen beizubringen. Wenn Hirn und Herz zusammenarbeiten, erschaffen sie die außergewöhnlichste Magie, die es gibt. Sie hat nichts mit Illusionskunst oder Taschenspielertricks zu tun.

Es ist echte Magie.

Und so, wie es die größte Magie war, die Ruth mir schenken konnte, ist es auch die größte Magie, die ich Ihnen schenken kann.

# Dank

In meiner Eigenschaft als Gründer und Direktor des *Center for Compassion and Altruism Research and Education (CCARE)* an der medizinischen Fakultät der Universität Stanford habe ich des Öfteren von meiner Kindheit erzählt und von den Gründen, die mich veranlassten, einen großen Teil meiner Zeit und Energie der Erforschung des Mitgefühls und seiner lebensverändernden Kraft zu widmen. Es schien, als würden meine Erzählungen viele Menschen sehr berühren, und ich wurde häufig gefragt, wann ich ein Buch darüber schreiben würde. Aus vielen Gründen hatte ich mich lange einem solchen Ansinnen widersetzt, zum einen, weil dies einen großen Aufwand an Zeit und Kraft innerhalb meines sowieso schon dicht gedrängten Terminplans bedeutete, und zum anderen, weil ich beim Erzählen der Erinnerungen gemerkt hatte, dass sie mich oft in Momente meines Lebens zurückversetzten, die für mich schwierig und schmerzvoll waren.

Meine Haltung dazu veränderte sich, als ich zum achtzigsten Geburtstag von Desmond Tutu nach Kapstadt eingeladen wurde und dort das Privileg hatte, Doug Abrams vom Verlag Idea Architects kennenzulernen. Zu dieser Zeit wusste ich nicht, dass er der

Literaturagent von Erzbischof Tutu war. Ich wusste auch nicht, dass Doug bereits mehrere Vortragsreihen von CCARE besucht hatte. Er teilte mir mit, wie inspirierend er meine Erinnerungen fand und dass er sich vorstellen könnte, dass ein Buch noch wesentlich mehr Menschen erreichte, und wie sehr meine Erinnerungen seinem Vater gefallen hatten. Er erzählte mir, dass es für ihn als Agenten natürlich in erster Linie darum ginge, bereichernde Bücher in die Welt zu bringen, er aber in diesem Fall umso motivierter sei, weil er seinem Vater meine Geschichte in Form eines Buches vorlegen wollte. Wie konnte ich da Nein sagen?

Viele Dinge im Leben tut man nicht allein, und sie werden erst recht nicht von einer einzigen Person gemacht. So war es auch mit diesem Buch. Nicht nur leistete mir Doug entscheidende Hilfe dabei, ein Exposé für das Buch zu entwerfen, sondern brachte mich dank seiner guten Beziehungen und seines guten Rufs innerhalb der Verlagswelt in Kontakt mit der außergewöhnlichen Caroline Sutton bei Avery, einem Verlag von Penguin Random House. Ihre Unterstützung, ihr Zuspruch und ihre Orientierungshilfe machten meine Geschichte erst zu einem richtigen Buch.

Als der Vertrag geschlossen war, wurde ich mir plötzlich der Bürde bewusst, die ich auf mich genommen hatte, und dem damit verbundenen Fertigstellungsdatum. Glücklicherweise kam mir Idea Architects zu Hilfe und stellte mir ihre Verlagsleiterin Lara Love zur Seite. In jeder einzelnen Phase des Buches hätte ich mir keine hilfsbereitere, gewissenhaftere und überlegtere Person vorstellen können, um mich durch den Prozess des Schreibens und Korrigierens zu begleiten. Auch ihre Fähigkeit, einen Satz zum Klingen zu bringen, ihr Talent, die entscheidenden Details zu finden, die eine Geschichte zum Leben erwecken, und ihr sanftes Stupsen, um mich an Dinge zu erinnern, die unbequem und schmerzhaft für mich waren, waren ausschlaggebende Faktoren für den Erfolg, der diesem Buch beschieden sein mag. Fast zwei

Jahre lang trafen Lara und ich uns zweimal pro Woche vor Sonnenaufgang, was uns schließlich Freunde werden ließ, und diese Freundschaft ist es, für die ich am meisten dankbar bin.

Ich möchte ebenfalls meiner außergewöhnlichen Frau und Lebenspartnerin Masha danken, deren Unterstützung ich nicht hoch genug schätzen kann. Mit einem Hirnchirurgen verheiratet zu sein bedeutet, dass er an vielen Dingen nicht teilhaben kann und oft mitten in der Nacht aus dem Haus muss, um danach total erschöpft heimzukommen. Trotz alledem hat meine Frau meine Bemühungen unterstützt, die lebensverändernde Kraft des Mitgefühls zu propagieren. Dafür werde ich ihr für immer dankbar sein.

Schließlich möchte ich mich bei all den anderen Menschen bedanken, die mir im Lauf meines Lebens auf meiner Reise geholfen und mir so oft den Weg gewiesen haben.